BRANT SECUNDA
Schamane in der Tradition
der Huichol-Indianer

MARK ALLEN
6-facher Ironman-Gewinner

Fit Soul
FIT BODY

So bringen Sie Körper, Geist und Seele in Bestform

BOOKS4SUCCESS

Stimmen zu *Fit Soul – Fit Body*

„Keine Frage, Mark und Brant wissen genau, wie sie jemandem zu seiner absoluten Bestform seines Lebens verhelfen – und zwar mental und physisch. Schon seit Jahrzehnten motivieren und inspirieren sie die Menschen. Und in diesem Buch haben sie nun all ihr Wissen und ihre Erkenntnisse in einem wunderbaren einzigartigen Band vereint. Lesen Sie dieses Buch, setzen Sie es in die Praxis um und es wird auch Ihr Leben verändern!"

– Michael Besancon, Senior Global Vice President, Whole Foods Market

„Als ich *Fit Soul – Fit Body* gelesen habe, lief es mir eiskalt den Rücken herunter. Denn da war es, das fehlende Bindeglied zwischen Sport und Fitness, das die Weisheit der Seele in unser Sporttraining und in unser Leben einfließen lässt. *Fit Soul – Fit Body* ist wahrhaftig eine Offenbarung."

– Dr. med. Christiane Northrup, Autorin von *Frauenkörper – Frauenweisheit* und *Mutter-Tochter-Weisheit*

„Mark Allen und Brant Secunda vereinen in diesem aktuellen Leitfaden beide Welten miteinander – den körperlichen Erfolg und den spirituellen inneren Frieden. Für dieses Buch sollte es im Buchladen einen eigenen Regalbereich geben, der ‚Absolut unverzichtbare Bücher' heißt."

– Al Trautwig, NBC Sportreporter und Olympia-Kommentator

„Über viele Jahre hinweg habe ich die außerordentliche Weisheit von Brant Secunda schätzen gelernt und es ist ein Segen, dass er und Mark Allen ihr gemeinsames Wissen in diesem ganz besonderen Buch vereint haben. Wir haben unsere Aufmerksamkeit lange darauf gerichtet unseren Körper zu trainieren, doch die hier beschriebene Integration der Seele und des Spirituellen ist dabei zu lange zu kurz gekommen. Danke Euch beiden, Brant und Mark, dass Ihr diese speziellen Methoden und Übungen, die Ihr so hervorragend beherrscht, in den Dienst von Gesundheit, Gesundung und Wohlbefinden gestellt habt."

– Dr. med. O. Carl Simonton [† 2009], Autor der beiden Bestseller *Wieder gesund werden* und *Auf dem Wege der Besserung*; ehemaliger medizinischer Leiter des Simonton Cancer Center in Kalifornien

„Brant und Mark kombinieren auf außergewöhnliche und sehr kreative Art und Weise Übungen für das körperliche und seelische Wohlbefinden. Sie verquicken altüberlieferte und zeitlos gültige Weisheiten mit Erkenntnissen aus der Gesundheitsforschung und mit Übungsprogrammen, mit deren Hilfe sich Veränderungen auch in die Praxis umsetzen lassen. Beide Autoren erzählen aus ihrem persönlichen Leben und geben nützliche Anleitungen, wodurch sie dem Leser den Einstieg in die zentralen Themen erleichtern und den Weg bereiten für effektive und nachhaltige Lösungen. Absolut authentisch, bemerkenswert und einzigartig!"

– Prof. Dr. Gerhard Marcel Martin, Autor von 14 Büchern, darunter auch Fest und Alltag, emeritierter Professor an der Universität Marburg und ehemaliger Gastprofessor an der Otani Universität, Kyoto (Japan)

„In der modernen Welt haben wir alle mit Problemen und Stress zu kämpfen und mit schier endlosen Listen an dringlichen Aufgaben, die uns daran hindern, auf eine gesunde Lebensweise zu achten und uns einfach nur gut zu fühlen. Secunda und Allen erläutern hier Lösungswege aus diesem Dilemma. Dieses Buch wird Ihr Leben verändern, denn es liefert nicht nur die Problemlösungen, die Sie suchen, sondern auch die Motivation diese umzusetzen."

– Bob Babbitt, Mitbegründer des Competitor Magazine und der Challenged Athletes Foundation [Stiftung zur Unterstützung behinderter Athleten]; er wurde 2001 als Zehnter in die Ironman Triathlon Hall of Fame aufgenommen

„Mein Vater Don José Matsuwa hat meinen Bruder Brant Secunda zu einem Huichol-Schamanen ausgebildet. Brant ist ein wunderbarer Heiler und Leiter spiritueller Zeremonien und er beherrscht die Kunst des Träumens. Mein Vater hat Brant zu seinem Nachfolger bestimmt, damit er unsere Tradition weiterführt und Menschen in aller Welt mit der Kultur unseres Volksstammes vertraut macht. Mein Bruder wird von uns allen sehr geliebt und geachtet."

– Virginia Medrano, Tochter von Don José, Hüterin des Dorftempels

„Weltklasseathlet Mark Allen und der schamanische Heiler Brant Secunda haben sich zusammengetan, um eine ebenso einzigartige wie praktische und absolut geniale Methode zur Erlangung nachhaltiger Fitness zu entwickeln. Sie kombinieren das körperliche und emotionale Bewusstsein mit altüberlieferten spirituellen Techniken auf höchst brillante Weise! Fit Soul – Fit Body ist ein faszinierendes Buch."

– Lilias Folan, Yogameisterin und -lehrerin, PBS Moderatorin

Die Originalausgabe erschien unter dem Titel
Fit Soul – Fit Body
ISBN 978-1933771-56-4

© Copyright der Originalausgabe 2008:
Copyright © 2008 by Brant Secunda and Mark Allen.

© Copyright der deutschen Ausgabe 2011:
Börsenmedien AG, Kulmbach

Übersetzung: Yvonne Rolli
Gestaltung und Satz: Johanna Wack, Börsenmedien AG
Lektorat: Hildegard Brendel
Druck: Freiburger Graphische Betriebe GmbH & Co. KG

ISBN 978-3-942888-46-2

Bibliografische Information der Deutschen Nationalbibliothek:
Die Deutsche Nationalbibliothek verzeichnet diese Publikation in der
Deutschen Nationalbibliografie; detaillierte bibliografische Daten
sind im Internet über <http://dnb.d-nb.de> abrufbar.

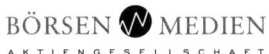

BÖRSEN ⚫ MEDIEN
AKTIENGESELLSCHAFT

Postfach 1449 • 95305 Kulmbach
Tel: +49 9221 9051-0 • Fax: +49 9221 9051-4444
E-Mail: buecher@boersenmedien.de
www.books4success.de

Ich widme dieses Buch meinem Huichol-Großvater,
Don José Matsuwa. Ich danke ihm für sein Vertrauen,
für seine Liebe und für die innige Freundschaft,
die uns verbunden hat. Und ich widme dieses Buch
ebenso dem Großen Geist der Schöpfung.

Brant Secunda

Ich widme dieses Buch meinem Lehrer und Koautor
Brant Secunda. Denn ich habe es allein seinen wertvollen
Ratschlägen und seiner unermesslichen Unterstützung
zu verdanken sowie seinen kraftspendenden Segens-
wünschen, seiner unglaublich positiven Energie und seiner
unendlichen Weisheit, dass ich Ihnen diese Geschichten
überhaupt erzählen kann.

Mark Allen

Vorwort 9

Einleitung: Wegweiser zu einer neuen Lebensphilosophie 17

1   **Das Fitness-Geheimrezept für einen gesunden
    starken Körper: Eine gesunde starke Seele!** 27

2   **Methoden zur Stressbewältigung** 57
    *Weg 1: Ändern Sie Ihr Stressverhalten: Reagieren Sie
    angemessen auf die sechs häufigsten Stressfaktoren
    Weg 2: Schalten Sie die Gedanken ab*

3   **Freie Bahn für mehr Wohlbefinden:
    So räumen Sie Hindernisse aus dem Weg** 95
    *Weg 3: Sagen Sie Angst, Wut und Neid den Kampf an
    Weg 4: Bringen Sie sich wieder in Einklang mit der Natur
    Weg 5: Lieben Sie sich selbst*

INHALT

4 Der Weg zum Erfolg:
Persönliche Ziele setzen und erreichen 137
Weg 6: Setzen Sie sich klar definierte Ziele
Weg 7: Passen Sie Ihre Lebensweise an Ihre Ziele an

5 Entwickeln Sie Ihr individuelles Fit-Body-
Konditionsprogramm 171
Weg 8: Werden Sie langsamer, damit Sie schneller werden

6 Gesunde Ernährung – das ultimative Lebenselixier
für Fit Body und Fit Soul 237
Weg 9: Ihr steinzeitliches Stoffwechselprogramm bittet zu Tisch

7 Entdecken Sie ein Leben mit
grenzenlosen Möglichkeiten 297

8 Fit Soul – Fit Body: Die Fitness-Vision fürs Leben 323

VORWORT

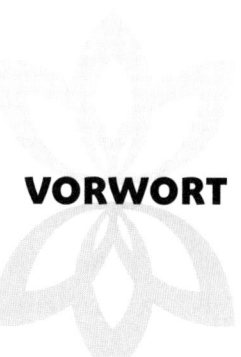

von Stephen R. Covey

„Erfolg ist allein das Ergebnis harter Arbeit!" Diese Aussage stammt von Mark Allen und damit hat er absolut recht. Vor einigen Jahren haben wir – das Leadership Institut FranklinCovey – auf Hawaii eine Feier für die Spitzenverkäufer unseres Unternehmens organisiert, und Mark sagte diesen Satz in einem mitreißenden Vortrag, den er anlässlich dieses Events für uns gehalten hat. Während seines Vortrags merkte ich auf einmal, wie ich voller Begeisterung jedes Wort in mich aufsaugte, das über Marks Lippen kam ... und ich es gar nicht abwarten konnte, noch mehr über seine Geschichte und noch mehr aus seinem reichen Erfahrungsschatz zu hören. Denn Mark hatte seinen überragenden Erfolg dank der Hilfe seines Lehrers Brant Secunda erreichen können; er hatte ihn in die Fit Soul – Fit Body-Philosophie eingeführt und gelehrt, dass ein gesunder Körper und eine gesunde Seele einander bedingen und eine untrennbare Einheit bilden. Ich war so beeindruckt von seiner Präsentation, dass ich danach prompt auf ihn zuging und mich vorstellte. Jemand, der sechsmal die Ironman-Weltmeisterschaft auf Hawaii gewinnen konnte, ganz zu schweigen von fünf Weltmeistertiteln hintereinander, musste doch ganz offensichtlich ein paar

Geheimrezepte auf Lager haben. Ich war allerdings überrascht, wie unglaublich universell Marks Botschaft war, denn der einzige Ironman, den ich je gewinnen wollte, war der Ironman des täglichen Lebens – in Bezug auf meine Selbstführungskompetenzen und mein Führungsverhalten in der öffentlichen Gemeinschaft. So viel kann ich Ihnen sagen: Das Buch, das Sie gerade in Händen halten, ist ein praktischer Leitfaden zu dieser speziellen Art von Ironman.

Mark Allen hatte weit mehr zu erzählen als die übliche Allerwelts-Erfolgsgeschichte. Denn dieser Mann war nicht aufzuhalten, aber *nicht* etwa, weil er körperlich topfit war, sondern weil er emotional und spirituell in absoluter Bestform war. Einmal abgesehen von den üblichen Opfern, die er bringen musste und von den Hindernissen, die es zu überwinden galt, hatte er unter der Anleitung des renommierten Schamanen Brant Secunda gelernt, *wie er gleichzeitig seinen Geist und seinen Körper trainieren kann.* Mir war klar, dass die beiden sich irgendwann zusammentun würden und ein Buch schreiben, in dem sie ihre Lebensweisheiten preisgeben. Unter Brants Anleitung hat Mark eine tief greifende Verwandlung durchgemacht, und zwar nicht nur als Weltklassesportler, sondern auch – und das ist weitaus bemerkenswerter – als Mensch.

Allerdings ist das, was Brant über seine persönliche Veränderung und seine Transformation zum Höheren zu erzählen hat, nicht minder spannend oder fesselnd – angefangen bei der unglaublichen Geschichte, als er sich von New Jersey aus zu Fuß in die Berge der Sierra Madre in Mexiko aufmachte, wo er über ein Jahrzehnt mit Huichol-Indianern zusammenlebte, bis hin zu seinen weisen Ratschlägen, wie wir jene ungeahnten spirituellen Kraftquellen anzapfen können, die tief in der Tradition der Huichol-Indianer verwurzelt sind. Denn wenn transformative Führungspersönlichkeiten gefragt sind, kommen wir an diesen beiden Männern nicht mehr vorbei. Sie sind die perfekten Lehrmeister, die Ihnen präzise vermitteln können, wie Sie das Beste aus Ihrem Leben machen, indem Sie sich körperlich und seelisch-geistig weiterentwickeln; indem Sie Veränderungen in Angriff nehmen und umsetzen und indem Sie auf der Grundlage zentraler Leitsätze eine ganzheitliche Entwicklung durchmachen. Dieser Ansatz spiegelt auf ganz ähnliche Weise auch meine Coaching-Methoden wider, mit denen ich bisher sehr vielen Menschen geholfen habe, ihr Potenzial voll zu entfalten. Mein Wort darauf: Dieses Buch wird Sie auf eine Art und Weise motivieren und inspirieren, wie Sie dies nie für möglich gehalten hätten – genauso, wie ich es an jenem Tag auf Hawaii erlebt habe.

Und exakt um diese persönliche Veränderung geht es in Fit Soul – Fit Body. Mit „persönlicher Veränderung" meine ich, dass man ein besserer Mensch mit einer besseren Fitness wird, und zwar in jedem erdenklichen Sinn des Wortes *fit*. Wie Sie ziemlich schnell feststellen werden, hat diese verbesserte Fitness weniger mit Ihrer Herzfrequenz zu tun als vielmehr damit, ein rundum leistungsfähigerer Mensch zu werden – im Beruf, zu Hause, beim Umgang mit Problemen sowie beim Versuch, mehr geschafft zu kriegen oder in Ihrem Leben voranzukommen. Wenn Sie das englische Wort *fit* einmal im Wörterbuch nachschlagen, werden Sie feststellen, dass die erste Definition lautet „für einen Zweck geeignet; fähig oder in der Lage sein". Mark und Brant führen uns die Grundbedeutung dieses Wortes wieder vor Augen, die in so vielen Bereichen unserer modernen Gesellschaft offensichtlich schon länger in Vergessenheit geraten ist.

In meinem Bestseller-Leitfaden *Die 7 Wege zur Effektivität* könnte dieses Buch sehr wohl einen eigenen Weg darstellen. Ich würde ihn nennen: „Machen Sie sich die Lebensweisheiten von Mark Allen und Brant Secunda zu eigen." Ganz im Ernst. Denn die Philosophie der beiden passt perfekt zu fast allem, was ich bislang gelehrt habe. Die beiden sind das lebende Beispiel dafür, was es bedeutet, von innen nach außen *fit* zu sein – angefangen bei der starken spirituellen Kraft tief im Inneren bis hin zu den äußeren Zeichen von Fitness in Form von Gesundheit und Wohlbefinden. Alle gemeinsam tragen in hohem Maße zu Leistungsfähigkeit, Selbstvertrauen und Erfolg bei. Ihre Lehre gründet sich auf den zentralen Leitsatz, dass wir unsere Seele stärken und nähren müssen, um sie lebendig und gesund zu erhalten – diese Seele, die wir alle besitzen, und zwar unabhängig davon, wie unser persönliches Lebensmotto aussieht oder welche Religion wir ausüben. Schließlich ist unser Körper lediglich das Spiegelbild dessen, was sich auf einer mikroskopischen und mitunter metaphysischen Ebene abspielt.

Ein gesunder Körper basiert auf einer gesunden Seele – dem emotionalen Teil Ihres Ichs, das auf Erfahrungen reagiert und als zuverlässiges Bindeglied zwischen Ihrem Körper und Ihrem Geist fungiert.

Ich bin mir sicher, dass auch Sie die Fragen, die Mark und Brant erörtern, ebenso aufschlussreich finden werden wie ich. Fragen, wie zum Beispiel: Woher sollen wir die Kraft nehmen weiterzumachen, wenn wir aufgeben wollen? Sind wir der Mensch, der wir sein müssen, damit wir unsere Träume verwirklichen können? Sie werden überrascht sein, welche Lebensweisheiten Mark und Brant in ihrem Buch preisgeben, die Ihnen dabei helfen können, alles das zu verwirklichen, was Sie in Ihrem Leben machen oder verändern wollen. Kommen Sie erst gar nicht auf die Idee, dass es in diesem Buch allein um Ihre Gesundheit geht. Es geht hier um alles, was *Sie* als Mensch ausmacht – um Ihre leidenschaftliche Begeisterung für das Leben. Um Ihre Leistungsfähigkeit. Um Ihre Wünsche, Hoffnungen, Träume und Ziele. Um Ihre Beziehungen, und zwar sowohl um die Beziehung zu anderen als auch die zu sich selbst. Um Ihre Fähigkeit, Stress zu bewältigen und Ihre Umgebung so zu optimieren, dass Sie zu einem körperlichen, spirituellen und emotionalen Wohlbefinden gelangen. Und natürlich geht es auch darum, dass Sie die nötigen Mittel haben, damit Sie Ihr Leben in vollen Zügen genießen und rundum glücklich und zufrieden sein können.

In der Welt, in der wir heute leben, lässt sich Gesundheit und Wohlbefinden nicht in die Kategorien geschäftlich oder privat einteilen. Denn was Mark und Brant uns lehren stimmt: *Unseren körperlichen Möglichkeiten sind Grenzen gesetzt, doch unsere geistigen Möglichkeiten sind nahezu grenzenlos.* Es gibt unzählige Beispiele von Menschen, die körperlich in Bestform sind, aber in ihrem Privat- und Berufsleben scheitern. Und genauso gibt es Menschen, die beruflich und privat „auf der ganzen Linie erfolgreich sind", aber mit ihrer körperlichen Verfassung zu kämpfen haben. Immer wieder begegne ich Menschen, die anscheinend alles richtig machen: Sie arbeiten hart, sie bilden sich weiter und erwerben kontinuierlich neue Fertigkeiten, um ihre Karriere voranzutreiben; sie haben eine liebevolle Familie und gute Freunde; sie leben in einer Gemeinschaft, die sie unterstützt und in die sie sich einbringen; sie sind auf der Suche nach neuen Chancen und ergreifen die guten sofort; sie rauchen und trinken nicht und haben auch sonst keine „schlechten" Angewohnheiten; sie sind bestrebt, auf ihren Körper zu achten und legen Wert auf Ernährung und Sport und so weiter, und so weiter. Aber unterm Strich sind sie trotzdem irgendwie unzufrieden; sie sind mit sich und der Welt nicht im Gleichgewicht und fühlen sich einfach nicht rundherum wohl. Wenn man sie nun fragen würde, wie „wohl" sie sich denn wirklich fühlen, müssten sie überlegen. Und wenn man sie bitten würde, ihre Lebensqualität anhand einer Zahlenskala von Eins bis Zehn (wobei Zehn die Bestnote ist) zu bewerten, würden sie sich irgendwo bei Sieben, vielleicht auch bei Acht einordnen. Wie müsste das Leben aussehen, um es mit einer atemberaubenden Zehn zu bewerten?

Hat Sie denn noch nie dieses quälende Gefühl beschlichen, dass in Ihrem Leben etwas fehlt, etwas wodurch Sie sich rundum als vollständiger Mensch fühlen könnten, der mit sich und der Welt im Einklang ist? Jenes Etwas, das Sie in die Lage versetzen würde, Ihr Leben und Ihr Potenzial voll auszuschöpfen, um Ihre wahre Größe zu entfalten. Wenn das der Fall sein sollte, meine Freunde, dann haben Sie mit diesem Buch die richtige Wahl getroffen. Denn Mark und Brant liefern Ihnen hier eine präzise Wegbeschreibung, wie Sie dieses fehlende Etwas finden können. Es ist dasselbe Etwas, das auch Mark gefehlt hatte, bevor er die Ironman-Weltmeisterschaft mehrfach gewinnen konnte; und es könnte genau dasselbe Etwas sein, das Sie noch brauchen, um Ihr absolut wahres – fittes und kerngesundes – Selbst zu verwirklichen. Wenn Sie in dieser Woche aufgrund einer einzigen Anregung nur eine Sache anders machen als bisher, dann werden Sie eine Veränderung zum Besseren feststellen und unbedingt weitermachen wollen.

Obwohl ich über viele Jahre hinweg mit zahlreichen Führungskräften und Lehrern zusammengearbeitet habe, war ich nicht nur überrascht, sondern auch total begeistert von der Fülle an neuem Material, eindeutigen Erkenntnissen und völlig neuen Übungen, die Mark und Brant hier vorstellen. Die Kernbotschaft der Fit Soul – Fit Body-Lehre ist tief greifend, gleichzeitig aber auch pragmatisch, denn die Art und Weise, in der die beiden ihr Wissen vermitteln und Empfehlungen geben, macht es dem Leser leicht, die Theorie in die Praxis umzusetzen. Von allen Büchern, die ich bisher gelesen habe, ist Fit Soul – Fit Body eines der wenigen, das die unbestreitbare Verbindung zwischen Körper und Geist nicht nur in einem umfassenden Zusammenhang auf plastische und spannende Weise erläutert, sondern auch durch Übungen ergänzt, mit deren Hilfe dieses von Natur aus eng miteinander verflochtene Band weiter gestärkt werden kann.

In jedem Kapitel eröffnet es Ihnen eine neue Sichtweise zum Thema „Fitness" und beschreibt jeweils verschiedene Übungen, mit denen Sie lernen, eine neue Verhaltensweise zu entwickeln. Es gibt Übungen, die darauf ausgerichtet sind, Ihre emotional-geistige Fitness zu stärken und Übungen, mit denen Sie Ihre körperliche Fitness und allgemeine Gesundheit verbessern können. Probieren Sie alle aus. Besonders gut gefällt mir an diesem Buch, dass es mit einem kurzen Fragebogen beginnt, der Ihnen auf einzigartige Weise die Augen öffnet. Sie können sofort erkennen, wo genau Sie auf der Fitness-Skala stehen. (Nur keine Panik – Sie werden nicht danach gefragt, wie hoch Ihr Blutdruck ist oder in welcher Zeit Sie 1.000 Meter laufen!) Viele der Fragen – und vermutlich auch Ihre Antworten darauf – werden Sie nachdenklich stimmen, denn Sie müssen die Stressquellen in Ihrem Leben ermitteln, sich vor Augen führen, wie Sie verschiedene Aspekte Ihres Ichs wahrnehmen und Sie müssen präzise bestimmen, wo Sie möglicherweise auf Ihrer Suche nach einem besseren und wunderbar erfüllten Leben in die Irre laufen.

Betrachten Sie dieses Buch als ultimativen Leitfaden zu einem ganzheitlichen Wohlbefinden – als praktische Anleitung, wie Sie ein Höchstmaß an Gesundheit und Zufriedenheit durch kleine, aber gezielte Veränderungen erreichen können. Es beschreibt neun Wege, auf denen praktisch jeder Mensch immer wieder wandeln sollte, damit es ihm rundum gut geht. Von allen Leitsätzen und Methoden, die Brant und Mark hier behandeln – angefangen beim Festlegen von Zielen bis zum Umgang mit Stress, Angst, Wut oder Neid –, geht meiner Meinung nach die größte Faszination davon aus, wie sie die spirituelle Kraft der Natur beschreiben (und wie Sie diese nutzen können, um Ihre Seele zu stärken), denn dies wird Sie unglaublich tief in Ihrem Inneren berühren und zum Nachdenken bringen. Sie werden nicht allzu viele Lehrer in einer Weise über die Natur sprechen hören, wie

Brant und Mark dies tun. Sie zeigen Ihnen, wie Sie wieder eine Verbindung zur Natur aufbauen und buchstäblich die ihr innewohnende Kraft nutzen, um Ihre eigene Leistungsfähigkeit zu steigern. Das ist keineswegs Hokuspokus, ganz im Gegenteil. Sie werden sich vermutlich eine Reihe von Techniken erarbeiten, von denen Sie niemals dachten, dass Sie sie beherrschen werden. Zum Beispiel: Haben Sie nicht schon immer eine bewährte Methode gesucht, wie Sie das Gedankenkarussell Ihres Unterbewusstseins im wahrsten Sinne des Wortes anhalten (oder zumindest seine Fahrtrichtung ändern) können, wenn sich all die negativen Gedanken in Ihrem Kopf immer schneller gedreht haben? Oder etwa einen praktischen Leitfaden, der Ihnen zeigt, wie Sie Ihre körperliche *und* Ihre psychische Fitness trainieren können? Oder vielleicht wertvolle Anregungen und Tipps, wie Sie sich selbst lieben und akzeptieren können, wie Sie Langeweile bekämpfen und *in sich selbst* eine Quelle der Inspiration finden können? Fit Soul – Fit Body liefert die Antworten auf all diese Fragen. Aber nur, weil das Buch im Bereich Gesundheit und Fitness angesiedelt ist, sollte Sie das nicht davon abhalten, es wirklich Seite für Seite intensiv durchzuarbeiten. Dieses Buch sollte in *keinem* Bücherregal fehlen. Denn die Kernaussage seiner Botschaft ist ebenso einfach wie universell: Sie richtet sich an alle Menschen, die ihr wahres Potenzial entfalten wollen.

Ich bin mir sicher, dass Sie meine Leidenschaft für dieses Buch und die Botschaft von Mark und Brant teilen werden. Die beiden sind wahrhaft außergewöhnliche Persönlichkeiten, und zwar von innen nach außen. Sie sind ganz und gar bescheiden. Absolut authentisch. Und ihr bemerkenswerter Scharfsinn als Lehrer geht weit über das gängige Maß hinaus. Dieses Lehrerteam vermittelt eine Bandbreite an Fähigkeiten und Erkenntnissen wie kein zweites, wodurch Sie – wie Sie selbst noch auf wunderbare Weise feststellen werden – dazu angespornt werden, dieses Wissen sofort in Ihrem eigenen Leben umzusetzen. Sie erinnern sich doch: Erfolg ist allein das Ergebnis harter Arbeit. Die Fit Soul – Fit Body-Wegbeschreibung wird Ihnen dabei helfen, dass Sie die harte Arbeit scheinbar mühelos bewältigen, wobei jedoch dem Ergebnis – Ihrem Erfolg – keine Grenzen gesetzt sind.

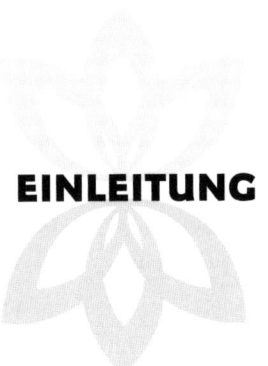

Wegweiser zu einer neuen Lebensphilosophie

Menschen, die körperlich und geistig gesund sind, sind rundum glücklich und zufrieden; sie haben Freude am Leben und können so erstaunliche Leistungen vollbringen wie den Ironman zu gewinnen ...

Stellen Sie sich vor, dass es eine Verbindung gibt zwischen Ihrem Körper und jenem inneren, nicht greifbaren Teil Ihres Ichs, den wir „Seele" nennen, und der Ihnen so viel Kraft gibt, dass Sie nahezu alles erreichen zu können, was Sie sich vornehmen: Im Beruf erfolgreicher zu sein. Überflüssige Pfunde loszuwerden. Gesundheitlich stabiler zu werden und mehr Energie zu haben. Zu schlafen wie ein Murmeltier. Wertvollere zwischenmenschliche Beziehungen zu pflegen. Bei allem, was Sie tun ein sehr intensives Gefühl von Zufriedenheit und Erfüllung zu empfinden. Die absolute Bestform Ihres Lebens zu erreichen. Dieses Buch wird Ihnen dabei helfen, genau diese Ziele zu erreichen und noch vieles andere mehr. Das mutet jetzt vielleicht wie eine Herkulesaufgabe an, aber bei genauerer Betrachtung ist das gar nicht so schwer, wenn Sie erst einmal die Elemente des Fit Soul – Fit Body-Programms kennen.

Aufgrund unseres modernen Lebensstils haben heute viele von uns ihr Körperbewusstsein verloren, was sich in einer Vielzahl von Erkrankungen und körperlichen Beeinträchtigungen niederschlägt, die geradezu epidemische Ausmaße angenommen haben. In den Vereinigten Staaten ist der Prozentsatz an Fettleibigen so dramatisch angestiegen, dass nach aktuellen Schätzungen etwa 65 Prozent der Amerikaner an Übergewicht leiden. Verglichen mit anderen Industrieländern ist die Lebenserwartung in den Vereinigten Staaten in der internationalen Statistik auf Rang 42 abgerutscht. Genau genommen deutet nach Einschätzung einiger Gesundheitsexperten alles darauf hin, dass die heutige Generation von Kindern – etwa ein Drittel von ihnen ist übergewichtig oder fettleibig – wohl die erste Generation sein wird, die eine kürzere Lebenserwartung hat als die Generation ihrer Eltern. Außerdem steigt die Zahl von Kindern mit gesundheitlichen Problemen, wobei insbesondere die Zunahme von Typ-2-Diabetes und Herz-Kreislauf-erkrankungen auffällt, die normalerweise bei Erwachsenen auftreten. Und von den Erwachsenen, die ihre guten Neujahrsvorsätze verwirklichen und anfangen Sport zu treiben, halten nur ganze zehn Prozent ihr Vorhaben länger als drei Monate durch.

Aber wahrscheinlich wissen Sie ja aufgrund der Berichterstattung in den Medien bereits bestens Bescheid über den aktuellen Stand der Dinge.

Was Sie vielleicht nicht wissen, ist, dass *Sie selbst* in Ihrem Leben eine Veränderung bewirken können, indem Sie kleine und leicht umsetzbare Korrekturen in Ihrer Lebensweise vornehmen und dadurch nachweisbare Ergebnisse erzielen.

Selbst wenn Sie regelmäßig Sport treiben und auf einen gesunden Lebensstil achten, merken Sie vielleicht, dass sich das Gefühl vollkommener Zufriedenheit mit der eigenen Leistung einfach nicht einstellen will und dass irgendetwas fehlt. Kennen Sie dieses Gefühl? Vielleicht haben Sie Schwierigkeiten, im Job motiviert zu bleiben, morgens frisch und ausgeruht zu sein oder mit Begeisterung Zukunftspläne zu schmieden. Solche Situationen, die durch einen Leistungsstillstand oder ein Stimmungstief gekennzeichnet sind, können zu Selbstzweifeln, niedrigem Selbstwertgefühl und sogar zu Angststörungen führen und zählen damit zu einem der am schwierigsten zu überwindenden Hindernisse, mit denen wir konfrontiert werden: Motivationsverlust. Vielleicht finden Sie Ihr Trainingsprogramm langweilig; vielleicht können Sie den 10.000-Meter-Lauf nicht durchziehen, für den Sie trainiert haben; oder vielleicht haben Sie trotz Sportprogramm und Ernährungsumstellung an Gewicht zugelegt. Oder vielleicht haben Sie sich ja eine ganze Weile nicht sportlich betätigt, wissen aber im Grunde ganz genau, dass Sie endlich wieder damit anfangen sollten. Doch angesichts der Stressfaktoren, die das Leben in unserer modernen Welt bestimmen, sollten wir uns ganz sicher nicht auch noch für einen Lebensstil entscheiden, der dazu beiträgt, dass wir uns noch unwohler und unglücklicher fühlen.

Gesundheit und Wohlbefinden – ein erstrebenswertes Ziel für uns alle

Auf diesen ersten Seiten wollen wir das Wort „Fitness" einmal aus einer ganz neuen Perspektive betrachten. Fitness geht uns alle an, denn *die heutige Gesundheitskrise betrifft nicht nur unseren Körper, sondern auch unsere Seele.* Versuchen Sie doch, das Wort „Fitness" einmal in einem weiter gefassten Kontext zu verstehen und nicht nur auf die sportlich-gesundheitlichen Aspekte – Muskeln, ein gesundes Herz-Kreislauf-System und die Fähigkeit, etwa einen Marathon zu laufen – zu reduzieren. Fitness ist nichts, was nur Spitzensportler angeht oder Menschen, die regelmäßig Sport treiben. Wenn wir „Fit Soul – Fit Body" sagen, beziehen wir uns damit auf zwei eng miteinander verflochtene Elemente, die beide aktiviert sein müssen, um eine bestmögliche ganzheitliche Gesundheit zu erlangen und zu erleben. In unserer modernen Welt ist es jedoch so, dass bei uns nicht nur die äußeren Zeichen einer intakten körperlichen Gesundheit („Fit Body") stark zurückgehen, sondern auch die einer intakten seelisch-emotionalen Gesundheit („Fit Soul"). 76 Prozent der Amerikaner geben an, dass sie in ihrem Leben einer ganz beträchtlichen Stressbelastung ausgesetzt sind. Dies kann zu Angststörungen führen, zu einem verminderten Wohlbefinden, zu Schlafstörungen sowie zu dem Gefühl, dass die Welt eher als furchterregend empfunden wird und nicht als wunderschön. Wir verlieren unsere Träume und Ziele aus den Augen und haben keine Ahnung, wie wir dorthin gelangen sollen, wo wir gerne wären. In den Vereinigten Staaten ist die Pro-Kopf-Einnahme von Antidepressiva höher als in vergleichbaren westlichen Industrienationen.

Ungewissheit und Stress sind für uns Menschen jedoch keineswegs etwas Neues. Denn in grauer Vorzeit hatten unsere Vorfahren in einer Welt mit wilden Tieren und ungewissem Nahrungsangebot ihre ganz eigenen Probleme im Kampf ums Überleben. Was heutzutage anders ist, ist die Tatsache, dass wir keine spirituelle Verbindung zum Leben besitzen, aus der wir Vertrauen schöpfen und die Zuversicht, dass am Ende alles gut wird. Wir haben keinen Zugang mehr zu den regenerativen Kräften in unserer Umgebung. Und warum das so ist, liegt klar auf der Hand: Aus weiten Landschaften sind heute Häuserblocks in der Stadt geworden; Sonnenauf- und -untergänge nehmen ihren Lauf, während wir in Büroräumen festsitzen; und freie Zeit, die wir in der Natur verbringen und ihre Schönheit in uns aufnehmen könnten, haben wir entweder durch randvolle Terminkalender ersetzt, wo eine Besprechung die nächste jagt, oder durch schier endlose Internetsitzungen.

Zahllose Fitness-Ratgeber und Selbsthilfebücher beschäftigen sich mit den körperlichen und seelischen Kümmernissen, die so viele von uns heute quälen. Und obwohl diese Bücher so gefragt sind wie nie zuvor, gibt es jedoch keines – Mitgliedschaften im Fitnessstudio, Sportkurse oder Diätpillen eingeschlossen –, das in der Lage wäre, unsere Probleme zu lösen. Der Grund, warum all diese Methoden nicht fruchten, ist, weil sie Körper und Seele jeweils isoliert behandeln, anstatt als zwei eng miteinander verflochtene Teile eines in sich geschlossenen Ganzen. Der einzige Weg, unsere Gesundheit und unser Wohlbefinden umfassend zu verbessern besteht darin, dass wir sowohl unserer emotional-spirituellen Gesundheit Rechnung tragen als auch unserer körperlichen. Denn auf diese Weise schaffen wir es nicht nur, fünf Kilo abzunehmen oder in Bestform zu kommen, sondern wir entwickeln auch ein Gefühl des Gleichklangs und der Verbundenheit mit unserer Umwelt.

Diese spürbare Verflechtung von Körper und Seele ist uns in der modernen Welt nahezu verloren gegangen. Unser Zustand lässt sich etwa mit einem Telefon vergleichen, das nicht eingestöpselt ist: Die schönste Nachricht könnte auf uns warten, doch wir können sie erst hören, wenn wir das Telefon wieder einstöpseln. Dasselbe gilt für die Signale, die unser Körper und unsere Umgebung unentwegt aussenden, um uns zu sagen, was wir für unsere körperliche, emotionale und spirituelle Gesundheit tun müssen. Denn wenn unsere Seele den Kontakt zu unserer Außenwelt verliert, kann uns das einsam, depressiv, ja sogar ängstlich machen.

Die meisten von uns sind einfach zu überdreht, überarbeitet und erschöpft, um einmal innezuhalten und zuzuhören. Denn wenn wir das täten, würden wir wieder lernen, wie man ein gesundes Leben führt, das dauerhaft erfüllt ist von Freude, Glück und Zufriedenheit. Dieses Buch soll Ihnen deshalb als Kompass und Wegweiser dienen, auf Ihrer ganz persönlichen ultimativen Fit Soul – Fit Body-Reise. Es enthält nicht nur zahlreiche Tipps und Übungen, wie Sie Ihre Ernährung, Fitness und Kraft verbessern können, sondern es zeigt Ihnen auch, wie Sie wieder eine Verbindung zu Ihrer Umgebung und zur Natur herstellen können. Was immer Ihre persönlichen Zielen sein mögen, die Konzepte, die wir in diesem Buch vorstellen, werden Ihnen dabei helfen, alle Aspekte in Ihrem Leben nachhaltig zu verbessern – wie Sie denken und wie Sie handeln, um das zu bekommen, was Sie sich für Ihr Leben wünschen. Und das Beste daran: Die Leitsätze, die Sie hier lernen, sind zeitlos gültig und je länger Sie sie praktizieren, desto leistungsfähiger und vollkommener werden Sie sich fühlen.

Über dieses Buch

Ihre Ziele für das Fit-Body-Programm können entweder bescheiden sein (abnehmen, schneller werden) oder ambitionierter (den Ironman gewinnen). Ebenso können Sie das Ziel für Ihr Fit-Soul-Programm entweder niedrig stecken (sich wohlfühlen) oder hoch (alte Verhaltensmuster ändern, die Sie seit Jahren ausbremsen). Das Programm funktioniert auf allen Ebenen, und zwar unabhängig davon, wie hoch Sie Ihre Ziele stecken. Wir orientieren uns dabei an den Leitsätzen, die sich auf die traditionellen schamanischen Lehren des Volksstammes der Huichol-Indianer gründen und von diesem Volk über Jahrtausende hinweg genutzt wurden, um Gesundheit und Wohlbefinden, Glück und Zufriedenheit zu erlangen. Der Ursprung des Schamanismus geht auf die universelle Beziehung zur Erde zurück, die allen Menschen gleich ist. Wir werden Sie hier mit diesen einfachen, aber grundlegenden Leitsätzen wieder vertraut machen, die Ihnen ermöglichen, merkliche und nachhaltige Veränderungen im körperlichen wie im seelischen Bereich anzustreben.

Auch wenn in diesem Buch der Schwerpunkt eher auf der körperlichen Fitness liegt – übrigens sind wir nicht der Meinung, dass ein Mensch, dem die körperliche Fitness fehlt, trotzdem emotional-spirituell erfüllt sein kann –, müssen Sie weder ein Wettkampfsportler noch ein Sportfanatiker sein, um von den hier beschriebenen neun inspirierenden Wegen zu einem gesünderen und glücklicheren Ich zu profitieren. Sie müssen auch kein Naturfanatiker sein, um zu begreifen, wie wichtig es ist, eine intensive Beziehung zur Natur zu pflegen, um die Belastungen unserer modernen Welt besser kompensieren zu können. Indem Sie die Energie der Erde in sich aufnehmen, sind Sie – unabhängig davon, welche Ziele Sie haben – in der Lage, Kraft zu tanken, sich besser zu konzentrieren, Stress abzubauen und Selbstzweifel zu beseitigen.

Im ersten Kapitel dieses Buches geben wir Ihnen die Möglichkeit, Ihr allgemeines Wohlbefinden anhand eines Fragenkatalogs selbst zu testen. Dieser kurze Test wird Ihnen dabei helfen, Ihre Stärken und Schwächen genau auszuloten, damit Sie die hier erläuterten Konzepte effektiv nutzen können. In Kapitel 1 bis 6 führen wir Sie auf neun einfachen Wegen in die grundlegenden Elemente und Geheimnisse der Fit Soul – Fit Body-Philosophie ein, damit Sie Ihre Fit Soul – Fit Body-Reise gleich heute antreten können. Ein großer Teil von Kapitel 1 bis 4 ist jeweils dem Fit-Soul-Programm gewidmet. Das erleichtert es Ihnen, sich mit den jeweiligen Fit-Soul-Übungen vertraut zu machen, bevor Sie sich in Kapitel 5 an die spezifischeren Übungsvorschläge aus dem Fit-Body-Programm heranwagen, mit denen Sie Ihr ganz persönliches Trainingsprogramm zusammenstellen können. Kapitel 6 konzentriert sich auf Ernährungsstrategien, die Sie individuell an Ihre speziellen Bedürfnisse und Fitnesspläne anpassen können.

Darüber hinaus geben wir Ihnen das Rüstzeug an die Hand, damit Sie den einfachen Akt der Nahrungsaufnahme in ein spirituelles Erlebnis verwandeln können, bei dem die Nahrung zum Lebenselixier für einen gesunden Körper und eine gesunde Seele wird. Wir sind fest davon überzeugt, dass es ohne die Fit-Soul-Komponente sehr schwierig wird – wenn nicht gar unmöglich –, ein Fit-Body-Programm wirklich erfolgreich durchzuziehen. Genau aus diesem Grund behandeln wir auch zuerst das Fit-Soul-Programm, denn die einzelnen Fit-Soul-Übungen und -Techniken legen den Grundstein dafür, dass Sie das Fit-Body-Programm optimal umsetzen können. Alles in allem arbeiten beide Komponenten – Fit Soul und Fit Body – letztlich Hand in Hand, um das Beste auf allen Ebenen Ihres Ichs zum Vorschein zu bringen – körperlich, emotional, mental und spirituell.

Und schneller als Sie denken, werden Sie sich als neues und besseres Ich erfahren. Wir werden die wichtigsten Hindernisse auf Ihrem Weg zu Gesundheit und Wohlbefinden erörtern – angefangen bei Langeweile und Burn-out-Syndrom bis hin zu negativen Gefühlen, wie Angst, Neid und Wut. Darüber hinaus helfen wir Ihnen herauszufinden, was Sie möglicherweise davon abhält, ein Gefühl der Zufriedenheit zu entwickeln; halten eine Fülle an altbewährten Strategien zur Überwindung von Hindernissen bereit und machen den Weg frei für positive Ergebnisse. In Kapitel 7 und 8 beschreiben wir zusätzliche Techniken und Übungen, mit denen Sie die neun Wege zu einem gesünderen und glücklicheren Ich noch weiter vertiefen und festigen können und machen auch Vorschläge, wie Sie mit möglichen Rückschlägen umgehen, während Sie Ihr Leben weiterhin nach den Grundsätzen der Fit Soul – Fit Body-Philosophie ausrichten.

Hin und wieder haben wir unsere eigenen, ganz persönlichen Geschichten einfließen lassen, die Sie nicht nur auf unterhaltsame Weise inspirieren, sondern Ihnen auch gleichzeitig die starke Kraft vor Augen führen sollen, die von der Fit Soul – Fit Body-Philosophie ausgeht. Die Geschichten, die Mark über seine Reise als Triathlon-Wettkämpfer zu erzählen hat, demonstrieren dabei besonders anschaulich, wie diese Techniken und Übungen selbst für die Bewältigung schwierigster Herausforderungen eingesetzt werden können. Wenn sie also dazu geeignet sind, mehrfach hintereinander die Ironman-Weltmeisterschaft zu gewinnen, stellen Sie sich doch einmal vor, was sie Ihnen für Ihr tägliches Leben – jenseits traditioneller Wettkampfsituationen – bringen können. Denn wenn Sie der Fit Soul – Fit Body-Wegbeschreibung folgen und diese neun Wege gehen, werden Sie auch in der Lage sein, alle körperlichen, mentalen und emotionalen Hindernisse zu überwinden und das grenzenlose Potenzial zu entdecken , das in Ihnen schlummert – ganz gleich, wie groß oder klein Ihre Träume und Ziele auch sein mögen.

Ergänzend zur Buchlektüre möchten wir Sie einladen, unsere Website www.fitsoul-fitbody.com zu besuchen. Sie enthält zusätzliche Informationen, Tipps und Anregungen, die für Ihre Fit Soul – Fit Body-Reise von Nutzen sein können. Und alle diejenigen, die sich auf eine große sportliche Herausforderung vorbereiten, finden dort nützliche trainings- und ernährungsspezifische Tipps und Informationen. Wenn Sie das Buch zu Ende gelesen haben, werden Sie bereit sein, unserem Wegweiser in ein neues Leben zu folgen, das Ihnen grenzenlose Möglichkeiten eröffnet. Und damit haben Sie schon den ersten Schritt zu einer neuen, ganzheitlichen Lebensweise gemacht.

Information für den Leser: An manchen Stellen im Buch gleiten wir in die Erzählform ab. Dann schreiben wir in der Ich-Form und je nach Erzählsituation werden Sie merken, ob Brant spricht oder Mark. Zu Beginn der meisten Kapitel und in allen Ich-Erzählungen, in denen es um den Ironman geht, ergreift Mark das Wort. Seine Geschichten – sie erzählen von seinen Erfahrungen und den zahlreichen Härtetests, in denen sein Kampfgeist wiederholt auf die Probe gestellt wurde – demonstrieren auf sehr anschauliche Weise, wie unser Fit Soul – Fit Body-Programm entstanden ist und wie es auch Ihr Leben verändern kann. Wenn es um die Tradition der Huichol-Indianer oder um Don José Matsuwa geht – er war Brants Mentor, Adoptiv-Großvater, enger Vertrauter und Freund – erzählt Brant von seiner aufregenden Reise.

KAPITEL 1

Das Fitness-Geheim-rezept für einen gesun-den starken Körper: Eine gesunde starke Seele!

Unseren körperlichen Möglichkeiten sind Grenzen gesetzt, doch unsere geistigen Möglichkeiten sind nahezu grenzenlos ...

Was bedeutet eigentlich Fitness? Wie fit kann ein Mensch sein? Wie fit fühlen *Sie* sich jetzt, in diesem Augenblick? Am Ende dieses Kapitels werden Sie die Antworten auf diese Fragen kennen. Damit Sie genau verstehen, was wir mit dem Begriff Fit Body meinen, müssen wir zurückblicken auf das Jahr 1989. Denn wie sehr unser Körper von der unglaublich starken Kraft einer gesunden Seele – Fit Soul – profitieren kann, lässt sich am allerbesten demonstrieren, indem wir erzählen, wie verbissen Mark in diesem Jahr um seinen Ironman-Sieg gekämpft hat.

58 Sekunden und eine Seele – Mark erzählt

Als ich 1982 die Weichen für meine professionelle Triathlon-Karriere gestellt habe, bin ich davon ausgegangen, dass meine Erfolgschancen jeweils von den Minuten und Sekunden abhängen, um die ich meine Wettkampfzeiten verbessern kann. In den ersten sechs Jahren meiner Profi-Karriere habe ich mich ganz auf meine körperliche Fitness konzentriert und auch viele Wettkämpfe gewonnen, allerdings habe ich mein eigentliches Ziel – die Ironman-Weltmeisterschaft zu gewinnen – nie verwirklichen können. Erst als ich Brant Secunda begegnet bin, habe ich gelernt, dass ich – um fit zu sein – nicht nur meine körperliche, sondern auch meine spirituelle und emotionale Leistungsfähigkeit trainieren muss, wenn ich in der Lage sein will, auf Hawaii den Weltmeistertitel zu holen und jene mentale und spirituelle Stärke zu entwickeln, nach der ich so lange gesucht habe.

Der Ironman basiert zwar auf einem ganz einfachen Konzept, ist aber eine sehr komplexe Angelegenheit: Um diesen Wettkampf zu gewinnen, muss man einfach nur schneller sein als alle anderen. Doch diese Tagesreise durch die Lavafelder rund um Kailua-Kona auf Big Island, Hawaii, ist eine Herausforderung, die ihresgleichen sucht: Ein extremer Härtetest für Körper und Geist, der mit einer 2,4 Meilen langen Schwimmstrecke im offenen Meer beginnt. Direkt im Anschluss müssen die Teilnehmer eine Radstrecke von 112 Meilen bewältigen, auf der sie sich durch die heißen, unablässig wehenden Passatwinde entlang der trockenen, trostlosen und mit schier endlosen Lavafeldern übersäten Westseite von Big Island quälen. Als letzte Wettkampfdisziplin folgt der Marathon – eine Laufstrecke über 26,2 Meilen, die den Läufern bei Temperaturen von über 40 Grad Celsius das Letzte abverlangt.

Meine Erfahrungen aus den ersten sechs Jahren, in denen ich am Ironman Hawaii teilgenommen hatte, reichten von ziemlich enttäuschend bis hin zu absolut katastrophal. Platte Reifen, müde Beine oder innere Blutungen – dies alles hinderte mich immer wieder daran, meinen Traum zu verwirklichen und den Weltmeistertitel in diesem wichtigen Triathlon-Wettkampf zu gewinnen. Voller Demut musste ich sechsmal hintereinander akzeptieren, dass ich den begehrten Titel nicht holen konnte und meinen Traum vom Sieg daher immer wieder um ein weiteres Jahr verschieben. Nach so vielen gescheiterten Versuchen waren meine Geduld und mein Vertrauen auf dem Tiefpunkt. 1989 – im siebten Jahr in meiner Triathlon-Karriere – fragte ich mich immer wieder, ob ich meinen Traum, den Ironman Hawaii zu gewinnen, vielleicht nicht doch besser ganz aufgeben sollte.

Mein Wille zu siegen war da, keine Frage. Aber auch der Wille hat ein Haltbarkeitsdatum, wenn er drei Stunden dem extrem starken Mumuku-Wind und der sengenden Sonne Hawaiis ausgesetzt ist, zumal er kaum in der Lage ist, einen Schutzschild um jene Bereiche des Ichs aufzubauen, die ängstlich und unsicher sind. Immer wenn Erschöpfung und Selbstzweifel mich überkamen, ließ meine Motivation so stark nach, dass ich kurz davor war, einfach nur aufzugeben. Dann merkte ich auf einmal, dass nicht mein Körper die Ursache für mein Scheitern war, sondern vielmehr mein Geist. Ich brauchte mehr als nur einen gesunden starken *Körper* – ich brauchte auch eine gesunde starke *Seele*. Doch damals hatte ich noch keine Ahnung, was das war und wie ich daran arbeiten konnte.

Nach sechs vergeblichen Versuchen den Ironman zu gewinnen, wollte ich 1989 einen allerletzten Versuch unternehmen, meinen Traum doch noch zu verwirklichen. Mein siebter Ironman (von dem ich annahm, dass es auch mein letzter wäre) begann wie all die anderen zuvor. Ich fühlte mich gut und hatte beim Schwimmen und Radfahren eine ganz ordentliche Platzierung erreicht. Aber meine Niederlagen aus der Vergangenheit machten mir noch immer zu schaffen. Mein Erzrivale war Ironman-Weltrekordhalter Dave Scott, der sich bis zum Jahr 1989 schon sechsmal den Ironman-Titel geholt hatte.

Dave und ich absolvierten die ersten beiden Wettkampfdisziplinen – Schwimmen und Radfahren – genauso wie wir es in den Jahren zuvor schon zweimal gemacht hatten, indem wir einander immer unmittelbar an den Fersen klebten. Dann fing der Marathon an. Wir liefen Seite an Seite, aber er war zweifellos der Stärkere von uns beiden. Dave gab ein Tempo vor, das alles übertraf, was ich menschlich für möglich hielt. Und da ich versuchte, mit ihm mitzuhalten, waren wir beide auf dem besten Weg seine Bestzeit von vor drei Jahren zu unterbieten. Als wir die erste Hälfte der Laufstrecke hinter uns hatten, war das Feld der übrigen Läufer deutlich zurückgefallen, sodass ich der Einzige war, der noch eine Chance hatte, Daves Siegessträhne zu unterbrechen.

Dave erhöhte das Tempo noch einmal und wurde mit sechs Minuten pro Meile immer schneller. Ich zog mit, wenn auch mehr schlecht als recht. Meine Kraftreserven gingen allmählich gegen Null. Während Dave sein Tempo aufrechterhielt, hatte ich gerade noch so viel Energie, ein paar Gedanken durch meinen Kopf kreisen zu lassen, allerdings keine, die mir dabei hätten helfen können, dieses Rennen zu gewinnen. *Ich kann nicht mehr. Meine Beine bringen mich um. Dave ist zu stark für mich. Er wird schon wieder gewinnen. Ich werde dieses verdammte Rennen wohl nie gewinnen. Wenn ich ihm auch nur einen Vorsprung von 30 Zentimetern lasse, hat er schon gewonnen. Ich schaffe es einfach nicht. Ich bin ein Versager.* Doch zum Glück setzte nach nur wenigen Augenblicken eine Verwandlung in mir ein, die ich mir – zu diesem Zeitpunkt – auf logische Weise nicht zu erklären vermochte.

Es fiel mir immer schwerer, mit dem unbarmherzigen Tempo von Dave überhaupt mithalten zu können, sodass sogar die negativen Gedanken es nicht mehr schafften, in mein Bewusstsein zu dringen. Ich musste meine ganze Energie aufbieten, um auch nur den leisesten Hoffnungsschimmer aufrechtzuerhalten, dass mein Traum von einem Ironman-Sieg doch noch in Erfüllung gehen könnte. Dann wurde es plötzlich ganz still in meinem

Kopf und ich sah, wie rechts neben mir eine Gestalt ganz niedrig über das Lavafeld schwebte. Es war ein Mann, den ich schon einmal gesehen hatte.

In der Woche bevor das Ironman-Rennen begann, hatte ich etwas gedankenverloren eine Zeitschrift durchgeblättert, die ich eigentlich gar nicht lesen wollte. Auf einer der ersten Seiten war eine Werbeanzeige zu sehen, die meine Aufmerksamkeit erregte: Sie zeigte das Foto von zwei Männern – der eine war ein alter Huichol-Indianer aus Mexiko mit Namen Don José Matsuwa, der andere sein Adoptiv-Enkel Brant Secunda. Beide Männer waren Schamanen und planten einen schamanischen Workshop in der Tradition der Huichol-Indianer abzuhalten. Brant wirkte auf dem Foto sanftmütig und stark zugleich. Sein Gesichtsausdruck strahlte ein Gefühl inneren Friedens aus, wie ich es noch nie zuvor gesehen hatte. Don José trug die traditionelle Tracht der Huichol-Indianer – weite weiße Hosen und ein Hemd, beides war mit farbenfrohen Motiven reich bestickt, sowie einen bunten Strohhut. Er hatte ein Lächeln auf den Lippen, das zu sagen schien: „Ich freue mich einfach, dass ich lebe."

Während des Marathons, und zwar genau in dem Augenblick, als mein innerer Dialog verstummte, sah ich Don José wieder, sein sanftes und beruhigendes Lächeln. War er wirklich da oder träumte ich das nur? Ich drehte meinen Kopf nach rechts, aber er war nicht mehr da. Also konzentrierte ich mich wieder auf die Straße und auf die unzähligen Lavastückchen, die bei jedem Schritt unter meinen Füßen knirschten. Ich sagte mir, dass ich einfach einen Fuß vor den anderen setzen musste – koste es, was es wolle. Und in meinem Kopf wurde es erneut ganz still. Und plötzlich war Don José wieder da – mit seinem Lächeln voller Dankbarkeit, dass er am Leben war – und ich konnte die Energie spüren, die von ihm ausging.

Das wohl spannendste Wettrennen, das sich jemals bei einem Ironman abgespielt hatte, dauerte mittlerweile schon sieben Stunden. Auf der Straße vor Dave und mir drängten sich nicht nur Sicherheitsbeamten auf ihren Mopeds, sondern auch scharenweise Fans und Freunde, die auf ihren Fahrrädern neben uns her fuhren. Der ABC-Kamerawagen fuhr genau vor uns und filmte diesen Augenblick der Ungewissheit. Die Spannung dieses Kopf-an-Kopf-Rennens zog alle Zuschauer in den Bann. Kein Wort wurde gesprochen. Das einzige Geräusch, das zu hören war, was das Quietschen unser vier mit Schweiß durchtränkten Schuhe, wenn sie den Asphalt berührten – wieder und wieder. Alle waren einzig und allein auf den Ausgang dieses spannenden Wettkampfs konzentriert. Und ich? Ich hatte gerade Visionen von einem der größten Schamanen unserer Zeit.

Und noch immer waren 13 Meilen zu laufen, bis dieses höllische Rennen zu Ende war. Während Dave links neben mir gleichmäßig in seinem außerirdischen Tempo weiterlief, hatte sich irgendetwas in mir verändert. Anstatt mir die erdrückende Last meiner drohenden Niederlage vor Augen zu führen, fühlte ich auf einmal eine unbeschreibliche Dankbarkeit, dass ich noch immer Seite an Seite mit dem besten Triathleten der Welt laufen konnte. Ich betrachtete die aufgeheizten Lavafelder rings um mich herum, die mir so viele Probleme gemacht hatten und fühlte eine tiefe Dankbarkeit, dass ich gerade über eines der grandiosen Naturwunder unserer Erde laufen konnte – Big Island. Ich brauchte nicht mehr zu gewinnen, um mich gut zu fühlen. Es reichte mir, dass ich Teil dieses Rennens sein konnte.

Dave zog das Tempo immer weiter an. Zuerst dachte ich, er wollte sich damit einen kleinen Vorsprung sichern, doch wie sich herausstellte, steigerte er sein Lauftempo erbarmungslos. Wir wussten beide, dass uns nach 24,5 gelaufenen Meilen nur noch knapp zwei Meilen vom Ziel trennten, dass es ein letztes Mal steil bergauf gehen würde, bevor es dann bergab zum Zieleinlauf geht, wo einer als Erster das Zielband durchtrennt. Beide hatten wir geplant, diesen sich ziehenden Anstieg als Knackpunkt zu nutzen. Am Fuß der kritischen Steigung gab es eine letzte Versorgungsstation. Ich nahm an, dass Dave vorhatte, sich seinen letzten Becher Wasser zu schnappen und dann seinen entscheidenden Zieleinlauf als Gewinner anzugehen.

Mein Vorteil.

Als er die Versorgungsstation ansteuerte, blieb ich bei meinem Plan, lief daran vorbei und verzichtete auf Wasser in der Hoffnung, dass ich Boden gutmachen könnte, wenn ich Tempo mache. Und als Dave an der Versorgungsstation langsamer wurde, um sich von einem freiwilligen Helfer seinen letzten Becher Wasser geben zu lassen, habe ich einen Sprint hingelegt – so gut ich das am Ende eines Ironman-Rennens eben konnte. Als Dave wieder zurück war, hatte ich mir einen kleinen Vorsprung von wenigen Metern erkämpft. Nun war er derjenige, der aufholen musste. Er versuchte es mit aller Kraft, aber es gelang ihm nicht.

Beim Zieleinlauf siegte ich mit einem knappen Vorsprung vor Dave – mit nur 58 Sekunden Zeitdifferenz war das einer der knappsten Siege in der Geschichte des Ironman. Dave unterbot seine Weltrekordzeit um mehr als 15 Minuten. Ich verbesserte meine früheren Bestzeiten um fast 25 Minuten. Dieser Tag kennzeichnete nicht nur das Ende einer langen Reise nach Kona, sondern gleichzeitig auch den Beginn einer neuen, aber ganz anderen Reise.

FITNESS FÜR DIE SEELE IST DIE GRUNDLAGE FÜR KÖRPERLICHE FITNESS

Nach dem Rennen habe ich meinen Freunden von meiner Vision von Don José erzählt. Eigentlich hat es mich nicht überrascht, dass sie dachten, dass meine wettkampfbedingte körperliche und emotionale Erschöpfung meine Sinne vernebelt hätte. Vermutlich hätte ich dasselbe gedacht, bevor mir dieses unglaubliche Erlebnis widerfahren ist. Andere dagegen haben versucht, dieses Erlebnis logisch zu erklären und zu begründen. Für mich aber schien es einfach nur die natürlichste Sache der Welt zu sein, die mir da passiert war.

Auf den ersten Blick sah es so aus, als ob das absolut Entscheidende an diesem Tag war, dass ich nach so vielen Niederlagen endlich gewonnen hatte. Doch weitaus wichtiger war für mich die Erfahrung, dass ich zum ersten Mal die enge Verflechtung von Körper und Seele am eigenen Leib spüren konnte. Ich hatte etwas gespürt, das tiefer ging und dauerhafter war als der kurze Freudentaumel über den Sieg. Meine Sehnsucht nach einem Sieg war gestillt, doch eine andere, stärkere Sehnsucht war an ihre Stelle getreten, die mich dazu veranlasste, Brant zu meinem Lehrer zu machen, um von ihm zu lernen. Bereits wenige Monate später hatte ich mich auf eine Reise begeben, die noch bis heute andauert: Eine Reise, auf der mich dieser großartige Lehrer mit einer einzigartigen Lebensweise vertraut machte, indem er mir

Wege zu Gesundheit und Wohlbefinden gezeigt hat, die meine Seele und meinen Körper gleichermaßen mit einschließen.

Brants Lehren, seine Fit-Soul-Techniken und schamanischen Zeremonien – viele davon werden in diesem Buch erläutert – haben bei mir eine tief greifende Verwandlung bewirkt: Sie haben mir dabei geholfen, den Schmerz in Freude zu verwandeln, den inneren Kampf in Dankbarkeit, die Ungeduld in Gelassenheit und die Angst in mutige Entschlossenheit – in all jene Gefühle, die dazu beitragen, dass man seine Ziele erreicht. Dabei spielt es keine Rolle, ob es um Wettkämpfe geht, um Fitness, um persönliche Veränderungen oder ganz einfach nur darum, eine positivere Lebenseinstellung zu entwickeln. Durch Brants Hilfe konnte ich mein geringes Selbstwertgefühl in eine zuversichtliche Lebenseinstellung ummünzen.

Er hat mich in die Lage versetzt, ein Gefühl von Hoffnungslosigkeit in ein klar definiertes Ziel mit einem tieferen Sinn zu verwandeln. Und er hat mir das Rüstzeug an die Hand gegeben, durchzuhalten und weiterzumachen, auch wenn das Leben mir mitunter niederschmetternde Rückschläge beschert hat. Brant hat mich gelehrt, wie ich mein für die westliche Welt so typisches Gedankenkarussell zum Stillstand bringen kann – jenen inneren Dialog, der stets damit beschäftigt war, jeden Augenblick meines Leben genau zu analysieren und als gut oder schlecht zu bewerten. Denn dieses Gedankenkarussell hat mit schöner Regelmäßigkeit meine Erfolgschancen zunichte gemacht. Und genau diese innere Ruhe wurde zum ausschlaggebenden Faktor, wenn ich diesen unberechenbaren Ironman-Wettkampf als Bester gewinnen wollte. Durch Brant konnte sich mein Herz öffnen, wodurch echte Antworten und Lösungen zu allen Widrigkeiten im Leben erkennbar wurden. Und das waren erst die einfachen Dinge!

Möglicherweise gehört all das, was Brant mich über Bescheidenheit gelehrt hat und die Freiheit, die man durch sie erfahren kann, zu den schwierigsten und sicherlich auch zu den massivsten Veränderungen, die ich dank seiner Hilfe umsetzen konnte. Das erforderliche Training zur Vorbereitung auf den Weltmeisterschaftstitel war allerdings alles andere als glamourös. Doch mit Brants Hilfe war ich in der Lage, mich dieser Realität bereitwillig zu beugen. Denn anstatt mein Training widerwillig zu absolvieren, fühlte ich mich frei und motiviert, meine Trainingseinheiten beständig zu wiederholen, um auch die erforderliche körperliche Fitness aufzubauen, damit meine Träume in Erfüllung gehen konnten.

Brants Fit-Soul-Techniken und schamanischen Zeremonien haben mir die Kraft gegeben, mich der Wahrheit zu stellen, auch wenn es meistens viel leichter ist sie zu ignorieren, als sie zu akzeptieren und danach zu handeln. Durch ihn habe ich die Freiheit kennengelernt, die man im Leben empfindet, wenn man die Wahrheit auch tatsächlich bereitwillig annimmt. Er hat mir Hoffnung gegeben, wo vorher keine war; er hat mir die Vision gegeben, dass Veränderung möglich ist und er hat mir auch die Lebenskraft und Energie gegeben, so zu leben, damit ich mir meine Lebensträume erfüllen kann.

Brant ist Lehrer und Heiler zugleich. Nachdem meine Frau und ich jahrelang vergeblich versucht hatten eine Familie zu gründen, ist es Brant durch eine sagenhafte Fruchtbarkeitsbehandlung gelungen, dass wir einen Sohn bekamen. Er hat meinen ganzen Körper geheilt – angefangen bei einem Schlüsselbeinbruch und Kniebeschwerden bis hin zu Hautkrebs, der aufgrund langjähriger intensiver Sonneneinstrahlung entstanden war. In den Jahren zwischen meinem ersten Ironman-Sieg 1989 bis hin zum meinem sechsten Sieg 1995 hat Brant mich regelmäßig wieder auf die Beine gebracht, auch wenn mir die Ärzte nach der traditionellen westlichen Schulmedizin bescheinigten, dass ich mit dem Triathlon aufhören müsste. Er brachte damit alle zum Schweigen, die behaupteten, dass ich niemals wieder in der Lage wäre, überhaupt an diesem Rennen teilzunehmen, ganz zu schweigen davon, es auch noch zu gewinnen!

Ich habe ihn um seine Hilfe gebeten, damit ich für den härtesten und schwierigsten Ausdauerwettkampf der Welt, der an einem einzigen Wettkampftag ausgetragen wird, bestens vorbereitet und gerüstet bin. Eine echte Herkulesaufgabe, die ich mit Brants Hilfe aber Jahr für Jahr bewältigt habe. Die Übungen, die ich nach Brants Anleitung immer wieder und wieder machen musste, schienen auf den ersten Blick sehr einfach, doch sie lieferten eindrucksvolle Ergebnisse. In diesem Buch werden einige der wichtigsten Übungen erläutert, die Sie sofort in Ihrem eigenen Leben anwenden können, wenn Sie mit Ihrer ganz persönlichen Ironman-Herausforderung konfrontiert werden. Denn wenn Sie nach den einfachen Lebensweisheiten leben, wie sie Brant Jahr für Jahr predigt, kann das Ihr Leben dramatisch verändern. „Sei beständig" – so lautete seine Botschaft, die mir dabei geholfen hat, mich den Herausforderungen des Lebens zu stellen, ohne dabei vom Kurs abzukommen. Sein Credo „Lachen ist Medizin für die Seele" erleichterte mir die schwierigsten Übungen und half mir dabei, sie mit einer gewissen Nüchternheit zu betrachten. Immer und immer wieder hat er mir gepredigt „Besiege Deine Ängste" – drei kleine Worte, die meine Gedanken ans Aufgeben vertrieben und meine Seele mit Entschlossenheit und Hoffnung erfüllt haben. Ohne die Unterstützung von Brant würden meine Geschichten über die Ironman-Weltmeisterschaft nicht von Siegen handeln, sondern nur von Niederlagen. Ohne seine Lehren und Anleitungen wäre ich nur einer von vielen Athleten, die ihrem Körper bis hin zur völligen Erschöpfung alles abverlangt haben, um am Ende ihrer Karriere festzustellen, dass Siegen eigentlich eine Frage des Zusammenspiels von Körper und Seele ist. Doch dank Brant bekam mein Leben Sinn, Hoffnung und Zufriedenheit. Denn diese drei Eigenschaften erfüllen jedes Vorhaben mit Leben und positiver Energie – sie werden auch Ihre ganz persönliche Fit Soul – Fit Body Reise beflügeln.

Die enge Verflechtung von Körper und Geist begreifen

Die meisten Menschen beziehen den Begriff Fitness im Allgemeinen nur auf eine gute körperliche Verfassung und sportliche Leistungsfähigkeit – wie gut die Muskeln ausgebildet sind, wie schnell man laufen kann, wie viele Treppenstufen man hinauflaufen kann, ohne aus der Puste zu kommen oder wie viel man wiegt. Wie bereits in der Einleitung erwähnt, wollen wir Ihnen hier ein ganz anderes Gesundheits- und Fitness-Konzept vorstellen. Ein Konzept, das nicht allein Ihrem Körper Rechnung trägt, sondern auch dem Menschen, der in diesem Körper wohnt. Menschen, die Sport treiben, haben zweifellos eine ansprechende äußere Erscheinung. Doch

wenn der Mensch in dem perfekt definierten Körper mit dem Waschbrett-
bauch in seinem Leben nicht das Gefühl von Zufriedenheit und Wohlbefinden erlebt, dann fehlt etwas – das Bild ist nicht komplett. Schauen Sie
sich doch nur die Menge an Profisportlern an, die einen extrem gestählten
Körper haben, aber zu Drogen greifen oder andere Laster pflegen in der
Hoffnung, auf diese Weise zu finden, was ihnen fehlt – Zufriedenheit, Erfüllung und inneren Frieden.

Wir wollen Ihnen mit Fit Soul – Fit Body zu einem ganzheitlichen Wohlbefinden verhelfen: Zu einer gesunden starken Seele und zu einem gesunden starken Körper. Auch wenn die Vorstellung von Fit Soul auf den ersten
Blick vielleicht etwas seltsam anmuten mag, so darf man doch nicht außer
Acht lassen, dass die meisten Menschen bereits viele Aspekte ihres emotionalen und spirituellen Wohlbefindens mit dem Grad ihrer Fitness in Verbindung bringen. Wer von uns hat denn noch nicht die stille Hoffnung ge-
hegt, dass eine körperliche Veränderung das Allheilmittel für unser negatives Selbstbild sein könnte? Die Hoffnung, dass wir ein geringes Selbstwertgefühl, Angst, Wut, Traurigkeit oder Neid überwinden könnten, indem wir 20 Kilo abspecken und drei Kleidergrößen verlieren oder die 1.000
Meter schneller laufen. Aber auch wenn wir die traditionellen Fitnessziele
erreichen, merken die meisten von uns ziemlich schnell, dass sie zwar ihren
Körper verändern können, sich aber trotzdem nicht glücklicher oder zufriedener fühlen. Von den Zahlen her mögen Sie zwar Ihr anvisiertes Ziel erreicht haben, aber das ersehnte Wohlgefühl hat sich nicht eingestellt. Sie
stoßen an eine Grenze. Und dann schwindet Ihre Motivation, das Sportprogramm oder die Diät weiter durchzuziehen, weil Sie sich nicht so fühlen,
wie Sie sich das ursprünglich erhofft hatten.

Der Grund, warum wir unsere Ziele so oft nicht erreichen ist, dass Sport
nur einen Teil des Problems löst, aber nicht das ganze. Wahre Gesundheit
und Zufriedenheit entsteht durch die Entwicklung eines nachhaltigen Lebensstils, der darauf ausgerichtet ist, sowohl eine körperliche Gesundheit
zu gewährleisten als auch eine emotional-spirituelle Gesundheit aufzubau-
en, und zwar langfristig. Und genau das meinen wir, wenn wir von Fit Soul
und Fit Body sprechen.

Die Seele – was ist das?

Gleichgültig, welche Religion Sie ausüben – oder auch nicht – der Begriff der Seele ist universell. Ihre Seele ist die Summe aller Erfahrungen, die Sie in Ihrem Leben gemacht und wie Sie diese als gut oder schlecht wahrgenommen und erlebt haben. Sie steht für die Momente der Freude und der Traurigkeit, des Glücks und des Schmerzes. Sie ist der Ort inneren Friedens, der die Welt als Wunder begreift und Ihr Leben als magisches Ereignis in dieser Welt betrachtet. Ihre Seele ist die Entschlossenheit, die Sie schwierige Zeiten überstehen lässt und die Ihnen vergibt, wenn Sie es nicht können.

Ihre Seele ist, wer Sie wirklich sind, wer Sie tief in Ihrem Inneren sind, und sie ist auch jener Teil Ihres Ichs, der mit der gesamten Schöpfung verbunden ist. Sie ist nicht starr und bewegungslos; sie ist immer in Bewegung und verändert sich ständig. Die Bandbreite ihrer Entwicklung ist abhängig von den Entscheidungen, die Sie treffen und von den Dingen, die Sie tun. Eine Seele ist dann gesund, wenn die positiven Empfindungen und Gefühle im Leben im Allgemeinen überwiegen. Sie besitzt nicht nur Stärke und Energie für den wahren Sinn des Lebens, sondern ist gleichzeitig das Gegengewicht, das uns wieder aufrichtet, wenn das Leben sich scheinbar gegen uns verschworen hat und uns herunterzieht. Eine gesunde Seele ist erfüllt von Lachen, Freude und absoluter Zufriedenheit. Sie überwindet schwierige Zeiten, indem sie unaufhörlich nach Antworten auf die Fragen des Lebens sucht. Eine gesunde Seele ist erfüllt von Licht. Sie strahlt nicht nur, wenn Sie mit anderen Menschen zusammen sind, sondern auch in der Stille, wenn Sie mit Ihrem Ich ganz allein sind.

Was wir vom Schamanismus lernen können

Ihre Seele besitzt ein natürliches Verlangen, mit Ihrem Körper im Einklang zu sein. Das Streben nach umfassender Gesundheit beginnt mit der Erkenntnis, dass eine gesunde Seele und ein gesunder Körper zwei elementare Voraussetzungen sind, um wahre Vitalität und ganzheitliches Wohlbefinden zu entwickeln. Das Leitbild, das wir für die Entwicklung dieser ganzheitlichen Lebensphilosophie verwenden, stammt von den Huichol-Indianern, einem indigenen Volksstamm, der in Zentralmexiko lebt. Für einen Huichol-Indianer ist die Gesundheit von Körper und Geist ein wesentlicher Bestandteil des täglichen Lebens, das in enger Gemeinschaft mit der Familie, mit Freunden und mit der Natur gelebt wird. Anders als bei den Huichol-Indianern ist unsere Lebenseinstellung in der westlichen Kultur und im westlichen Sport von einem starken Konkurrenzdenken geprägt, wodurch wir unsere Mitmenschen als Rivalen empfinden.

Schamanismus steht für ein System von Lebensweisen und Heilmethoden, die sich im Einklang mit der spirituellen Kraft der Natur befinden. Er basiert auf dem Glauben, dass alles lebt und eine spirituelle Seele besitzt – Bäume, Blumen, Berge, Seen, Flüsse und natürlich auch Tiere. Der Schamanismus der Huichol-Indianer – wie auch der Schamanismus vieler anderer Naturvölker – gründet sich auf ein partnerschaftliches Verhalten, bei dem jeder Einzelne sich als Partner allen Lebens versteht. Dieses Buch wird Ihnen zeigen, wie Sie Ihr traditionelles Konkurrenzdenken und Ihre körperlichen, emotionalen, mentalen und spirituellen Grenzen überwinden können. Wenn Sie Ihren Platz in der Welt finden und sich auf der Erde zu Hause fühlen, werden Sie nicht nur erfolgreicher sein, was Ihre Fitnessziele angeht, sondern Sie werden auch viel mehr Spaß am Leben haben und zufriedener sein.

Die Huichol-Indianer leben in den Bergen der Sierra Madre im mexikanischen Hochland und sind bekannt als ein Volk von Schamanen. Ihr Volksstamm umfasst heute etwa 30.000 Angehörige und hat keine kriegerische Vergangenheit. Es heißt, die Huichol-Indianer seien der letzte Volksstamm in Nordamerika, der seine präkolumbianischen Traditionen bewahrt hat. Es gab eine Zeit, da war fast die Hälfte aller Stammesangehörigen Heiler, Medizinmänner und Leiter von Zeremonien. In der Kosmologie der Huichol-Indianer ist Gesundheit und Wohlbefinden ebenso einfach wie umfassend. Sie besagt, dass unsere spirituelle Kraft mit unserem Herzen verbunden ist und dass unser Herz natürlich in unserem Körper wohnt. Nach der Tradition der Huichol-Indianer können wir unseren Körper auf natürliche Weise heilen, indem wir über die Erde gehen und unsere Seele,

indem wir gute Gedanken denken – uns mit dem Sonnenauf- und Sonnenuntergang verbinden, mit anderen Menschen oder mit der Welt um uns
herum. Die Huichol-Indianer glauben, dass die Seele kein abstrakter Begriff ist, sondern unser höheres Selbst, das mit allem Leben auf dieser Erde
verbunden ist. Sie sagen, dass Gesundheit und Wohlbefinden entstehen,
indem wir zwei wesentliche Elemente miteinander vereinen, die alle Menschen besitzen – Körper und Seele.

Wir werden hier alle Leitsätze aus dem Leben der Huichol-Indianer beschreiben, die dazu beitragen, einen starken Körper und eine gesunde Seele
zu entwickeln. Diese Leitsätze gelten universell für alle Menschen, ganz
gleich wo wir auf diesem wunderbaren Planeten leben. Eigentlich sind wir
alle Brüder und Schwestern, denn allein die Tatsache, dass wir alle auf dieser
Erde leben, verbindet uns miteinander. Wir werden hier unsere gemeinsame
Vergangenheit – und nicht unsere gegenwärtigen Unterschiede – dazu nutzen, um eine Lebensweise zu entwickeln, mit der wir ein umfassendes und
ganzheitliches Wohlbefinden in unserem Leben erreichen können.

Meine Reise in die spirituelle Welt eines Schamanen – Brant erzählt

Bevor ich mit den Huichol-Indianern in Kontakt kam, hatte ich noch nie
etwas von der engen Verflechtung von Körper und Geist gehört. Doch
durch meine Lehrzeit bei ihnen erkannte ich, wie diese Verflechtung in
jedem Aspekt ihres Lebens zum Ausdruck kommt. Bei den Huichol-Indianern steht der Begriff Fitness nicht wie in der westlichen Welt für sportliche Aktivitäten oder Trainingseinheiten in einem Fitnessstudio. Denn es
gehört zu ihren täglichen Aufgaben, Feuerholz zu hacken, es ins Dorf zu
tragen und fünf verschiedene Sorten Mais anzubauen, die in wunderschönen Farben leuchten, wenn sie reif sind. Das ist nicht nur schwere körperliche Arbeit, die sehr viel Kraft erfordert, sondern in den Augen der Huichol-
Indianer auch eine durch und durch spirituelle Arbeit. Wir können uns an
ihrem Beispiel orientieren, indem wir nicht nur unseren Körper stark und

leistungsfähig machen, sondern gleichzeitig die Natur nutzen, um unsere Seele zu heilen.

Als ich meinen Highschool-Abschluss in der Tasche hatte, bin ich zunächst quer durch die Vereinigten Staaten gereist, bevor ich dann zu meiner Reise nach Mexiko zu den Huichol-Indianern aufbrach. Ich hatte schon einiges von diesem etwas rätselhaften und sagenumwobenen Volksstamm gehört, der im Hochland von Zentralmexiko lebt und nicht nur wegen seiner fantasievollen und kunstfertigen Handarbeiten berühmt war, sondern auch wegen seiner auf traditionellen Ritualen und Zeremonien aufgebauten Lebensweise. Und ich wollte mich selbst davon überzeugen. Ich war bereit für ein Abenteuer, denn ich hatte mich lange danach gesehnt, die Welt jenseits der Grenzen meines Elternhauses in New Jersey zu erkunden. Also verabschiedete ich mich von meinen Eltern, die mir ihren Segen gaben, denn sie verstanden gut, warum es mich in dieser Phase meines Lebens in die Ferne zog. Keiner von uns ahnte, wohin mich meine Reise führen würde und auch nicht, dass sie der Auftakt zu meinem neuen Leben als Stammesangehöriger der Huichol-Indianer sein würde.

Ich reiste mit dem Bus bis nach Mexiko. Und in dieser Zeit erlebte ich viele Dinge, denen ich zum allerersten Mal in meinem Leben begegnete. Bevor ich diese Reise quer durch die USA antrat, hatte ich noch nie einen Bauernhof oder Gemüsefelder zu Gesicht bekommen. Auf meinem Zwischenstopp in Colorado habe ich mich fast zu Tode erschrocken, weil ich bei dem Geräusch zirpender Grillen fälschlicherweise annahm, es wäre das Rasseln einer Klapperschlange. Irgendwann bin ich dann in Ixtlán angekommen – einem kleinen Dorf, eng angeschmiegt an die Berghänge der Sierra Madre. Diese Gebirgskette ist auch unter dem Namen „Huichol-Sierra" bekannt, weil es nur Huichol-Indianern gestattet ist, hier zu leben und sich in dieser Gegend zu bewegen. Nur weil diese Berge stark zerklüftet und schwer zugänglich sind, war es den Huichol-Indianern möglich, in völliger Abgeschiedenheit von der modernen Welt zu leben und ihre uralten schamanischen Traditionen über Jahrtausende hinweg zu bewahren.

Meine Reise in diese schroffe, unwirtliche Gegend war alles andere als ein Vergnügen. Sie begann mit einem extrem holprigen Flug in einer

Propellermaschine über hohe Gipfel und durch tiefe Täler. Danach musste ich noch einen Fünf-Tages-Marsch auf mich nehmen, um überhaupt das Dorf des Huichol-Schullehrers zu finden, von dem ich eine schriftliche Einladung erhalten hatte, dass ich dieses heilige Land bereisen durfte. Ich machte mich also auf den Weg und während ich lief, spürte ich eine leichte Brise in meinem Gesicht, die mir Leben einhauchte, obwohl mir nicht bewusst war, dass ich das überhaupt nötig hatte. Als Proviant hatte ich zwei Ananas und eine Feldflasche mit Wasser dabei. Wie Sie sich vielleicht vorstellen können, hatte ich bereits nach den ersten paar Stunden meiner Wanderung den ganzen Proviant aufgebraucht. Aber ich marschierte dennoch weiter und am dritten Tag hatte ich mich total verlaufen und absolut keine Ahnung, wo ich mich befand. Das hier war eben nicht New York mit Straßenschildern an jeder Ecke. Ich hatte mich hoffnungslos verlaufen in einem Gewirr aus schmalen Trampelpfaden, die vermutlich von Rehen oder Hirschen stammten. Mein großer Durst und die glühende Hitze machten mir schwer zu schaffen. Ich fing an panisch zu werden. Die schlimmste Vorstellung war für mich, dass niemand je erfahren würde, was mir zugestoßen ist. Es hätte mir etwas Auftrieb gegeben, wenn ich nur ein wenig über meine missliche Lage hätte lachen können, doch dafür hatte ich viel zu viel Angst. Ich war mir sicher, dass ich hier sterben würde.

Ich blieb stehen, zog einen Stift und ein Blatt Papier heraus und schrieb meinen Eltern einen Brief in der Hoffnung, dass irgendjemand ihn finden und an sie weiterleiten würde, wenn ich das hier nicht lebend überstehe. Eigentlich würde ich zwar gern sagen, dass ich meinem Tod ins Auge geblickt habe wie ein spiritueller Krieger, doch die Wahrheit ist, dass ich wohl eher eine spirituelle Heulsuse war. Tränenreich und zynisch erkannte ich, dass kein Mensch da war, um mich zu retten; dann wurde ich ohnmächtig.

Ich weiß nicht, wie lange ich ohnmächtig war, doch plötzlich war ich wieder bei Bewusstsein und sah, wie Indianer sich über mich beugten, mein Gesicht mit Wasser besprizten, mich ganz vorsichtig anstupsten und mir zu verstehen gaben, ich solle aufwachen und damit aufhören, mich wie ein Betrunkener zu gebärden. Einer der Männer erzählte, dass sein Vater Don Juan – nicht der Don Juan, der durch Castaneda berühmt wurde, sondern der alte Schamane ihres Dorfes – zwei Tage zuvor von mir geträumt und sie daraufhin losgeschickt hätte, mich zu suchen und in ihr Dorf zu bringen.

Ich war verblüfft, dass jemand, dem ich noch nie begegnet war, träumen konnte, dass ich in Gefahr war – das hat mir fast die Sprache verschlagen. Einer der Indianer reichte mir eine Kalebasse, die mit köstlichem Wasser gefüllt war, das ich gierig trank. Dann führten mich die Männer in ihr Dorf, wobei sie unterwegs fast ununterbrochen miteinander lachten und erzählten. Da wir alle Spanisch sprachen, gab es keine Sprachbarrieren; später allerdings sollte ich schließlich auch noch ihre Stammessprache Huichol lernen. Als wir im Dorf ankamen, erklärte der Schamane mir, dass wir Dankgebete in alle vier Himmelsrichtungen sprechen würden. Dies war der Zeitpunkt, als ich mit meinen Dankgebeten begann und gelernt habe, mich in Bescheidenheit zu üben. Gebete helfen Ihnen dabei, Ihr Herz zu öffnen und frei zu sein; sie geben Ihnen Kraft. Die Huichol-Indianer sagen, dass es neun Jahre dauert, um die Kunst des Gebets zu erlernen. Genauso wie ein Chirurg viele Jahre braucht, um sein Handwerk zu perfektionieren, so muss auch jeder Betende die Kunst des Betens üben, bis er sie mit der Zeit immer besser beherrscht; und ich stand ja gerade erst am Anfang. Ich betete aus vollem Herzen und sagte Dank. Gebete geben Ihrem Leben einen Sinn, und ich war zweifellos glücklich, dass ich am Leben war. Da ich nicht in einer bestimmten Religion erzogen wurde, ergriff ich diese Gelegenheit bereitwillig, um eine tiefsinnigere, spirituelle Seite in mir zu entwickeln.

Später wurde ich dann in das Dorf von Don José Matsuwa gebracht. Er war ein außergewöhnlich starker und weiser Ältester vom Stamm der Huichol-Indianer, der mir anbot, mich zu seinem Lehrling zu machen und als sein Adoptiv-Enkel anzunehmen. Ein Teil meiner anstrengenden Ausbildung zum Schamanen bestand darin, dass Don José und ich quer durch die Huichol-Sierra zu vielen schönen und heiligen Orten wanderten, von denen eine starke spirituelle Kraft ausgeht. Wir begaben uns zu jenem Berg, wo die Sonne in einer vom Wind geformten Wüstenlandschaft geboren wurde, viele Meilen von der Huichol-Sierra entfernt. Wir pflanzten Mais an, sammelten Feuerholz, und zusammen mit Don José und anderen

Stammesangehörigen nahm ich auch an vielen Zeremonien teil, um die vier Jahreszeiten feierlich zu preisen und zu ehren.

In den darauffolgenden zwölf Jahren wurde Mexiko zu meinem Zuhause in der Fremde, denn ich begann meine Ausbildungszeit bei Don José – eine Zeit, die den Verlauf und die Bedeutung meines Lebens dramatisch verändert hat. Er hat mich gelehrt, dass wir selbst den schwierigsten Situationen im Leben mit Freude begegnen können und dass wir sogar aus dem Lernen und der Veränderung Glück und Zufriedenheit ziehen können. In der Lebensweise der Huichol-Indianer nimmt das Grübeln und Analysieren über Vergangenes nicht so viel Raum ein wie in unserer westlichen Welt; sie konzentriert sich vielmehr darauf den Augenblick zu leben – jeden Augenblick. Langsam aber sicher setzte bei mir eine magische Verwandlung ein. Ich war nicht mehr das unbesonnene Stadtkind auf der Suche nach einem Abenteuer. Meine Ausbildungszeit war wirklich hart, aber sie hat mir viel Freude gemacht. Als Huichol-Indianer habe ich gelernt, mit dem Herzen zu denken, indem ich die Welt um mich herum nicht mit meinem Verstand analysiere, sondern sie durch mein Herz fühle und erlebe.

Mein Körper und auch mein Geist, die beide so lange Zeit eine eher kümmerliche Koexistenz geführt hatten, waren durch die strengen, aber unglaublich liebevollen Anleitungen von Don José nun gut entwickelt und im Begriff, zu einer Einheit zu verschmelzen. Denn wenn Sie nicht nur mit Ihren Augen sehen, sondern auch mit Ihrem Herzen, werden Sie eine tief greifende Veränderung erleben. Und wenn Sie nicht nur mit Ihren Ohren hören, sondern auch mit Ihrem Herzen, werden Sie ebenfalls eine tief greifende Veränderung erleben. Mein ganzer Körper hat die vielen verschiedenen Aromen aus meiner Umgebung tief in sich eingesaugt. Ich habe dem Wind zugehört, wie er über die dicht bewaldeten Berghänge pfiff. Ich erkannte auf einmal, wie schön der Anblick heranwachsender Maispflanzen auf den Feldern ist; wie spektakulär das Farbenspiel der Sonnenauf- und Sonnenuntergänge ist und wie atemberaubend schön der nächtliche Himmel mit seinen Abertausenden leuchtender Sterne aussieht. All diese Naturschauspiele haben meine Seele verändert. Alles war so ganz anders als das, was ich aus meinen Kindheitserlebnissen in einer nordamerikanischen Großstadt kannte.

Aber Don José war nicht nur ein begnadeter spiritueller Führer; er war auch ein Mann, der über eine immense körperliche Kraft verfügte. Er war zwar nur wenig größer als 1,50 Meter, doch er konnte mit 45 Kilo Feuerholz auf seinem Rücken einen steilen Berghang bewältigen, den ich selbst ohne Ballast nur mit Mühe erklimmen konnte. Seine Lebensweise war das beste Beispiel dafür, dass alles möglich ist – körperlich, mental und spirituell.

Von den Huichol-Indianern können wir lernen, dass eine einfache Lebensweise nicht nur unser Leben verändern, sondern auch dazu beitragen kann, dass wir viele Ziele erreichen – zum Beispiel körperlich fit zu werden und eine Verbindung zu unserer Seele aufzubauen. Das Fit Soul – Fit Body-Programm vereint auf natürliche Weise eng miteinander zusammenhängende Elemente, die uns durch ihr Zusammenspiel dabei helfen, rundum gesund, stark und glücklich zu werden. Es ist als natürliches Gesundheitsprogramm zu verstehen und als Wegweiser zu einem Leben im Einklang mit der Natur.

Als ich Mark kennenlernte und anfing, mit ihm zu arbeiten, wurde schnell klar, dass es verschiedene Möglichkeiten gab, um die Welt des Sports mit der Welt der Spiritualität zusammenzuführen. Während Mark gelernt hatte, wie er in diesem unvorstellbar harten Ironman-Rennen Schwimmen, Radfahren und Laufen über große Distanzen hinweg miteinander verbinden konnte, hatte ich gelernt, wie ich durch die enge Verflechtung der verschiedenen Elemente von Körper, Seele, Himmel und Erde eine Brücke zur Lebensweise der Huichol-Indianer bauen konnte. Die Huichol-Indianer wandern viele Meilen über die Erde und sie hoffen und beten, dass ihre Reise erfolgreich ist. Dabei war es keineswegs selbstverständlich, dass sie eine Reise oder eine lange Pilgerschaft auch tatsächlich immer erfolgreich beenden konnten. Sie mussten sich darauf vorbereiten, genauso wie Mark hart trainieren musste, um seine Wettkämpfe durchzustehen und erfolgreich zu Ende zu bringen. Ich habe Mark gelehrt, dass nichts unmöglich ist und dass wir unsere Anstrengungen durch unsere Gedanken und unsere Lebenseinstellung zusätzlich unterstützen können.

Im Leben der Huichol-Indianer bedeutet Gesundheit und Fitness weit mehr als nur einen starken leistungsfähigen Körper zu haben. Deshalb habe ich versucht, Mark diese Sichtweise nahezubringen, indem ich ihm

Stammesgeschichten über die Entstehung der Erde erzählt habe. Ich habe ihm auch viele Übungen gezeigt, die ich während meiner Ausbildung bei Don José gelernt habe, und mit denen er nicht nur seine körperliche Fitness verbessern, sondern auch seine emotionale und spirituelle Stärke weiterentwickeln konnte. Wir sind gemeinsam auf der Erde gewandert, wir haben auf der Erde getanzt und an den Ufern von Meeren, Seen und Flüssen gebetet. Das alles in Kombination hat Mark dabei geholfen, zu einem internationalen Spitzensportler zu werden. Praktisch jeder Mensch ist in der Lage, eine derart erstaunliche persönliche Veränderung zu erleben.

MACHEN SIE IHRE GANZ PERSÖNLICHE 58-SEKUNDEN-ERFAHRUNG

Wenn Sie aus der Lektüre dieses Buches nur eine Botschaft für Ihr Leben mitnehmen, dann sollte es folgende sein: **Ein starker Körper _und_ eine starke Seele sind das Geheimrezept für ein erfülltes Leben.** Mit einem starken Körper tun Sie sich bei fast allen Aufgaben, denen Sie sich im Leben stellen, ein wenig leichter. Mit einer starken Seele sind Sie in der Lage, mitten in einer Krise Frieden zu finden. Allerdings weicht unsere Auffassung von „stark" möglicherweise von der gängigen Definition ab. Für uns bedeutet stark nicht zwangsläufig, dass man über Muskelpakete verfügen muss, bei deren Anblick jeder Bodybuilder vor Neid erblasst. Es bedeutet aber genauso wenig, dass man sich nur mit einem eisernen Willen bewaffnet, einem Bulldozer gleich, durchs Leben kämpft. Selbstverständlich haben starke Muskeln und eine gesunde Portion Entschlossenheit durchaus ihre Berechtigung. Doch die Art von Stärke, die wir Ihnen hier vermitteln wollen, zeichnet sich in erster Linie dadurch aus, dass Sie Ihnen eine gewisse Flexibilität verleiht, die Ihre Belastbarkeit erhöht und es Ihnen ermöglicht, unterschiedlichen Belastungen standzuhalten. Denn obwohl Don José und Mark keine massigen, muskelbepackten Körper hatten, haben doch beide Männer eine beachtliche körperliche Kraft und Belastbarkeit bewiesen.

Alle Lebewesen auf unserem Planeten spiegeln dieses zarte Gleichgewicht zwischen Stärke und flexibler Belastbarkeit wider. Bäume wachsen in die Höhe, weil ihnen die Energie von Sonne, Erde, Luft und Wasser Kraft gibt. Sie biegen sich im Wind und bewegen sich hin und her ohne zu brechen. Eine ganzheitliche Gesundheit basiert auf genau diesem Leitgedanken. Denn die Fähigkeit „sich mit dem Wind hin und her zu bewegen" – auf die Freuden, Herausforderungen, Veränderungen und Belastungen des Lebens zu reagieren, ohne dabei zu zerbrechen –, ist nicht nur abhängig von der Belastbarkeit des Körpers, sondern auch von der Belastbarkeit der Seele.

Denn nur mit einem starken belastbaren Körper und einer starken belastbaren Seele sind Sie in die Lage, sich in jeder Lebenssituation zurechtzufinden, mit der Sie konfrontiert werden. Und diese Belastbarkeit hilft Ihnen bei allem, was Sie tun – angefangen beim abendlichen Zubettgehen und morgendlichen Aufstehen bis hin zu den anspruchsvollsten sportlichen Herausforderungen. Ein Zuviel an körperlicher Stärke lässt Sie schwerfällig und unflexibel werden. Ein Zuwenig sorgt dafür, dass Sie Belastungen nicht gewachsen sind und sich eine Rückenverletzung oder Muskelzerrung zuziehen. Bei Ihrer Seele verhält es sich ganz ähnlich: Eine starke Seele zerbricht nicht unter dem Druck belastender Lebenssituationen, denn sie kann dem Druck standhalten, weil sie flexibel ist und sich anpassen kann. Menschen mit einer starken belastbaren Seele meistern die Prüfungen des Lebens, weil sie inneren Frieden finden und einen klaren Kopf bewahren.

Die Grundsätze unseres Fit Soul – Fit Body-Programms helfen Ihnen auf natürliche Weise dabei, positive Veränderungen in Ihrer Gesundheit und Ihrem Leben herbeizuführen. Mit unseren Ratschlägen und Übungen schaffen Sie es, die negativen Gefühle, die wir schließlich alle haben (Selbstzweifel, Angst, Wut und Neid) in positive Gefühle umzuwandeln, nach denen wir uns doch alle sehnen (Freude, Glück und Frieden). Die wichtigsten Lehrsätze, die wir hier erläutern, sind universell. Sie gelten für alle Menschen gleichermaßen – ob Sie Ihre Gesundheit verbessern, ein Weltklassesportler werden wollen oder einfach nur Ihre Lebensqualität steigern möchten. Auch wenn Sie keine Karriere als Spitzensportler anstreben, verfügen Sie dennoch über das notwendige Rüstzeug, um dieses Ziel zu erreichen und genau diese Gewissheit hilft Ihnen dabei, auch in anderen Lebensbereichen erfolgreich zu sein. In anderen Worten: Dieses Programm versetzt Sie in die Lage, Ihre ganz persönliche 58-Sekunden-Erfahrung zu machen, und das in allen Bereichen, in denen Sie Außergewöhnliches leisten wollen.

Testen Sie Ihr Wohlbefinden

Es ist wichtig, dass Sie zunächst eine grobe Vorstellung davon bekommen, wie es aktuell um Ihren allgemeinen Gesundheitszustand von Körper, Geist und Seele bestellt ist, damit Sie von Ihrer Fit Soul – Fit Body-Reise optimal profitieren und auch genau erkennen können, wo verstärkt Handlungsbedarf besteht. Nachfolgend finden Sie einen kurzen Fragebogen, den wir zusammengestellt haben, um Ihnen dabei zu helfen den Grad Ihres Wohlbefindens zu ermitteln, und zwar von innen nach außen. Anders als bei anderen Gesundheitsfragebögen, die Sie vielleicht schon ausgefüllt haben, fragen wir Sie nicht nach Ihren Cholesterinwerten oder nach Ihrem Gewicht. Allerdings sollten Sie bei der Beantwortung dieser Fragen ehrlich zu sich selbst sein. Sie müssen Ihre Ergebnisse niemandem zeigen. Wir empfehlen Ihnen auch, diesen Test beliebig oft zu einem späteren Zeitpunkt zu wiederholen, damit Sie erkennen können, ob sich Ihr Wohlbefinden in der Zwischenzeit verbessert hat. Sie können immer wieder auf diesen Fragebogen zurückgreifen, um Ihr Wohlbefinden und Ihre Fortschritte zu überprüfen.

1) Im Allgemeinen bin ich:
   - ☐ Glücklich und zufrieden. (3 Punkte)
   - ☐ Eigentlich glücklich, aber irgendetwas fehlt mir. (1 Punkt)
   - ☐ Niedergeschlagen und emotional unausgeglichen. (0 Punkte)

2) Ich habe Stress:
   - ☐ Nur hin und wieder. (2 Punkte)
   - ☐ Öfter als mir lieb ist. (1 Punkt)
   - ☐ Ununterbrochen, geradezu chronisch. (0 Punkte)

3) Wenn ich eine Stresssituation erlebe:
   ☐ Greife ich auf Strategien zurück, mit denen ich die Situation in den Griff bekomme. (3 Punkte)
   ☐ Bin ich nur begrenzt in der Lage damit umzugehen. (1 Punkt)
   ☐ Drehe ich komplett durch. Dann will ich nur noch meine Ruhe! (0 Punkte)

4) Ich verbringe Zeit in einer Gemeinschaft oder mit Freunden:
   ☐ An einem oder an mehreren Tagen in der Woche – komme, was wolle. (3 Punkte)
   ☐ An einem Tag im Monat – aber nur, sofern ich es einrichten kann. (2 Punkte)
   ☐ So gut wie nie; wer hat denn dafür schon Zeit? (0 Punkte)

5) Ich verbringe:
   ☐ Jeden Tag Zeit in der Natur. (3 Punkte)
   ☐ Einen Tag pro Woche in der Natur. (2 Punkte)
   ☐ Einen Tag pro Monat in der Natur. (1 Punkt)
   ☐ Praktisch überhaupt keine Zeit in der Natur. (0 Punkte)

6) Ich schaue mir einen Sonnenaufgang/Sonnenuntergang an:
   ☐ Einmal in der Woche. (3 Punkte)
   ☐ Mehrmals im Monat. (2 Punkte)
   ☐ Gelegentlich. (1 Punkt)
   ☐ So gut wie nie. (0 Punkte)

7) Ich leide unter negativen Eigenschaften, wie zum Beispiel Neid und Angst und würde das gern ändern:
   ☐ Stimmt nicht. Ich bin überwiegend positiv eingestellt. (3 Punkte)
   ☐ Stimmt zum Teil. (1 Punkt)
   ☐ Stimmt absolut. (0 Punkte)

8) Ich glaube, dass meine seelische Gesundheit:
   - ☐ Genauso wichtig ist wie meine körperliche Gesundheit.
     (3 Punkte)
   - ☐ Wichtiger ist als meine körperliche Gesundheit. (1 Punkt)
   - ☐ Weniger wichtig ist als meine körperliche Gesundheit. (0 Punkte)

9) Ich treibe Sport:
   - ☐ Nie (0 Punkte)
   - ☐ 1 bis 2 Stunden pro Woche. (1 Punkt)
   - ☐ 3 bis 4 Stunden pro Woche. (2 Punkte)
   - ☐ Mehr als 4 Stunden pro Woche. (3 Punkte)

10) Für mich ist Sport:
   - ☐ Etwas, was mir Spaß macht. (3 Punkte)
   - ☐ Ganz okay. (2 Punkte)
   - ☐ Schlimmer als ein Besuch beim Zahnarzt. (0 Punkte)

11) Normalerweise sieht mein Sportprogramm so aus, dass:
   - ☐ Ich immer an meine Grenzen gehe. (2 Punkte)
   - ☐ Ich im mittleren Belastungsbereich trainiere. (3 Punkte)
   - ☐ Ich so gut wie nie ins Schwitzen gerate. (0 Punkte)

12) Ich bin in der Lage, meine Körperzusammensetzung
    (Body Mass Index und Bauchumfang) positiv zu verändern:
   - ☐ Davon bin ich absolut überzeugt. (3 Punkte)
   - ☐ Das kann gut möglich sein. (1 Punkt)
   - ☐ Ich kann mir nur sehr schwer vorstellen, dass ich jemals
     eine Veränderung bewirken kann. (0 Punkte)

13) Ich glaube, dass mein Gewicht:
   - ☐ So ziemlich im Idealbereich liegt. (3 Punkte)
   - ☐ Durchaus etwas niedriger sein dürfte. (2 Punkte)
   - ☐ Permanent schwankt. (0 Punkte)

14) Ich setze mir klare Ziele für meine persönliche Veränderung:
- ☐ Stimmt absolut. (3 Punkte)
- ☐ Stimmt zum Teil. (2 Punkte)
- ☐ Ich setze mir überhaupt keine Ziele. (0 Punkte)

15) Normalerweise wenn ich etwas verändern will:
- ☐ Ziehe ich meinen Plan konsequent bis zum Ende durch. (3 Punkte)
- ☐ Gerate ich oft ins Stocken, aber ich mache stets da weiter, wo ich aufgehört habe. (2 Punkte)
- ☐ Habe ich das Gefühl, dass ich immer wieder von vorn anfangen muss. (0 Punkte)

Je höher die erreichte Punktzahl, desto gesünder sind Geist, Körper und Seele. Je niedriger Ihre Punktzahl, desto geringer ist Ihr ganzheitliches Wohlbefinden und desto mehr werden Sie von unseren Lehren profitieren. Wenn Sie weniger als zehn Punkte erreicht haben, gehören Sie zu den Menschen, die unbedingt jeden der hier erläuterten Grundsätze ernst nehmen und sich die Zeit nehmen sollten, die Sie brauchen, um alle neun Wege zu verinnerlichen und in Ihre Lebensweise zu integrieren. Denken Sie auch daran, dass es unter Umständen eine Weile dauern kann, bis Ihr Körper auf eine Veränderung in Ihrem Lebensstil reagiert, und zwar unabhängig davon, wie groß oder klein diese Veränderung ist. Stellen Sie sich also auf eine „Eingewöhnungsphase" ein. Denn einige Ihrer neuen Lebensgewohnheiten können dazu führen, dass Ihr Körper neue Nervenbahnen bildet. Das stimmt: Unser Gehirn ist nicht so fest verdrahtet, wie wir bisher immer angenommen haben. Der Augenblick, in dem Sie sich entscheiden, diese Leitsätze in Ihr Leben zu integrieren, ist gleichzeitig auch der Augenblick, in dem körperliche, neurochemische und hormonelle Veränderungen in Ihrem Körper anlaufen – Veränderungen, die Sie bei der Verwirklichung Ihres Vorhabens unterstützen und dafür sorgen, dass Sie Ihr Bestes geben können. Denn kleine Veränderungen summieren sich und können am Ende eine große Wirkung haben.

Vom Fit Soul – Fit Body-Programm kann praktisch jeder profitieren, einschließlich jene Menschen, die von sich behaupten ein gesundes und glückliches Leben zu führen, oder jene, die im Test über 30 Punkte erzielt haben. Daneben gibt es auch andere Fragen, die Sie sich vielleicht einmal stellen sollten (schreiben Sie die Antworten in ein Tagebuch):

- Wie reagieren Sie auf schwierige Situationen?
- Was unternehmen Sie, um sie zu bewältigen?
- Welche vier negativen Eigenschaften würden Sie an sich gern ändern?

Nun schauen Sie sich Ihre Antworten an und überlegen sich, ob sie daran gern etwas ändern möchten. Wenn Sie zum Beispiel auf schwierige Situationen mit Wut reagieren oder zu anderen ungesunden Verhaltensweisen neigen – Sie trinken zu viel Alkohol, essen schlecht und haben keine Lust auf Sport –, dann werden Sie sich mithilfe der hier beschriebenen neun Wege ganz neue gesunde Möglichkeiten der Stressbewältigung erarbeiten. Und wenn Neid, Wut, Überlastung und Sorgen Sie quälen, wird unser Fit Soul – Fit Body-Programm Ihnen dabei helfen, diese für die Seele negativen Gefühle in positive zu verwandeln.

Richten Sie Ihr Augenmerk speziell auf die Testfragen, bei denen Sie null Punkte für Ihre Antwort erhalten haben und konzentrieren Sie sich dann auf diese Bereiche. Vielleicht ist Ihre körperliche Fitness gut ausgeprägt, aber Ihre seelisch-emotionale Fitness noch nicht. Oder vielleicht fühlen Sie sich seelisch-emotional rundum wohl, aber Ihre körperliche Fitness braucht dringend Hilfe. Schließlich haben Sie sich aus gutem Grund für dieses Buch entschieden. Denn eine leise Stimme tief in Ihrem Inneren hat Ihnen gesagt, dass es an der Zeit ist, etwas zu verändern. Worin auch immer diese Veränderung bestehen mag, unser Fit Soul – Fit Body-Programm schafft die Basis dafür.

Erwarten Sie außergewöhnliche Erfolge

Das Streben nach umfassender Gesundheit und Ausgeglichenheit, verbunden mit einem ganzheitlichen Wohlbefinden ist kein Hexenwerk. Wenn Sie die Grundelemente unseres Fit Soul – Fit Body-Programms in Ihre Lebensweise integrieren, können Sie fantastische Erfolge erzielen. Dies setzt jedoch voraus, dass Sie sich mit der Zeit von Ihren negativen Eigenschaften befreien und sie zum Wohl Ihrer Seele durch positive ersetzen. Und es setzt ebenfalls voraus, dass Sie zum Wohl Ihres Körpers Sport treiben, sich bewusst ernähren und Krafttraining machen. Denn alles ist möglich: Wenn Sie nur entschlossen und motiviert sind, Veränderungen in Angriff zu nehmen, können Sie auch Ihre allgemeine Fitness und Lebensqualität verbessern.

Für die Huichol-Indianer gibt es keinen Unterschied zwischen körperlicher und spiritueller Gesundheit. Denn wenn sie über die Erde gehen, sehen sie das nicht nur als körperliche Anstrengung (insbesondere im Hochland, wo sie leben), sondern auch als Möglichkeit, ihre spirituelle Verbindung mit der Erde zu vertiefen. Für sie ist das Anlegen von Maisfeldern an den steilen Berghängen nicht nur mit einer enormen körperlichen Kraftanstrengung verbunden, sondern sie betrachten ihre Arbeit gleichzeitig auch als Möglichkeit, mit Gebeten um eine gute Ernte und um Regen zu bitten und sich auf die vier Jahreszeiten einzustimmen.

Die meisten Menschen in unserer modernen Welt müssen doch heute ihr Ackerland nicht mehr für den Maisanbau vorbereiten; sie müssen auch keine Holz- oder Wasservorräte heranschleppen und sie nehmen sich auch nicht die Zeit, die spirituelle Kraft der Natur in sich aufzusaugen. Und genau dadurch verlieren wir unsere körperliche Gesundheit und sind damit prädestiniert, unter einem der größten Probleme unserer modernen Zivilisation zu leiden – Stress. Aus diesem Grund beginnen wir unser Fit Soul – Fit Body-Programm damit, dass wir Sie an Strategien heranführen, mit denen Sie Ihre Stressbelastung reduzieren und negative Gefühle in den Griff bekommen können. Denn diese negativen Gefühle sind – wie Sie noch sehen werden – sehr oft die Hauptursache, warum wir bei dem Versuch scheitern, unsere Lebensweise zum Wohl von Körper und Seele zu ändern. Nach einer umfassenden Einführung in die verschiedenen Fit Soul-Techniken und -Übungen zeigen wir Ihnen Schritt für Schritt, wie Sie sich realistische Ziele setzen und wie Sie die Grundsätze des Fit-Body-Programms nutzen müssen, um – in einer modernen Welt, die mehr aufs Sitzen als auf Bewegung ausgerichtet ist – einen gesunden und leistungsfähigen Körper zu bekommen. Wir zeigen Ihnen, worauf Sie beim Zusammenstellen eines Sportprogramms achten müssen, welche Nahrungsmittel gut für Sie sind und wie Sie die Elemente des Fit-Body-Programms am besten mit den Elementen des Fit-Soul-Programms kombinieren können.

Denn durch die entsprechende Kombination der beschriebenen Übungen und Leitsätze werden Sie wieder in die Lage versetzt, jene positiven Gefühle zu empfinden, die uns Ruhe und inneren Frieden bescheren, die uns Selbstvertrauen für unser Leben schenken und das große Glücksgefühl, Teil allen Lebens zu sein. Bestimmte Tageszeiten, wie zum Beispiel Sonnenauf- und Sonnenuntergang, werden zu Ihren ganz persönlichen Glücksmomenten. Die vier Himmelsrichtungen werden für Sie zu selbstverständlichen Orten, an denen Sie sich von Ihren negativen Gedanken befreien können. Die vier elementaren Kräfte – Erde, Luft, Feuer und Wasser – sind spirituelle Reinigungskräfte, die uns dabei helfen, Stress abzubauen und uns frei zu fühlen.

Zu den Veränderungen, die Sie erwartungsgemäß mit dem Fit-Body-Programm erzielen können, gehören unter anderem, dass Sie mehr Kraft bekommen, schneller werden und auch mehr Ausdauer haben. Und das Beste daran ist: Jeder – ob Spitzensportler oder Anfänger –, der die Fit-Body-Grundsätze beherzigt und die Fit-Soul-Übungen in sein Sportprogramm integriert, wird feststellen, dass er die anvisierten Ziele nicht nur erreichen, sondern auch nachhaltig festigen kann. Wenn Sie sich also auf die Übungen und Leitsätze aus dem kombinierten Fit Soul – Fit Body-Programm konzentrieren, werden Sie feststellen, dass sich Ihre Körperzusammensetzung positiv verändert – das heißt, dass Ihr Körperfettanteil sinkt und Ihre Muskelmasse zunimmt. Da Sie mit unserem Programm Ihr Wohlbefinden auf einzigartige Weise ganzheitlich steigern können, sind Sie damit auch vor jenen Phasen des Gewichtsstillstands (Plateaus) und falschen Versprechungen gefeit, wie sie für alle Gesundheitsprogramme typisch sind, die ausschließlich auf einen Gewichtsverlust oder ein besseres äußeres Erscheinungsbild abzielen. Gerade wenn es um Gewichtsverlust geht, ist das Thema Ernährung von zentraler Bedeutung. Und da nicht alle Menschen gleich sind, unterscheiden sich auch die jeweiligen Empfehlungen für eine gesunde Ernährung. Wir helfen Ihnen dabei, die speziellen Ernährungsbedürfnisse Ihres Körpers zu ermitteln und machen Sie mit einem flexiblen Ernährungsprogramm vertraut, das sich jeweils optimal an die Veränderungen in Ihrem Körper anpassen lässt.

Außerdem wird diese Fit Soul – Fit Body-Reise zu Ihrem neuen Ich eine ganze Reihe von Überraschungen und angenehmen Nebeneffekten für Sie bereithalten. So wurde zum Beispiel in Studien nachgewiesen, dass regelmäßige sportliche Aktivität viele Körperfunktionen positiv beeinflussen kann, wie zum Beispiel Gehirnleistung, Auffassungsvermögen, Reaktionsgeschwindigkeit und Konzentrationsfähigkeit. Ein entspanntes und moderates Ausdauertraining, bei dem Sie nicht aus der Puste kommen, sorgt nicht nur für ein zufriedenes Wohlgefühl, baut Stress ab und verringert die negativen Folgen der Stressbelastung, sondern es wirkt sich auch sehr positiv auf Ihr Selbstwertgefühl und Selbstvertrauen aus. Und das Beste daran: Selbst ein ganz normales zügiges Gehen oder Walken zählt schon als Ausdauertraining.

Mithilfe der Übungen aus dem Fit Soul – Fit Body-Programm können Sie Ihr Ich ganz neu definieren, indem Sie alte Verhaltensmuster aufgeben und durch neue ersetzen. Das geringe Selbstwertgefühl, das Gefühl von Einsamkeit oder Ausgegrenztsein, das Gefühl körperlicher Schwäche und fehlender Motivation – sie alle werden in durchweg positive Gefühle umgewandelt – in Freude, in Lebenslust, in Kraft, Beweglichkeit und Energie, damit Sie sich wieder aktiv und lebendig fühlen. Die Macht der Liebe besiegt die Wut. Mut tritt an die Stelle von Angst. Neid mündet in Dankbarkeit. Mit Fit Soul – Fit Body – unserem Gesundheitsprogramm im Doppelpack – können Sie nahezu alle Veränderungen umsetzen, die Sie sich vornehmen.

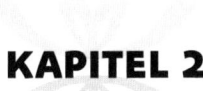

KAPITEL 2

Methoden zur Stressbewältigung

In der Stille unseres Herzens
ist kein Platz für Stress ...
nur für Freude, Kraft und Hoffnung.

Als ich 1992 zum Ironman Hawaii angetreten bin, um mir meinen dritten Weltmeistertitel zu holen, hat mir dabei eine Technik geholfen, die Brant mir beigebracht hatte. Nachdem die ersten beiden Wettkampfdisziplinen hinter mir lagen, begann der Marathonlauf – auch in meinem Kopf. Auf einmal setzte jene unkontrollierte Gedankenflut aus dem Unterbewusstsein ein, die meine Konzentration extrem störte. In diesem Augenblick – fünfeinhalb Stunden Ironman lagen bereits hinter mir – stellte ich auf einmal fest, dass ich hinter einem stahlharten Konkurrenten herlief – Cristián Bustos aus Chile. Er war als starker ausdauernder Läufer bekannt, was bei mir schon im Vorfeld des Rennens für ein mulmiges Gefühl gesorgt hatte. Auf den ersten Meilen der Marathonstrecke konnte ich beobachten, wie er sich vor mich setzte, und aus dem mulmigen Gefühl wurde Angst und dann schossen mir Gedanken der Hoffnungslosigkeit und Verzweiflung durch den Kopf, wie: *Ich kann nicht mehr mit ihm mithalten. Ich weiß überhaupt nicht, warum ich bei diesem blöden Rennen überhaupt mitmache. Ich werde sowieso nicht gewinnen.* All diese Gedanken, die durch meinen Kopf schwirrten, konnten mich nur allzu leicht dazu verleiten aufzugeben.

Doch auch wenn ich ihn ein paar Meilen später wieder einholen konnte – das Rennen war noch nicht gelaufen. Er sah kurz zu mir herüber, zog das Tempo an, lief wieder an mir vorbei und blieb dann immer kurz vor mir, sodass ich mich nicht neben ihn setzen konnte. Das war's dann wohl. Ich konnte einfach nicht mehr. Meine Gedanken überschlugen sich bei dem Versuch, mich zum Aufgeben zu bewegen. Doch schließlich erinnerte ich mich an die einfachen Worte, die Brant mir so viele Male gepredigt hatte: **„Beruhige Dich. Schalte Deine Gedanken ab. Achte auf das Schöne um Dich herum."** Es dauerte ein paar Minuten, doch dann war ich endlich so weit, dass ich genau das tun konnte – meine Gedanken abschalten. Ich wusste, dass es mir in diesem Augenblick unmöglich war, an etwas Positives zu denken, also war es besser, überhaupt nichts zu denken. Und just in dem Augenblick, als in meinem Kopf Ruhe einkehrte, spürte ich eine leichte, aber trotzdem tief greifende Veränderung in der Dynamik des Rennens.

Ich konnte nicht sagen, ob ich jetzt schneller wurde oder Bustos langsamer, was ich jedoch sehen konnte war, dass er nicht mehr an mir vorbeizog.

Eine Meile später bestimmte ich das Rennen und als ich den Markierungspunkt für die erste Streckenhälfte dieser letzten Ironman-Disziplin passierte, zog ich an ihm vorbei und verschaffte mir einen Vorsprung, den er nicht aufholen konnte. Ab da war der Weg frei für meinen dritten Weltmeistertitel. Und auch nur, weil ich es geschafft hatte, die Gedanken in meinem Kopf abzuschalten!

Stress – die Wurzel vieler Übel

Die Gedanken abzuschalten ist nichts anderes als eine Technik, um die negativen Stimmen aus dem Unterbewusstsein loszuwerden, die einem in Stresssituationen durch den Kopf schießen. Wir zeigen Ihnen gleich anhand einer Übung, wie diese Technik funktioniert. Ganz bestimmt haben auch Sie sich irgendwann schon einmal in diesem Gedankenkarussell gedreht, auch wenn Sie nicht zur Ziellinie in einem Wettrennen gespurtet sind. Denn die Gedanken lenken Sie nicht nur von Ihrer bevorstehenden Aufgabe ab, sondern erhöhen die Stressbelastung noch zusätzlich, was sich wiederum negativ auf Ihre körperliche und geistige Verfassung auswirkt.

Stress ist der größte aller negativen Einflussfaktoren, denn Stress raubt uns die Energie und hindert uns so daran, die entscheidenden Schritte in Angriff zu nehmen, um unser Leben zum Besseren zu verändern. Das Gefühl von Hoffnung und einem tiefen Vertrauen in das Leben sind zwar gut geeignet um Stress zu bekämpfen, allerdings sind sie meist schwer aufzubringen in einer Welt, in der viele nur noch das Gefühl von Stress kennen. Nach Erkenntnissen des National Institute for Occupational Safety and Health – der US-Bundesanstalt für Arbeitsschutz und Arbeitsmedizin – sinkt durch Stress nicht nur die Bereitschaft, neue Aufgaben zu übernehmen, sondern es wurde auch ein direkter Zusammenhang festgestellt zwischen Stress und Erkrankungen, die bis zu 40 Prozent auf ein arbeitsbedingtes Burn-out-Syndrom zurückzuführen sind. Darüber hinaus soll **in diesem Jahrhundert Stress zur Berufskrankheit Nummer 1** avancieren, wodurch mehr Arbeitstage verloren gehen als durch irgendwelche anderen

Erkrankungen. Außerdem werden die sechs häufigsten Todesursachen in den Vereinigten Staaten – Herzerkrankungen, Krebserkrankungen, Lungenleiden, Unfälle, Leberzirrhose und Selbstmord – ebenfalls mit dem Phänomen Stress in Verbindung gebracht.

Stress: Er schwächt unser Immunsystem, raubt uns Energie, zerstört Motivation und führt zu Gedächtnisschwund und Konzentrationsschwäche. Er verursacht Schlafstörungen und behindert dadurch unsere Fähigkeit, uns von sportlichen Aktivitäten oder einem harten Arbeitstag im Büro zu regenerieren – das heißt, unsere Energiespeicher für die Anforderungen des kommenden Tages können nicht vollständig aufgefüllt werden. Und je länger diese Schlafstörungen anhalten, desto stärker werden auch andere Bereiche unseres Lebens in Mitleidenschaft gezogen: Zum Beispiel leidet die Partnerschaft, es entstehen Probleme am Arbeitsplatz und wir sind immer weniger in der Lage, unsere Motivation aufrechtzuerhalten, um die anvisierten Ziele zu erreichen. Langfristig kann Stress – auch in geringerem Umfang – zu Unwohlsein und Niedergeschlagenheit führen, was wiederum einer positiven Lebenseinstellung im Weg steht. Emotionaler und körperlicher Stress münden in einen Zustand, der es uns nahezu unmöglich macht, langfristig eine körperliche und seelische Fitness aufzubauen.

In grauer Vorzeit haben die Menschen Stress ganz einfach kompensiert, genauso wie die heute noch existierenden indigenen Kulturen es auch machen: Sie halten Siesta oder sie setzen sich zusammen und erzählen sich Geschichten, über die sie dann herzhaft lachen. Wir stützen uns auf diese simplen Methoden und zeigen Ihnen Lösungswege auf, wie Sie Ihre Stressbelastung reduzieren können, indem Sie Ihr Stressverhalten ändern und dadurch besser mit den sechs häufigsten Stressfaktoren umgehen können, die unsere moderne Lebensweise so mit sich bringt: Emotionaler Stress, Schlafmangel, falsche Ernährung, körperliche Überlastung, chemischer Stress und Entzündungsprozesse. Denn eine erfolgreiche Stressbewältigung ist der erste Schritt zu einer neuen Lebensweise – eine Lebensweise, die Sie dazu anspornt, Ihre Gesundheit und Ihr Wohlbefinden langfristig zu verbessern.

Kupuri = Lebenskraft

Eine der wichtigsten Lebensaufgaben der Huichol-Indianer besteht darin, *Kupuri* zu bekommen. Das Wort bedeutet in ihrer Sprache Lebenskraft und spirituelle Energie für unser tägliches Leben. Daher muss es auch unser Ziel sein, *Kupuri* aus unserer natürlichen Umgebung zu beziehen, indem wir diese Lebenskraft und Energie aus der Natur tief in uns aufnehmen und so unsere Energiespeicher aufladen. Wir können zum Beispiel an einen ganz besonderen Ort in der Natur gehen oder auch nur unter einem Baum sitzen und uns vorstellen, wie die Lebenskraft und Energie dieses speziellen Ortes unsere Seele erfüllt und sie stärkt. Das ist eine einfache Methode, wie wir dem Stress in unserem Alltag entgegenwirken können, und zwar unabhängig davon, wo wir leben. Die Welt ist ein Ort, von dem eine natürliche spirituelle Kraft ausgeht, ein Ort der erfüllt ist von *Kupuri* und nur darauf wartet, dass wir Menschen diese Kraft und Energie nutzen, um Stress auf natürliche Weise zu bekämpfen. Denn wenn wir *Kupuri* besitzen, sind wir auch in der Lage, jede Art von Stress zu bewältigen.

Stress und seine Auswirkungen auf die Gesundheit

Wir werden Ihnen hier anhand eines kurzen Überblicks über grundlegende physiologische – das heißt physikalische und biochemische – Körperfunktionen erklären, warum wir so große Schwierigkeiten haben, Gesundheit und Wohlbefinden optimal im Gleichgewicht zu halten, wenn wir unter Stress stehen. Schon seit Urzeiten ist in unseren Genen ganz genau festgelegt, wie wir in allen möglichen Stresssituationen, die uns in der Natur begegnen können, reagieren. Damals waren wir in der Lage, schwierige Situationen zu meistern, weil das Hormon Cortisol uns dabei geholfen hat – und so ist es auch heute noch. Jede Art von Stress (ob es sich dabei um einen angreifenden Löwen handelt oder um einen wütenden Chef) aktiviert die Freisetzung dieses wichtigen Hormons, das dafür sorgt, dass unser Energiestoffwechsel hochfährt und unsere Körpertemperatur ansteigt, damit wir schneller laufen können, unsere Sinne geschärft sind und unser Gehirn schnell strategische Entscheidungen treffen kann. Sobald die Stresssituation vorüber ist, sinkt der Cortisolspiegel im Blut wieder, wodurch ein zweites Hormon – das sogenannte Dehydroepiandrosteron (DHEA) – freigesetzt wird, damit wir innerlich wieder zur Ruhe kommen. DHEA ist ein Botenstoff, der unserem Gehirn und unserem Herzen signalisiert, dass wieder alles in Ordnung und die Krise vorüber ist. Darüber hinaus sorgt DHEA auch für einen gesunden Schlaf, für die Regeneration und Neubildung von Körpergewebe (einschließlich unserer Haut) und für ein starkes und gut funktionierendes Immunsystem. Es bewirkt eine Senkung des Gesamtcholesterinspiegels und damit auch des LDL-Wertes (das „schlechte" Cholesterin), wodurch das Risiko eines Herzinfarkts gesenkt wird.

Doch leider werden wir in der modernen Welt unentwegt mit Herausforderungen konfrontiert, wodurch der Cortisolspiegel im Blut konstant erhöht ist, während DHEA meist so gut wie gar nicht vorhanden ist. Und damit fangen die Probleme an. Denn ein konstant erhöhter Cortisolspiegel bedeutet, dass sich unser Körper immer in höchster Alarmbereitschaft befindet, also nie in eine beruhigende Erholungsphase gelangt, die wir so dringend brauchen. Und wenn er dann die DHEA-Produktion eingestellt hat, fehlen uns jene „Glücks"-Hormone, die jeder Zelle in unserem Körper signalisieren, dass alles in bester Ordnung ist.

Ein chronisch erhöhter Cortisolspiegel kann unterschiedliche Auswirkungen auf die körperliche Gesundheit haben:

- Der Insulinspiegel steigt; dadurch wird der Fettstoffwechsel lahmgelegt.
- Es kommt zu Fetteinlagerungen am Bauch und im Gesicht.
- Die Muskelneubildung wird verhindert.
- Die Knochen werden brüchig.
- Es kommt zu Schlafstörungen.
- Die allgemeine Leistungsfähigkeit nimmt ab.

Eine langfristige Stressbelastung kann aber auch schwerwiegende Auswirkungen auf die seelische Gesundheit haben:

- Das Risiko an einer Depression zu erkranken, steigt.
- Das Selbstwertgefühl nimmt ab.
- Die Motivation schwindet.
- Das Leben wird als belastend empfunden.
- Die Gedächtnisleistung verschlechtert sich.
- Die Fähigkeit, die Herausforderungen des Alltags zu bewältigen, lässt nach.
- Das Gefühl von Freude wird kaum noch wahrgenommen.

Eine Anhäufung all dieser Symptome kann dazu führen, dass Sie sich traurig und verloren fühlen und in einen Zustand ständiger Sorge geraten. Auf einen Nenner gebracht heißt das: Wenn wir eine Stresssituation erleben, versucht unser Körper darauf zu reagieren. Zunächst kann er den Stress noch bewältigen, ohne aus dem Gleichgewicht zu geraten. Doch mit der Zeit entwickelt sich ein Ungleichgewicht, das immer schwerer zu überwinden ist und es Ihnen nahezu unmöglich macht, ein Gefühl von Zufriedenheit und Wohlbefinden zu entwickeln. Das liegt aber nicht daran, dass es Ihnen an Willensstärke mangelt – und ganz bestimmt auch nicht daran, dass Sie körperlich zu schwach wären –, um dieses Gefühl von Erschöpfung und Antriebslosigkeit zu überwinden, sondern daran, dass die Bereiche Ihres Körpers, die Ihnen Energie und positive Gefühle vermitteln, regelrecht blockiert sind.

Doch nur Mut. Wir zeigen Ihnen hier nicht nur, wie Sie mit einfachen Methoden Stressursachen erkennen können, sondern auch, wie Sie Ihren Körper und Ihre Seele wieder in einen Entspannungszustand zurückführen, in dem verstärkt DHEA freigesetzt wird, was sich wiederum positiv auf Ihre Stimmung und Ihre Leistungsfähigkeit auswirkt. Im nächsten Schritt geht es also darum, die Stressbelastung insgesamt zu verringern, nach Möglichkeit die Ausschüttung von Cortisol zu vermeiden und durch die Freisetzung von DHEA die Leistungsfähigkeit und das Glücksgefühl positiv zu beeinflussen. Und genauso wie sich die negativen Auswirkungen einer erhöhten Stressbelastung summieren, summieren sich auch die positiven Auswirkungen, wenn man Stress reduziert. Mit der Zeit wird der

Wunsch in Ihnen wachsen, Ihr Leben in vollen Zügen zu genießen; dann werden Sie ein Gefühl von Zufriedenheit entwickeln und daraus werden Sie sehr viel Energie und Motivation schöpfen, um ein aktives Leben zu führen und sich um Ihre seelische Gesundheit zu kümmern.

1 Ändern Sie Ihr Stressverhalten: Reagieren Sie angemessen auf die sechs häufigsten Stressfaktoren

Die Huichol-Indianer wissen zwar nichts über Cortisol und DHEA, aber sie wissen ganz genau, wie wichtig es ist, immer die Hilfsmittel zu nutzen, mit denen man Stress auf natürliche Weise abbauen kann. Ein typischer Gradmesser für die erfolgreiche Stressbewältigung der Huichol-Indianer ist die Gedächtnisleistung ihrer Stammesältesten. Sie leiden so gut wie nie unter der Alzheimer-Krankheit, die bei der älteren Bevölkerung in der westlichen Welt so stark ausgeprägt ist. Sie können sich an Geschichten und Details aus ihrem gesamten Leben erinnern. Die Schamanen singen zum Beispiel Tausende von Liedversen, die von der Kosmologie ihrer Schöpfungsgeschichte erzählen.

Wir wollen diese sechs Stressfaktoren, mit denen wir am häufigsten konfrontiert werden, einmal genauer betrachten und überlegen, wie wir ihnen begegnen können. Die Grenzen zwischen den einzelnen Stressfaktoren können sich zwar mitunter überschneiden, doch auch für diesen Fall gibt es Methoden, wie Sie den jeweiligen Stressfaktoren ganz gezielt zu Leibe rücken und selbst mitten in der schwierigsten Trainingseinheit oder in einer extremen Lebenssituation Ihren Körper und Ihre Seele dennoch mit Freude erfüllen können. Unabhängig von allen Zwängen des täglichen Lebens ist es Ihnen möglich, sich konsequent auf Ihre Fit Soul – Fit Body-Ziele für ein ganzheitliches Wohlbefinden zu konzentrieren. Keine Situation ist hoffnungslos. Man sollte nie aufgeben. Jeder Mensch hat eine andere Lebenssituation und andere Herausforderungen zu meistern, die gelegentlich auch eine Korrektur oder eine Neuorientierung nötig machen.

Sie werden vielleicht auf Hindernisse stoßen, die Ihnen unüberwindlich erscheinen. Aber das scheint nur so.

Wir beginnen mit der häufigsten Form der Stressbelastung – emotionalem Stress – und erläutern anschließend eine Technik, mit der Sie Schritt für Schritt lernen, Ihre Gedanken abzuschalten.

EMOTIONALER STRESS

Wenn wir das Wort „Stress" benutzen, meinen wir damit im Allgemeinen emotionalen Stress. Nur wenige von uns sind immun gegen diese Form von Stress. Genau genommen erleben einer Studie zufolge 75 Prozent aller Erwachsenen in den Vereinigten Staaten jede Woche beträchtlichen emotionalen Stress. Darüber hinaus tragen auch die anderen fünf Stressfaktoren, die wir noch erörtern werden, zusätzlich zur emotionalen Stressbelastung eines Menschen bei. Dafür gibt es zwei Gründe: Zum einen entsteht durch den erhöhten Cortisol-Wert und den niedrigen DHEA-Wert im Blut ein hormonelles Ungleichgewicht und zum anderen beschleicht die Betroffenen das beklemmende Gefühl, dass irgendetwas mit ihrem Körper nicht stimmt. Je länger ein Mensch emotionalem Stress ausgesetzt ist, desto mehr Stresshormone werden ausgeschüttet und desto schwieriger wird es für ihn, mit dieser Stressbelastung umzugehen. Da der Körper unter extremer Stressbelastung die Produktion von Hormonen einstellt, die für den Stressabbau und die Erholung verantwortlich sind, werden folglich auch keine Glückshormone freigesetzt. Ausgelöst durch eine relativ harmlose Situation entsteht auf diese Weise ein Teufelskreis, der anscheinend nicht zu durchbrechen ist. Das Leben erscheint wie ein einziger belastender Albtraum und nicht wie ein Paradies von erstaunlicher Schönheit. Ganzheitliches Wohlbefinden von Körper und Geist fühlt sich anders an.

Auf der körperlichen Ebene führt emotionaler Stress zu einer Verengung der Blutgefäße, wodurch die Muskeln nicht mehr ausreichend mit Sauerstoff versorgt werden. Außerdem wird der Fettstoffwechsel heruntergefahren, was sicher nicht von Vorteil ist, wenn man abnehmen will. Emotionaler Stress hemmt die Ausschüttung des menschlichen Wachstumshormons

(Human Growth Hormone oder HGH), das die Aufgabe hat, nachts die Regenerations- und Reparationsprozesse im Körper zu steuern. Außerdem kann er dazu führen, dass man sich ausgebrannt und leer fühlt und daher nicht die Motivation für ein tägliches Sportprogramm aufbringt.

Ein geeignetes Mittel, um emotionalen Stress abzubauen, ist Sport. Sportliche Betätigung bedeutet zwar einen wichtigen Schritt nach vorn bei der Stressbewältigung, doch wenn die Stressursache nicht beseitigt wird, kann dies genauso wieder einen Schritt zurück bedeuten. Denn wenn man im Sport das Allheilmittel gegen emotionalen Stress sucht, sorgt diese unrealistische Erwartungshaltung noch für zusätzlichen Stress, insbesondere wenn man es beim abendlichen Joggen oder Walken nicht schafft, seinen Gedanken an Fristen, schlechte Arbeitsbedingungen oder an ein problematisches familiäres Umfeld davonzulaufen. Im Gegenzug können unrealistische sportliche Ziele (wenn man zu schnell Erfolge sehen will oder Erfolge erwartet, für die man nicht die genetischen Voraussetzungen mitbringt) Hand in Hand gehen mit einem Erfolgsdruck, der nicht an sportliche Ergebnisse geknüpft ist, wodurch es immer schwieriger wird, steigende Erwartungshaltungen auf ein realistisches Maß herunterzuschrauben.

Problemlösung: Vier Methoden zur Bekämpfung von emotionalem Stress

Problemlösungen zur Stressbewältigung gibt es viele. Am schnellsten kommt man ans Ziel, wenn man den Stressauslöser beseitigen kann. Da dies nicht immer möglich ist, kommen wir zur zweiten Alternative: Wir müssen systematisch lernen unser Stressverhalten zu ändern, denn schließlich gehören Stresssituationen zu unserem Leben dazu. Damit Sie lernen, besser mit Stress auslösenden Situationen umzugehen, die sich nicht vermeiden lassen, haben wir hier vier Leitsätze zusammengestellt, die Ihnen dabei helfen sollen:

- Reagieren Sie mit Gelassenheit.
- Lachen Sie, um Ihren Kopf frei zu bekommen.

- Gewinnen Sie Klarheit durch die spirituelle Kraft des Hirsches.
- Schalten Sie die Gedanken ab.

Jeder dieser altüberlieferten Leitsätze wirkt sich positiv auf die emotionale Verfassung aus, weil er sich direkt an den Bedürfnissen der menschlichen Seele orientiert, wenn sie laut um Hilfe ruft. Wenn wir einen Huichol-Indianer dabei beobachten könnten, wie er mit einer sehr belastenden Situation umgeht, würden wir feststellen, dass er auf einen dieser vier Leitsätze zurückgreift, um die negativen Auswirkungen dieser Situation zu entschärfen.

Reagieren Sie mit Gelassenheit. Stress am Arbeitsplatz zählt heute zu den häufigsten Ursachen für eine permanent hohe Stressbelastung: Großer Zeit- und Leistungsdruck, die Angst, den Arbeitsplatz zu verlieren, steigende Arbeitsanforderungen und Mehrbelastung sowie zunehmende Veränderungen im Arbeitsumfeld. Doch auch fernab vom Arbeitsumfeld sind wir häufig mit Situationen konfrontiert, von denen eine dauerhafte Stressbelastung ausgeht, wie zum Beispiel Bewegungsmangel, übermäßig viele familiäre Pflichten und zahlreiche anderweitige Verpflichtungen, wodurch uns immer weniger Zeit für Entspannung und regenerative Übungen für die Seele bleibt.

Doch zum Glück gibt es Mittel und Wege, mit denen wir diese Stressauslöser in den Griff bekommen können, um die negativen Auswirkungen auf unser Leben so gering wie möglich zu halten. Zum Beispiel erhöht Zeitdruck bei fast jedem Menschen den Stresspegel enorm – egal, ob er sich für einen Wettkampf in Form bringen, für ein wichtiges gesellschaftliches Ereignis ein paar Kilo abnehmen oder ein Projekt termingerecht fertigstellen will. Selbst die Huichol-Indianer stehen unter Zeitdruck, denn sie müssen mit der Aussaat beginnen, bevor die Regenzeit einsetzt und sie müssen die Ernte rechtzeitig vor dem Winter einbringen. Allerdings gibt es in unserer Gesellschaft eine Vielzahl von Terminen und Fristen, die uns enorm unter Zeitdruck setzen und Stress auslösen, wenn wir nicht gegensteuern.

Eine der effektivsten Methoden, mit deren Hilfe Sie lernen, anders auf solche Stresssituationen zu reagieren, heißt Gelassenheit. Die Huichol-

Indianer wissen, dass sie jedes Jahr bei der Aussaat unter einem gewissen Zeitdruck stehen, weil sie fertig sein müssen, bevor die Regenzeit einsetzt. Sie akzeptieren einfach, dass diese Stresssituation jedes Jahr entsteht und reagieren darauf, indem sie jeden Aspekt dieser Situation mit Gelassenheit angehen – sie bereiten den Boden vor und drücken ein Maiskorn nach dem anderen in den Boden, bis die gesamte Ackerfläche am Berghang eingesät ist.

Dieser Leitsatz, mit Gelassenheit zu reagieren, funktioniert auch in unserer modernen Welt sehr gut. Auf unser Beispiel Zeitdruck angewendet, heißt das: Wir können unsere Stressbelastung verringern, indem wir akzeptieren, dass eine scheinbar überwältigende Aufgabe in aller Regel nicht in einem Augenblick zu erledigen ist. Die Huichol-Indianer werfen ja auch nicht von Panik getrieben einen Scheffel Maiskörner auf den Acker in der Hoffnung, dass die Saat schon aufgehen wird – ganz im Gegenteil. Große Projekte lassen sich eben nur nach und nach und Schritt für Schritt verwirklichen – angefangen bei beruflichen Ambitionen und Fitnesszielen bis hin zum Bestreben, alte Verhaltenmuster zu ändern. Mit jedem einzelnen Korn, das ausgesät ist, kommen wir unserem Ziel einen Schritt näher. Denn meistens geraten wir nur dann unter Zeit- und Termindruck, wenn wir diese simple Tatsache ignorieren und nach Lösungen suchen, die einfach unrealistisch sind. Wenn wir uns jedoch darauf konzentrieren, die vor uns liegende Aufgabe so gut zu erledigen, wie es uns möglich ist – einen Schritt nach dem anderen – kann kein Stress aufkommen. Mit Gelassenheit kommen wir ans Ziel.

Nicht jeder Mensch verfügt über dieselbe Kraft und Ausdauer, wenn es um die Bewältigung bestimmter Aufgaben wie Laufen oder Walken geht. Indem Sie aber mit Gelassenheit und Hoffnung Tag für Tag einfach immer Ihr Bestes geben, sind Sie in der Lage den Stress, eine gute Leistung abliefern zu müssen, in den Hintergrund zu drängen und können stattdessen Ihre ganze Aufmerksamkeit und Ihre Energie auf den Wunsch konzentrieren, die Aufgabe zu Ende zu bringen. Es gibt eine gute Methode, wie Sie Ihren Blickwinkel verändern können, indem Sie Ihre Aufmerksamkeit einfach auf einen neuen Aspekt lenken: Suchen Sie sich eine beliebige Sportübung aus und konzentrieren sich ganz bewusst auf die Mechanik Ihres

Bewegungsablaufs. Beim Laufen zum Beispiel müssen Sie auf Ihre Schritt-frequenz, Schrittlänge und die Haltung von Schultern und Armen achten, wobei Sie immer versuchen sollten, Ihr Lauftempo und Ihren Laufrhyth-mus so aufeinander abzustimmen, dass Sie sich ruhig und entspannt füh-len. Denn dadurch ist Ihre Aufmerksamkeit nicht mehr darauf gerichtet, wie lange Ihr Lauftraining noch dauert und wie schweißtreibend und an-strengend es noch werden wird.

Aber auch eine gesunde Seele kann uns Möglichkeiten aufzeigen, wie wir durch eine Veränderung des Blickwinkels ein ganz ähnliches Gefühl innerer Gelassenheit erreichen, damit wir eine Aufgabe – wie zum Beispiel ein Lauftraining zu absolvieren – ganz ohne Leistungsdruck zu Ende brin-gen können. Eine Methode, auf die wir später noch genauer eingehen wer-den, besteht darin, dass wir lernen, unsere Aufmerksamkeit auf unsere Umgebung zu richten, insbesondere dann, wenn wir uns an idyllischen Or-ten mitten in der Natur befinden. Achten Sie einmal ganz bewusst darauf, wie hell das Licht der Sonne an diesem Tag strahlt. Fühlen Sie einmal ganz bewusst die Luft, die Sie umgibt und die Erde unter Ihren Füßen. Wenn Sie auf der Erde laufen, gehen oder auf ihr sitzen, bedanken Sie sich doch ein-mal bei dem Land, dem Berg, dem See, dem Feld oder dem Gewässer – ein-fach bei allem, was in Ihrem Blickfeld erscheint. Denn wenn Sie lernen, diese Wunder der Natur bewusst wahrzunehmen, wird sich Ihr Blickwin-kel verändern und Zeit- oder Leistungsdruck treten in den Hintergrund. Der gesamte Druck, der auf Ihnen lastet, verfliegt und viele positive Gefüh-le treten an seine Stelle.

Lachen Sie, um Ihren Kopf frei zu bekommen. Lachen spielt im Leben und in der Tradition der Huichol-Indianer eine wichtige Rolle. Sie sagen, dass das Lachen Grundbestandteil des Heilens, des Lebens und eines ganz-heitlichen Ichs ist. Für sie gibt es keine Lebenssituation, in der Humor kei-nen Platz hat. Sie lachen gern, ziehen sich gegenseitig auf und scherzen. Für die Huichol-Indianer ist Lachen die beste Medizin: Medizin für die Seele und Medizin für den Körper. Lachen hilft uns auf ganz einfache Weise da-bei, unseren Blick auf die positiven Dinge im Leben zu richten und gute

Gedanken zu entwickeln. Wenn wir lachen, fühlen wir uns gleich viel besser. Das kennt jeder von uns, der schon einmal jemanden im Krankenhaus besucht hat: Wenn wir Fröhlichkeit und gute Laune verbreiten, fühlt sich der Kranke – auch wenn er wirklich sehr krank ist – nicht nur emotional, sondern auch körperlich gleich viel besser.

Brants erste Erfahrung mit dem Humor der Huichol-Indianer: Bei meinem ersten Ausflug in die Huichol-Sierra wollte ich zusammen mit einer Gruppe von Stammesmitgliedern in die Stadt laufen. Sie war etwa einen Tagesmarsch von unserem Dorf entfernt. Aus irgendeinem Grund hatte ich meinen riesigen Rucksack mitgenommen, den ich bis zum Rand mit einer Menge Zeugs vollgestopft hatte, das mit Sicherheit absolut überflüssig war und locker geschätzte 35 Kilo an Gewicht ausmachte. Als Amerikaner war ich weder daran gewöhnt schwer zu tragen noch daran gewöhnt, so große Entfernungen zu Fuß zurückzulegen. Für die Huichol-Indianer war ein Tagesmarsch gar nichts, für mich aber eine Riesenanstrengung.

Am frühen Vormittag legten wir an einem idyllischen Fleckchen eine kurze Rast ein. Ich war bereits total erschöpft. Ein Großteil des Tages lag noch vor uns, doch mein großer schwerer Rucksack und ich waren kurz davor, aufzugeben. Ich hatte keine Ahnung, wie ich diesen Marsch bis zum Ende durchstehen sollte. Schweißgebadet und ziemlich niedergeschlagen riss ich mir den Rucksack herunter. Ganz in mein Elend versunken saß ich da, keuchend wie eine Lokomotive und rang nach Luft. Plötzlich kam eine gut 60 Jahre alte Huichol-Indianerin auf mich zu und sagte: „Sag mal, kann ich Dir vielleicht helfen? Du siehst erschöpft aus!" Ohne meine Antwort abzuwarten, schnappte sie sich meinen Riesenrucksack, warf ihn auf ihren Rücken und marschierte los. In diesem Augenblick schoss mir das Adrenalin in die Adern, aber hauptsächlich deshalb, weil ich mir gar nicht so sicher war, ob ich mit ihr mithalten konnte – obwohl sie diejenige war, die den Rucksack schleppte – und auch weil ich wusste, dass diese Szene mit Sicherheit als Schauspieleinlage zur allgemeinen Belustigung am Lagerfeuer viele, viele Male vorgeführt werden würde.

Ich sprang auf und rannte ihr hinterher. Es dauerte schon ein Weilchen, bis ich sie endlich eingeholt hatte und ihr meinen Rucksack wieder abnehmen konnte – was blieb, war allerdings das beschämende Gefühl, dass eine sechzigjährige Frau offensichtlich stärker war ein zwanzigjähriger Mann. Jedes Mal, wenn wir heute auf unserem Weg an der besagten Stelle vorbeikommen, zieht mich noch irgendeiner damit auf und fragt: „Kann ich Dir vielleicht beim Tragen helfen?"

Als ich Don José das erste Mal in die Vereinigten Staaten mitnahm, fielen ihm sehr viele kulturelle Unterschiede auf. Ein Unterschied, den er sofort ansprach, war, dass es hier sehr wenige Menschen gibt, die zu Fuß gehen. Er fragte mich: „Wo sind denn all die Menschen? Gehen die denn nicht zu Fuß?" Denn dort, wo Don José herkam, mussten die Menschen zu Fuß gehen, weil es die einzige Möglichkeit für sie war, von einem Ort zum anderen zu gelangen. Aber für ihn war das Zufußgehen auch eine einfache Möglichkeit, das Leben zu genießen. Deshalb war Don José auch so überrascht, dass es Menschen gibt, die – auch wenn sie Autos hatten – einfach nicht das Bedürfnis verspürten, zu Fuß zu gehen und sich in der Natur aufzuhalten.

Auf einer späteren Reise, als er bereits im hohen Alter war, wollte Don José öffentlich bekannt geben, dass ich den Platz als sein Nachfolger einnehmen sollte, um die schamanische Tradition der Huichol-Indianer fortzuführen. Wir haben gemeinsam viele Orte in den USA und in Europa bereist und waren auch an verschiedenen Universitäten zu Gast. Kurz bevor wir nach Mexiko zurückkehrten, haben wir dann in San Francisco Station gemacht, wo ich auf einer Bank Dollar in Pesos tauschen wollte.

Don José hatte eine Abneigung gegen große Gebäude. Daher beschlossen wir, dass er mich nicht begleiten, sondern draußen im Auto auf mich warten würde. Ich fuhr direkt vor den Eingang und parkte dort. Ich sagte zu ihm: „Mach' unter gar keinen Umständen die Tür auf, ganz egal, was passiert oder wer auch immer vorbeikommt. San Francisco ist ein raues Pflaster." Ich war etwas nervös, doch als ich wieder herauskam, saß er zum Glück noch immer im Auto und alles sah ganz genauso aus wie vorher. Ich öffnete ihm die Tür, damit er aussteigen konnte. Wir wollten einen kleinen Spaziergang machen. Als ich die Autotür öffnete, sagte er zu mir: „He, da ist so ein netter Polizist vorbeigekommen. Er hat mir zugelächelt und ich habe zurückgelächelt. Aber ich glaube, dass er Dich vielleicht gekannt hat; vielleicht war er ja ein Freund von Dir. Er kam dreimal vorbei und jedes Mal hat er einen Brief geschrieben und ihn unter den Scheibenwischer geklemmt." Ein Blick auf die Frontscheibe und es wurde offensichtlich, dass die drei netten „Briefe", die er für mich hinterlassen hatte, sich als ... Strafzettel entpuppten!

Diese Geschichte vergesse ich nie, denn sie demonstriert die Arglosigkeit der Huichol-Indianer und ganz besonders die von Don José. Er hatte in seinem ganzen Leben noch nie einen Strafzettel bekommen; er war auch noch nie selbst Auto gefahren. Humor hat für die Huichol-Indianer einen sehr hohen Stellenwert in ihrem alltäglichen Leben und sogar bei ihren heiligen Zeremonien. Sie sind immer zu Scherzen aufgelegt. Viele ihrer heiligen Hirschtanz-Zeremonien dauern die ganze Nacht und werden begleitet von heiligen Liedern und traditionellen Gesängen. In den Pausen dazwischen werden Geschichten und Witze erzählt und es wird viel gelacht. Stress existiert hier einfach nicht.

Lachen: Marks Mittel gegen Perfektionismus

Lachen Sie Ihre Probleme einfach weg: In unseren modernen Ohren könnte dieser extrem simple Rat mitunter zynisch klingen. Doch mir persönlich hat das Lachen sehr dabei geholfen, meine unrealistische Vorstellung zu korrigieren, dass beim Training immer alles perfekt laufen müsste. Brant hat eine Reihe unterschiedlicher Verletzungen geheilt, die ich mir im Laufe meiner Karriere als Triathlet zugezogen hatte. Und ohne seine heilenden Kräfte hätte ich an den letzten drei Ironman-Weltmeisterschaften nicht teilnehmen können. Doch damit ich den Weltmeistertitel holen konnte, war die Heilung meiner Seele genauso wichtig wie die Heilung meines Körpers. Meine Seele wurde durch das Lachen und Scherzen geheilt, das Brant durch seine Lebenseinstellung vermittelt. Es half mir dabei, die extrem harten Phasen in meinem Training durchzustehen, die alles andere als reibungslos liefen. Ich wollte unbedingt, dass einfach alles absolut perfekt ist, doch das war es natürlich nicht. Durch sein Lachen hat er mich gelehrt, diese Augenblicke nicht so ernst zu nehmen.

Und genau diese Fröhlichkeit ist für mich und meine Trainingspartner unverzichtbar geworden. Wenn wir uns alle gut fühlten, haben wir darüber gelacht. Wenn sich einer von uns nicht gut fühlte, die anderen aber gut, haben wir noch mehr gelacht. Und wenn wir uns allesamt miserabel gefühlt haben, haben wir uns krumm und buckelig gelacht. Selbstverständlich wollen wir uns beim Training immer tausendprozentig fit fühlen, aber die Realität sieht eben anders aus. Deshalb durften wir uns auch nicht länger auf etwas konzentrieren, was mit Sicherheit zu noch mehr Stress geführt hätte; wir mussten unseren Blick stattdessen einfach auf etwas Schönes und Erfreuliches richten – auf Lachen zum Beispiel.

Haben Sie schon jemals bemerkt, dass ein Mensch, wenn er glücklich ist und lacht, förmlich durch seine Seele von innen hell erstrahlt. Das ist die natürliche Schönheitsbehandlung für Körper und Seele. Lachen vertreibt Stress und befreit den Geist. Die Huichol-Indianer nutzen das Lachen in ihrem täglichen Leben immer wieder, um sich von Gefühlen wie Angst und Niedergeschlagenheit zu befreien; sie wenden ihren Blick ab von Dingen, die Stress auslösen und konzentrieren sich stattdessen auf Dinge, die Hoffnung geben. Selbst in unserer modernen Gesellschaft wird Lachen als medizinische Therapie anerkannt. Sie kennen das doch aus eigener Erfahrung: Wenn Sie jemanden besuchen, der traurig ist und sie können ihn zum Lachen bringen, dann geht es ihm gleich viel besser. Lachen ist also eine einfache, aber sehr wirkungsvolle natürliche Methode zur Bewältigung von emotionalem Stress.

Gewinnen Sie Klarheit durch die spirituelle Kraft des Hirsches. Eine andere Methode, wie Sie emotionalen Stress bekämpfen können, besteht darin, dass Sie mit jenem Teil Ihres Ichs in Verbindung treten, in dem die Liebe wohnt – mit Ihrem Herzen. Bei den Huichol-Indianern ist die spirituelle Kraft des Hirsches das Sinnbild für Sanftmut, Reinheit und Klarheit. Nach ihrer Überzeugung ist der Hirsch ein Teil unseres höheren Selbst, das heißt, von jenem Teil in Ihnen, der bereits alles weiß und von Natur aus nicht nur intuitiv mit jeder Zelle Ihres Körpers verbunden ist, sondern letzten Endes auch mit dem gesamten Universum und allem Leben auf dieser Erde. Der Hirsch hilft Ihnen dabei, Ausgeglichenheit, Heilung und Wohlbefinden zu erlangen. Der Hirsch ist die höhere spirituelle Kraft Ihres Ichs. Die starke aber sanftmütige spirituelle Kraft des Hirsches bildet Ihre innere Mitte und kann Ihnen Lösungswege aufzeigen, wie Sie emotionalen Stress bewältigen können.

ÜBUNG Bitten Sie die spirituelle Kraft des Hirsches um Hilfe

Suchen Sie sich zuerst einen angenehmen Platz zum Sitzen oder Stehen, damit Sie mit dieser Übung beginnen können. Stellen Sie sich nun einen Hirsch vor, der von einem Kreis umgeben ist und lassen Sie dieses Bild in Ihr Bewusstsein dringen. Während dieser Übung sollten Sie versuchen, einen inneren Frieden zu spüren, denn es ist Ihr höchstes Streben, sich mit Ihrer Welt oder mit Ihrer Umgebung in Frieden und Harmonie zu befinden. Diese Vorgehensweise ist ganz ähnlich wie bei der Meditation, bei der man mithilfe der Vorstellungskraft sein eigenes Bild von Frieden entwickelt. Wenn Sie mit Ihrem eigenen Geist die Rätsel des Lebens nicht zu lösen vermögen, bitten Sie den Hirsch, Ihr Ratgeber zu sein. Denn die Huichol-Indianer bitten die spirituelle Kraft des Hirsches immer um Hilfe, wenn sie schwierige Situationen in ihrem Leben meistern müssen. Rufen Sie laut: „Hilf mir, Du spirituelle Kraft des Hirsches, Du Wesen des Hirsches, Du mein höheres Selbst! Hilf mir, an meiner Vision von Ausgeglichenheit und Harmonie festzuhalten. Hilf mir, an meiner Vision von einem gesunden Körper und einer gesunden Seele festzuhalten. Lass mich nicht scheitern. Gib mir die Kraft, stark zu sein wie ein Baum, der hoch in den Himmel wächst." Sie können dieses Gebet entweder laut sprechen oder es still in Gedanken nachsprechen. Auch die Huichol-Indianer sind mitunter schüchtern und tun manche Dinge gern im Stillen. Fühlen Sie sich als Brücke zwischen den Welten von Himmel und Erde, als Brücke zwischen Ihrer inneren Welt und Ihrer äußeren Umgebung.

Konzentrieren Sie sich auf diese Realität und denken Sie daran, dass Ihr Leben etwas Heiliges ist. Sie sind Teil von etwas Wunderbarem.

Lassen Sie den Stress los und füllen Sie Ihr Herz mit Schönheit, Kraft und Freude. Denken Sie an ein wunderschönes Naturschauspiel und stellen Sie sich vor, wie es Ihren Körper durchströmt, ihn nährt und stärkt. Spüren Sie die starke spirituelle Kraft, die von dieser Veränderung ausgeht und spüren Sie auch die Freude, die sich in Ihnen ausbreitet und auf diese Weise Ihre aufrichtigen und von Herzen kommenden Bemühungen belohnt.

2 Schalten Sie die Gedanken ab

Diese Methode ist so wirkungsvoll, dass wir sie als eigenständigen Weg behandeln wollen. Sie lässt sich auch dann einsetzen, wenn man nicht unter Stress leidet. Denn Ihre Gedanken werden automatisch zur Ihrer Realität, und zwar sowohl im positiven wie im negativen Sinn. Dazu ein Beispiel: Stellen Sie sich vor, dass zwei Sportler gemeinsam eine bestimmte Strecke joggen. Der eine hat möglicherweise den Eindruck, dass er an diesem Tag ein etwas größeres Laufpensum geschafft hat als erwartet und freut sich riesig über dieses überraschend positive Trainingsergebnis. Der andere dagegen hat den Eindruck, dass er ein geringeres Laufpensum absolviert hat, als er sich vorgenommen hatte und ist enttäuscht und angespannt, weil er nicht genug trainiert hat. Wer von den beiden wird das Training am besten verkraften und dadurch beschwingt und motiviert sein? Und wer wird es als Stress empfinden – was glauben Sie?

Ganz gewiss hält nicht jeder Tag angenehme Überraschungen bereit, wie zum Beispiel einen Arbeitstag, an dem nicht so viel zu tun ist oder ein weitaus besseres Lauf- oder Walking-Training als erwartet. In Fällen, in denen das Leben es offenbar nicht ganz so gut mit uns meint, bringen wir unseren vierten Leitsatz zur Bekämpfung von emotionalem Stress zum Einsatz: Schalten Sie die Gedanken ab. Wir zeigen Ihnen, wie Sie mit dieser äußerst effektiven Methode der Stressbewältigung Ihr Gedankenkarussell zum Stillstand bringen. Denn sobald die negativen Gedanken in Ihrem Kopf verstummt sind, empfinden Sie eine Situation auch nicht mehr als stressig. Stille finden Sie in der Gelassenheit Ihres Geistes. In die Sprache unserer modernen Welt übersetzt heißt das: Beenden Sie den inneren Dialog in Ihrem Kopf. Denn normalerweise bewerten wir die Dinge in unseren Gedanken ständig neu. Wenn wir uns mit anderen unterhalten, fallen manchmal Äußerungen, die wir vielleicht gar nicht hören oder sagen wollten. Später spielen wir dann in Gedanken diese Situation immer wieder neu durch und überlegen, was wohl gewesen wäre, wenn die anderen und auch wir ganz andere Dinge gesagt hätten. Machen Sie sich einmal bewusst, wie viel Energie wir aufbringen müssen, um unseren Geist zu beschäftigen! Und wenn wir diese Energie dann auf negative Ereignisse konzentrieren, ist das extrem ermüdend und stressig.

ÜBUNG Bringen Sie Ihre Gedanken zum Schweigen

Für die meisten von uns gibt es nur eine einzige Möglichkeit, etwas an der Stressbelastung in unserem Leben zu ändern: Indem wir unsere Einstellung zum Stress ändern. Denn in aller Regel bestimmt unsere innere Einstellung, ob wir eine Situation als positiv oder negativ empfinden. Es ist uns vielleicht nicht möglich, den Arbeitsplatz zu wechseln, weniger zu arbeiten oder dem Zeit- und Termindruck ganz zu entfliehen. Doch wir können Stress ganz einfach abbauen, indem wir Sport treiben und uns bewegen. Wenn Sie sich also vornehmen, Sport zu treiben oder sich auf einen Wettkampf vorzubereiten, sollten Sie sich – genau wie bei jeder anderen Situation, die Stress verursacht – in Erinnerung rufen, was Ihre ursprünglichen Beweggründe waren, mit dem Sporttraining anzufangen. Denn wenn Sie Ihren Blickwinkel verändern, indem Sie sich auf diese positiven Aspekte konzentrieren, verändern Sie gleichzeitig Ihre Reaktion auf die Stresssituation. Dadurch wird dann die Ausschüttung des Stresshormons Cortisol gestoppt und eine kontinuierliche Freisetzung des Glückshormons DHEA ermöglicht.

Die Huichol-Indianer beherzigen diesen Leitsatz jeden Tag: Sie sind in der Natur unterwegs, um Feuerholz oder Wasser zu holen, um Bewegung zu haben und um sich eine kleine Auszeit von all den Dingen zu gönnen, die ihnen vielleicht Stress bereiten. Außerdem achten sie ganz bewusst darauf, sich auf positive Gefühle zu konzentrieren.

Die nachfolgende Übung ist eng mit der Meditation verwandt und wirkt beruhigend auf Ihre Seele. Mit ihrer Hilfe können Sie lernen, Ihre Reaktion auf eine potenzielle Stresssituation zu verändern, indem Sie einfach alle Gedanken zum Schweigen bringen, die Ihr Geist in der Tat als sehr belastend empfindet.

Wenn sie negative Gedanken erfolgreich aus Ihrem Kopf verbannen wollen, folgen Sie dieser Übung Schritt für Schritt:

1. Suchen Sie sich zuerst ein gemütliches Plätzchen im Freien und setzen Sie sich hin. Wenn möglich, suchen Sie sich einen besonderen Ort aus, der Ihrem Körper und Ihrer Seele Kraft spendet, vorzugsweise ein ruhiger Ort mitten in der Natur. Sollte das nicht möglich sein, suchen Sie sich einen Platz auf einer Wiese oder unter einem Baum oder irgendeinen anderen Platz, an dem Sie sich wohlfühlen. Wenn Sie so einen Platz noch nicht kennen, begeben Sie sich auf die Suche nach so einem Platz, der jeden Teil Ihres Ichs nährt: Ihren Körper, Ihr Herz, Ihren Geist und Ihre Seele. Suchen Sie sich Ihr eigenes wunderschönes Fleckchen in der Natur.

2. Stellen Sie sich vor Ihrem Herzen einen heiligen Kreis vor, der Sie mit allem Leben auf diesem Planeten verbindet. Dieser Kreis wird *Nierika* genannt (siehe dazu die Nierika-Übung auf Seite 115). Das Wort *Nierika* bezeichnet eine visionäre Verbindung zur gesamten Schöpfung, eine Art Durchgang in die spirituelle Welt. Man kann sich das Nierika als Öffnung im Herzen vorstellen, die sich auch mit einer Art Spiegel vergleichen lässt, der unser Wissen oder unsere Gefühle über jedes Lebewesen und über alle Dinge widerspiegelt. *Nierika* – das ist die geheimnisvolle Luft, die wir alle atmen und die wir als Erkenntnis spüren. Denken Sie daran: Das Herz ist mit dem Geist verbunden und eigentlich kann

man beide daher auch als ein- und dasselbe ansehen. Stellen Sie sich vor, wie Sie hineingehen in diesen Kreis aus Licht und Energie, der in Ihrem Herzen entspringt.

3. Halten Sie nun die Gedanken an, die durch Ihren Kopf kreisen. Begeben Sie sich dazu an einen Ort, der zwischen diesen beiden Welten von Ablenkung und Unausgeglichenheit liegt oder begeben Sie sich an einen inneren Ort, der zwischen diesen Gedanken liegt, die Ihr Gefühl von Ausgeglichenheit beeinträchtigen – an einen Ort der Stille. Denn zwischen den einzelnen Gedanken herrscht eine gewisse Stille, ein gewisser Friede. Lassen Sie die Ruhe in Ihren Geist hineinströmen, die sich von diesem Ort der Stille ausbreitet.

4. Versuchen Sie das Entstehen neuer Gedanken zu vermeiden. Sobald ein Gedanke versucht, in Ihr Bewusstsein zu dringen, lenken Sie ihn behutsam um. Sie haben sich gerade vorgestellt, wie Ihr Ich in den Nierika-Kreis hineingeht; bleiben Sie bei diesem Bild und stellen Sie sich vor, wie die Wärme aus Licht und Energie Ihr Herz und diesen ganzen Kreis erfüllt, während Sie sich mitten in diesem Kreis befinden – im Kreis des Lebens. Bleiben Sie in seiner Mitte. Stellen Sie sich das Licht und die Farben vor, die Sie umgeben, und schöpfen Sie daraus Kraft für Ihre Seele. Achten Sie auf diese ganz gewisse Stille; fühlen Sie diesen inneren Frieden. Denken Sie nicht darüber nach. Fühlen Sie ihn einfach nur.

Um diese Übung erfolgreich durchzuführen, müssen Sie jedoch nicht zwangsläufig an einem bequemen Plätzchen im Freien sitzen. Sie können sie praktisch überall machen, in unterschiedlichen Szenarios und auch in sehr extremen Stresssituationen, so wie Mark es bei seinen Ironman-Wettkämpfen gemacht hat. Ziel der Übung ist es, dass Sie belastende oder negative Gedanken durch positive, friedvolle Gedanken ersetzen und das Schöne Ihrer Umgebung nutzen – oder es sogar in Ihrer Fantasie entstehen lassen – um Ihre Gedanken zum Schweigen zu bringen.

SCHLAFMANGEL

Schlaf, erholsamer Schlaf! Die Regenerationskräfte des Körpers werden aktiv, wenn wir schlafen – das ist bei allen Menschen so. Jede Zelle unseres Körpers, jeder Teil von uns regeneriert sich nachts im Schlaf. Die Huichol-Indianer sagen, dass wir beim Schlafen einen kleinen Tod sterben; dass wir zum Großen Geist oder an einen ganz speziellen Ort mit spiritueller Kraft und Energie gehen, wo alles einfach nur *existiert*. Ohne diesen tiefen ungestörten Schlaf können sich unser Körper und unsere Seele nicht vollständig regenerieren.

Bei zu geringer Schlafdauer bekommt der Körper nicht ausreichend erholsamen Schlaf und reagiert mit der Ausschüttung von Cortisol. Dadurch kommt ein Stresskreislauf in Gang, der zu Ein- und Durchschlafstörungen führt. Denn auf einen konstant erhöhten Cortisolspiegel reagiert der Körper mit einer Verlangsamung des Fettstoffwechsels. Falls Sie es also nicht schaffen, die letzten paar Kilos abzunehmen, die Sie von Ihrem Wunschgewicht noch trennen, sollten Sie sich Ihr Schlafverhalten einmal genauer ansehen. Und wenn Sie feststellen, dass Sie zu wenig Schlaf bekommen, sollten Sie abends ein oder zwei Stündchen früher zu Bett gehen; das könnte dazu beitragen, dass Sie Ihr Wunschgewicht doch noch erreichen.

Schlaf ist schlicht und einfach natürliche Medizin. Ohne ausreichend erholsamen Schlaf können Sie sich körperlich und emotional nicht regenerieren. Ihr Körper produziert dann nicht das menschliche Wachstumshormon, das für die Wiederherstellung von Muskelgewebe notwendig ist. Viele Alterserscheinungen sind auf eine minimale, aber zeitlebens kontinuierliche Stressbelastung durch Schlafmangel zurückzuführen, der sich negativ auf die Regenerationsfähigkeit des Körpers und auf die Gedächtnisleistung ausgewirkt hat. Menschen, die unter Schlafstörungen leiden, haben einen niedrigen DHEA-Wert und langfristig neigen sie zu Vergesslichkeit und geistiger Verwirrtheit. Dadurch wird es zunehmend schwieriger herauszufinden, wie man ihre körperliche und geistige Fitness und Gesundheit verbessern kann.

Bei anhaltenden Schlafstörungen gerät der natürliche Kreislauf von Wach- und Schlafhormonen extrem aus dem Gleichgewicht, wodurch es zu massiven Störungen im Energiestoffwechsel kommt und dadurch zu einer allgemein verminderten Leistungsfähigkeit. Denn wenn ein Mensch nicht genügend Schlaf bekommt, fühlt er sich tagsüber müde und schlapp, nachts dagegen regelrecht aufgedreht. Möglicherweise kann er abends zwar gut einschlafen, aber nicht bis morgens durchschlafen, weil er mitten in der Nacht wach wird und dann nicht wieder einschlafen kann. Oder aber er bekommt eine scheinbar ausreichende Menge Schlaf, fühlt sich aber beim Aufwachen dennoch müde und keineswegs erholt.

Gerade Menschen, die körperlich und geistig erschöpft sind, fällt es schwer, die Zeit aufzubringen, um in ihrem Leben jene positiven Verbindungen herzustellen, die ihre Seele nähren und ihren Körper heilen. Sie fühlen sich damit komplett überfordert und versuchen einfach nur, irgendwie mit ihrem Leben klarzukommen. Möglicherweise fühlen sie sich durch ihre Aufgaben und Pflichten derart überlastet, dass sie keine Zeit erübrigen können, um in ihrem Leben gemeinsam mit anderen – sei es durch Sport oder andere Aktivitäten – Freude zu tanken.

Problemlösung: Sorgen Sie für einen erholsamen Schlaf

Wir haben hier ein paar Tipps zusammengestellt, die Ihnen dabei helfen, einen tiefen und erholsamen Schlaf zu finden:

- Beschränken Sie den Konsum koffeinhaltiger Getränke auf die Vormittagsstunden (bis zum Mittag).
- Vermeiden Sie große kalorienreiche Mahlzeiten spät am Abend, denn sie führen zu einer Erhöhung des Blutzuckerspiegels und dadurch zu einer überhöhten Insulinausschüttung, wodurch Ihre Schlafqualität erheblich beeinträchtigt wird. Machen Sie es einfach wie die Huichol-Indianer: Sie nehmen an mehreren Abenden in der Woche nur eine leichte Mahlzeit zu sich.
- Achten Sie darauf, dass Ihr Alkoholkonsum – wenn Sie nicht ganz darauf verzichten können – ein gesundes Maß nicht übersteigt (ein Gläschen am Abend). Denn ein übermäßiger Alkoholgenuss hat zur Folge, dass im Körper die für den Alkoholabbau notwendigen

Enzyme freigesetzt werden, die einen vermehrten Harndrang zur Folge haben und so ein ungestörtes Durchschlafen verhindern.

- Versuchen Sie, die Sorgen des Tages hinter sich zu lassen, damit Ihr Geist frei und unbelastet in den Schlaf sinken kann. Denn die Nacht ist zum *Schlafen* da und nicht etwa, um darüber nachzudenken, wie Sie die Probleme in Ihrem Leben lösen können. Lassen Sie die Ereignisse des Tages noch einmal an sich vorbeiziehen und dann verabschieden Sie sie in jenen imaginären heiligen Kreis vor Ihrem Herzen. Dieses Ritual hilft Ihnen dabei, die Ereignisse des vergangenen Tages hinter sich zu lassen und in einen tiefen erholsamen Schlaf zu sinken.

FALSCHE ERNÄHRUNG

Hier möchten wir Ihnen in einem kurzen Überblick vermitteln, wie sich unsere Ernährungsweise auf Körper und Seele auswirkt und inwiefern sie zu Stressbelastungen führen kann. In Kapitel 6 werden wir uns aber noch sehr ausführlich mit dem Thema gesunde Ernährung beschäftigen.

Wir müssen essen, denn schließlich ist unser Körper auf Nahrung angewiesen. Doch wenn wir uns unausgewogen ernähren, stellt das eine große Belastung für unseren Körper dar. Selbst wenn wir von den gesündesten Lebensmitteln zu wenig oder zu viel essen, kann das eine ganze Reihe negativer Auswirkungen nach sich ziehen – angefangen bei Verdauungsstörungen bis hin zur Beeinträchtigung der Regenerationsfähigkeit unseres Körpers nach sportlicher Anstrengung oder nach einem harten Arbeitstag. Darüber hinaus kann eine unausgewogene Ernährung auch Stimmungsschwankungen auslösen und dadurch unsere Lebenseinstellung negativ beeinflussen. Dazu ein Beispiel: Wenn wir über unsere Nahrung weniger Eiweiß aufnehmen als unser Körper pro Tag für Regenerationsprozesse benötigt, steigt automatisch unser Appetit auf eiweißhaltige Nahrungsmittel, weil unser Körper diesen wichtigen Nährstoff dringend braucht, und zwar unabhängig davon, wie viele Kalorien wir über andere Nahrungsmittel bereits zu uns genommen haben. Wenn wir jedoch zu viel Eiweiß zu uns nehmen, führt dies zu einer enormen

Harnstoffbelastung für unsere Nieren, denn sie müssen die stickstoffhaltigen Abfallprodukte des Eiweißstoffwechsels wieder ausscheiden.

Essen wir zu wenig gesunde Fette und Öle, ist unser Körper nicht in der Lage, die notwendigen Hormone zu produzieren, um reibungslos zu funktionieren: Die Hautgesundheit leidet und es kann zu Störungen der Sexualfunktion kommen. Nehmen wir allerdings zu viel Fett zu uns – insbesondere in Form gesättigter Fettsäuren –, laufen wir nicht nur Gefahr Übergewicht zu entwickeln, sondern riskieren auch Erkrankungen des Herz-Kreislaufsystems, die sich sehr schleichend bemerkbar machen. Ob wir zu wenig Kohlenhydrate verzehren oder zu viele – der Effekt ist derselbe: Wir entwickeln einen Heißhunger auf Kohlenhydrate. Unterschreiten wir mit unserer täglichen Kalorienaufnahme den Gesamtenergiebedarf unseres Körpers erheblich (um mehr als 10 bis 15 Prozent des empfohlenen Kalorienbedarfs pro Tag), reagiert er auf diese verringerte Energiezufuhr (Stresssituation), indem er den Stoffwechsel herunterfährt, um dadurch Energie zu sparen. Die Folge: Unsere Leistungsfähigkeit sinkt, wir bekommen Konzentrationsprobleme und schlechte Laune, aber schlanker werden wir dadurch nicht. Überschreiten wir dagegen unseren täglichen Kalorienbedarf deutlich oder essen wir nur ein- oder zweimal am Tag (auch wenn die Kalorienzahl den Gesamtbedarf deckt), ist nicht nur eine Gewichtszunahme sehr wahrscheinlich, sondern es kommt neben Stimmungsschwankungen auch zu extremen Schwankungen in der Leistungs- zu Konzentrationsfähigkeit.

Problemlösung: Ernährungsgewohnheiten sollen Stress abbauen – nicht zusätzlichen Stress aufbauen

Nachfolgend finden Sie eine Reihe von Ernährungstipps, die Ihnen dabei helfen sollen, die Stressbelastung durch ungesunde Ernährungsgewohnheiten zu verringern. Umfassende Informationen für die Zusammenstellung eines geeigneten Fit Soul – Fit Body-Ernährungsplans finden Sie in Kapitel 6.

- Vermeiden Sie Einfachzucker; bevorzugen Sie stattdessen Kohlenhydrate aus Vollkornprodukten, frischem Gemüse und Obst (in kleinen Mengen). Und wenn Sie gelegentlich doch auf Produkte aus Einfachzucker zurückgreifen, sollten Sie sich diese nicht auf nüchternen Magen gönnen. Nehmen Sie am besten zuerst eine kleine Portion eiweißhaltiger Lebensmittel, gesunde Öle und komplexe Kohlenhydrate zu sich, damit Ihr Insulinspiegel durch den Zuckerverzehr nicht extrem ansteigt. Wenn Sie diesen Tipp beherzigen, können Sie nicht nur Ihre Stimmung, sondern auch Ihre Motivation positiv beeinflussen.

- Reduzieren oder meiden Sie den Konsum koffeinhaltiger Getränke. Koffeingenuss in Maßen – etwa zwei Tassen Kaffee pro Tag – schadet einem gesunden Körper nicht. Bei einem Menschen, der jedoch unter extremer Stressbelastung leidet, lässt Koffein den Blutzuckersspiegel stark ansteigen.
- Verwenden Sie gesunde Öle – zum Beispiel kalt gepresstes Olivenöl oder Öle, die reich sind an Omega-3-Fettsäuren –, um Ihre Mahlzeiten aufzuwerten und Ihren Hormonhaushalt zu stabilisieren.
- Sorgen Sie dafür, dass Sie ausreichend eiweißhaltige Lebensmittel zu sich nehmen. (In Kapitel 6 werden wir ausführlich auf Ihre individuellen Ernährungsbedürfnisse eingehen.) Denn Eiweiß hilft nicht nur beim Muskelaufbau, sondern wirkt auch den Folgen einer kohlenhydratreichen Ernährung entgegen.
- Gönnen Sie sich spätestens eine Stunde nach dem Aufstehen ein gutes Frühstück. Essen Sie mehrere kleinere Mahlzeiten über den Tag verteilt (zumindest alle drei bis vier Stunden).

KÖRPERLICHE ÜBERLASTUNG

Diese Art von Stress entsteht normalerweise als Folge extremer körperlicher Belastung, wenn man sich zum Beispiel beim Sporttraining über längere Zeit körperlich zu stark verausgabt. Ebenso anfällig für eine körperliche Überlastung sind Menschen, die eine Arbeit haben, die körperlich sehr anstrengend ist, wie zum Beispiel Bauarbeiter, Handwerker und Fabrikarbeiter. Wie stark ein Mensch körperlich belastbar ist, das heißt ab wann er Zeichen einer Überlastung zeigt, ist jeweils abhängig von seinem allgemeinen Gesundheitszustand und seinen Lebensumständen. Wenn wir in einem Zelt in den Bergen leben würden und keine anderen Verpflichtungen hätten als körperlich zu arbeiten, wären wir – was das Trainingspensum und die Trainingsintensität angeht – um ein Vielfaches belastbarer. Doch in der realen Welt, in der wir neben der Arbeit auch mit familiären Verpflichtungen und einer ganzen Reihe anderer Stressfaktoren konfrontiert sind, kann eine körperliche Überlastung oder ein Übertraining im Sport mit der Zeit zu einer ernsten Erkrankung, zu einer Verletzung oder zu einem Burn-out-Syndrom führen. Wir haben für Sie eine Liste eindeutiger Alarmsignale zusammengestellt, aus der Sie ablesen können, wie stark Ihre körperliche Arbeit Ihr Wohlbefinden beeinträchtigt. Wenn Sie also eines der hier beschriebenen Anzeichen für eine körperliche Überlastung bei sich feststellen, wird es höchste Zeit für eine kritische Bestandsaufnahme. Sie leiden sehr wahrscheinlich unter körperlichem Stress, wenn:

- Ihr Ruhepuls nach dem Aufwachen mehr als fünf Schläge über dem Normalwert liegt. (Es mag Ihnen etwas umständlich erscheinen, jeden Morgen Ihren Puls zu messen, doch wenn Sie das Gefühl haben, dass Sie bereits beim Aufwachen einen erhöhten Pulsschlag haben, sollten Sie das unbedingt kontrollieren. Das geht am besten mit einem Herzfrequenzmessgerät, das heißt mit einer Pulsuhr, die griffbereit auf Ihrem Nachttisch liegt.)
- Sie leicht reizbar sind.
- Sie trotz anstrengender sportlicher Aktivität oder schwerer körperlicher Arbeit keinen tiefen, erholsamen Schlaf finden.
- Sie unter Appetitlosigkeit leiden und weniger essen als Sie normalerweise müssten, um diese Trainingsleistung zu erbringen.
- Sie unter einem allgemeinen Erschöpfungszustand leiden, der länger als zwei oder drei Tage anhält.
- Sie unter chronischen Muskelschmerzen leiden.
- Sie mehr als zwei oder drei Tage lang so gut wie keine Motivation für Ihr Training oder für irgendeine andere körperliche Anstrengung aufbringen können.

- Sie verletzt sind.
- Sie krank sind.

In Kapitel 5 geben wir Ihnen präzise Anleitungen, wie Sie Sport dazu nutzen können, um Stress abzubauen und Ihren Körper konditionell optimal in Form zu bringen, und zwar ohne zusätzlichen Stress aufzubauen. Das ist extrem wichtig, damit Sie Ihr Fit Soul – Fit Body-Programm auch erfolgreich umsetzen können. Alle oben genannten Anzeichen von körperlicher Überlastung können – wenn man sie ignoriert – in emotionale Zustände münden, die sich absolut negativ auf Ihre seelische Gesundheit auswirken, wie zum Beispiel:

- Niedergeschlagenheit
- Konzentrationsschwäche
- Geringes Selbstwertgefühl
- Selbstzweifel
- Grundlose Angst
- Extreme Antriebslosigkeit

Im Allgemeinen können diese emotionalen Zustände durch sportliche Betätigung sehr positiv beeinflusst werden. Allerdings fördert eine übermäßige, ja extreme sportliche Betätigung eher ihre Entstehung als ihre Linderung.

Problemlösung: Achten Sie auf die Warnsignale körperlicher Überlastung

Die folgenden Tipps helfen Ihnen dabei, die Belastungsintensität Ihres Trainings zu überwachen, damit Sie ein Übertraining verhindern.

- Wenn Sie den Eindruck haben, dass Ihr Sportprogramm zu anstrengend für Sie ist, tragen Sie während des Trainings eine Pulsuhr, damit Sie Ihre Herzfrequenz kontrollieren können. Ihre Trainingsherzfrequenz sollte überwiegend im niedrigen bis mittleren Herzfrequenzbereich, das heißt, in der Gesundheits- und Fettverbrennungszone liegen. (siehe Kapitel 5)

- Ermitteln Sie täglich Ihren Erschöpfungszustand durch die Trainingsbelastung und Ihre allgemeine Erholungszeit, indem Sie nach den oben beschriebenen Anzeichen einer Überlastung Ausschau halten. Es kann durchaus hilfreich sein, wenn Sie ein Trainingstagebuch führen und Ihre tägliche Leistungsfähigkeit protokollieren. Sobald Sie Anzeichen für eine Überlastung bei sich feststellen, sollten Sie die Trainingsdauer und Trainingsintensität insgesamt reduzieren und so lange kürzer treten, bis diese Anzeichen wieder verschwunden sind.

Denken Sie vor allem daran, dass Sie Ihr aktuelles Befinden immer danach beurteilen, wie Sie sich tatsächlich fühlen und nicht etwa danach, wie Sie *glauben* sich fühlen zu müssen. Denn jeder Tag, jede Woche und jedes Jahr im Leben anders ist. Und deshalb darf man nicht automatisch davon ausgehen, dass ein Trainingsprogramm, das man in der Vergangenheit gut bewältigen konnte, auch in einer ganz anderen Lebensphase problemlos zu stemmen ist.

Und nebenbei bemerkt: Sie sollten nicht vergessen, dass – unabhängig von Ihrem Trainingsprogramm – auch die Belastungen des Alltags Ihrem Körper schwer zu schaffen machen können. Oder anders ausgedrückt: Wenn Sie so gut wie keinen Sport treiben und Ihnen die oben erwähnten emotionalen Zustände gut bekannt sind, ist das ein untrügliches Zeichen dafür, dass in Ihrem Leben der Ausgleich fehlt. In einem solchen Fall tun Sie gut daran, *mehr* sportliche Bewegung in Ihren Tagesablauf einzubauen und die Bereiche in Ihrem Leben zu lokalisieren, die Sie seelisch belasten, die Ihnen Kraft und Energie rauben und Sie daran hindern, Ihre Stressbelastung zu minimieren und den allgemeinen Gesundheits- und Wohlfühlfaktor zu maximieren, um wieder zu einem optimalen körperlich-seelischen Gleichgewicht zurückzufinden.

CHEMISCHER STRESS

Chemischer Stress entsteht, wenn unser Körper schädlichen oder giftigen Substanzen ausgesetzt ist. Die meisten Giftstoffe, die chemischen Stress verursachen, stammen aus unserer Umwelt. Die Quelle belastender Schadstoffe ist vielfältig: Sie sind in der Luft, die wir atmen; im Wasser, das wir trinken; in den Lebensmitteln, die wir essen und in unserem Zuhause, in dem wir wohnen.

Drei ganz gewöhnliche und alltägliche Substanzen, die chemischen Stress verursachen können, wollen wir hier kurz unter die Lupe nehmen.

1. **Koffein.** In kleinen Mengen (zwei Tassen Kaffee oder weniger pro Tag) kann Koffein tatsächlich den Fettstoffwechsel ankurbeln und die geistige Leistungsfähigkeit erhöhen. Bei übermäßigem Konsum allerdings kann diese hochwirksame chemische Substanz – die stimulierend auf Nervensystem und Nebennieren wirkt – langfristig zu Erschöpfungszuständen führen, zu emotionaler Erregbarkeit und Nervosität sowie zu Schlafstörungen und unruhigem Schlaf. Darüber hinaus führt zu viel Koffein zu Schwankungen im Blutzuckerspiegel; dadurch wächst der Heißhunger auf Süßigkeiten; und das wiederum wirkt sich nicht nur negativ auf die Regenerationsprozesse des Körpers aus, sondern auch auf eine erfolgreiche Gewichtsabnahme.

2. **Alkohol.** Auch hier gilt: Der Verzehr geringer Mengen Alkohol (pro Tag nicht mehr als zwei Gläser für Männer und eins für Frauen) schadet dem Körper nicht. Alkohol erhöht das HDL-Cholesterin (High-Density Lipoprotein, das gute Cholesterin in Ihrem Blut) und blockiert die Bildung von LDL-Cholesterin (Low-Density Lipoprotein, das schlechte Cholesterin in Ihrem Blut). In Verbindung mit den antioxidativen Eigenschaften von Rotwein trägt Alkohol sogar zu einer Verringerung Ihres Herzinfarktrisikos um 30 bis 50 Prozent bei. Das sollten Sie aber nicht als Empfehlung verstehen, sich gleich ein Glas Wein zu genehmigen. Denn Alkoholkonsum verursacht auch eine Erhöhung der Triglyzerid-Werte und die Bildung von Fettpolstern am Bauch – beides wirkt sich nicht gerade förderlich auf Gesundheit,

sportliche Aktivitäten oder das allgemeine Wohlbefinden aus. Und was die antioxidativen Eigenschaften betrifft, übertreffen Heidelbeeren in dieser Hinsicht den Rotwein um Längen.

3. **Zucker.** Wenn Zucker in kleinen Mengen und zusammen mit anderen Nahrungsmitteln aufgenommen wird, lassen sich seine negativen Auswirkungen auf den Körper in Grenzen halten. Doch „Zucker" und „kleine Mengen" ist eine Kombination, die man eher selten antrifft. Diese chemische Verbindung (ja, es handelt sich um eine Chemikalie) ist ein Multitalent im negativen Sinne: Zucker beschert uns Gewichtszunahmen, Heißhungerattacken und Stimmungsschwankungen und mindert unser Verlangen nach gesunden Nahrungsmitteln – zum Beispiel Eiweiß und gute Öle (insbesondere Omega-3-Öle) –, die uns dabei helfen, ein gesundes und aktives Leben zu führen. Diese Thematik werden wir in Kapitel 6 noch ausführlicher erörtern.

Problemlösung: Reduzieren Sie den Kontakt mit Schad- und Giftstoffen

Da die meisten Umweltschadstoffe über die Nahrung in unseren Körper gelangen, können wir dieser Schadstoffbelastung auch am besten entgegenwirken. Denn indem wir gezielt auf Lebensmittel zurückgreifen, die ohne Einsatz von Insektiziden und chemischen Zusätzen produziert werden, und indem wir einfach reines Wasser trinken, sind wir in der Lage, die Menge belastender Schad- und Fremdstoffe zu reduzieren, die unser Körper verarbeiten muss. Das heißt, wir müssen uns für Lebensmittel entscheiden, die nach ökologischen Grundsätzen angebaut wurden und frei sind von künstlichen Inhaltsstoffen. Dazu müssen Sie die Liste der Inhaltsstoffe auf der Verpackung aufmerksam studieren. Wenn auf dem Etikett Zutaten aufgelistet sind, die Sie jeweils selbst kaufen könnten, handelt es sich vermutlich um gesunde Lebensmittel. Doch je exotischer die Inhaltsstoffe auf der Packungsangabe anmuten, desto höher ist auch die Wahrscheinlichkeit, dass es sich um chemisch hergestellte Stoffe handelt, die Ihrem Körper nicht guttun. Wenn Sie also gute gesunde Nahrungsmittel zu sich nehmen, muss Ihr Körper keine künstlichen Zusatzstoffe abbauen und entsorgen, sondern kann seine ganze Energie dafür nutzen, die Nährstoffe aus der Nahrung aufzunehmen.

Es ist gut möglich, dass die negativen Auswirkungen vieler Umweltschadstoffe auf unseren Körper – zum Beispiel durch Luftverschmutzung oder in Form von belasteten Baustoffen – erst mit einer gewissen Zeitverzögerung auftreten. Typische Symptome hierfür sind unter anderem: Abgeschlagenheit und Unwohlsein, wenn man sich in einem bestimmten Raum in der Wohnung oder am Arbeitsplatz aufhält; plötzliche Atembeschwerden, laufende Nase, tränende Augen und juckende Haut. Allerdings können wir diesen Schadstoffen nicht so leicht aus dem Weg gehen wie den Schadstoffen in unserer Nahrung.

Doch auch hier gilt: Je unbelasteter Ihre unmittelbare Umgebung ist, desto besser kann Ihr Körper seine Aufgaben erfüllen. Für saubere Atemluft und sauberes Trinkwasser gibt es eine einfache Lösung: Sie müssen sich ein gutes Wasserfiltersystem zulegen, biologisch abbaubare Reinigungsmittel verwenden, für eine natürliche Belüftung Ihrer Wohnräume sorgen, indem Sie tagsüber die Fenster öffnen und auch darauf achten, dass Sie Ihrer Haut keine Pflege- und Kosmetikprodukte zumuten, die unter Umständen eine Vielzahl chemischer Schadstoffe enthalten. Mittlerweile gibt es eine Fülle alternativer Pflegeprodukte, die ganz ohne Chemie hergestellt werden. Sie müssen sich aber nicht rundum abschirmen, um Ihre Schadstoffbelastung zu reduzieren. Es reicht vollkommen aus, wenn Sie ein umsichtiges Verbraucherverhalten entwickeln und ökologischen, naturreinen Produkten den Vorzug geben, wo immer dies möglich ist.

ENTZÜNDUNGSPROZESSE

Entzündungen lösen Stress aus: Diese Erkenntnis – in medizinischen Fachkreisen ein brandaktuelles Thema – hat uns doch ziemlich überrascht, weil wir bisher immer der Meinung waren, dass Entzündungsprozesse vielmehr eine Reaktion auf Stress sind und nicht etwa selbst Stress auslösen. Aber genau genommen ist sogar beides richtig: Entzündungen sind Stressreaktion *und* gleichzeitig auch Stressauslöser. Wenn also vermehrt

Entzündungsprozesse im Körper ablaufen, kann dadurch ein regelrechter Teufelskreis in Gang gesetzt werden. Denn die Stressbelastung führt zu Entzündungsprozessen und Entzündungsprozesse wiederum zu noch mehr Stressbelastung, wenn wir diesen Kreislauf nicht durchbrechen.

Doch es gibt auch nützliche Entzündungsprozesse, die die Heilung unterstützen – zum Beispiel, wenn Sie sich in die Hand geschnitten haben und die Wunde mit Rötung und Schwellung reagiert. Diese Entzündungen tragen dazu bei, dass die Immunabwehr des Körpers aktiviert wird, damit die Wunde schneller abheilen kann. Die Entzündung ist die erste Reaktion des Körpers auf Verletzungen oder Infektionen, denn der Schmerz und die Hitze, die von einer Wunde ausgehen, ist ein Zeichen dafür, dass der Körper arbeitet. Allerdings kann eine unkontrolliert ablaufende Entzündungsreaktion dazu führen, dass gesundes Gewebe beschädigt wird, wodurch ein größerer Gewebeschaden entsteht als durch die ursprüngliche Verletzung. Damit Entzündungen aber kontrolliert ablaufen können, muss das Immunsystem für ein Gleichgewicht zwischen Entzündungs- und Heilungsprozessen sorgen.

Daneben gibt es auch sogenannte schädliche Entzündungsprozesse, die oft Zeichen einer überschießenden Entzündungsreaktion sind, wie zum Beispiel schmerzende oder steife Gelenke (die manche Menschen als ganz normale Begleiterscheinung des Alterungsprozesses hinnehmen), die aber sicherlich nicht dazu beitragen, den Bewegungsdrang zu schüren. Darüber hinaus kann auch das Gehirn von Entzündungsprozessen betroffen sein, die zur Verengung von Blutgefäßen führen und damit zu Durchblutungsstörungen sowie zu häufigen Kopfschmerzen – was sich weder positiv auf unser Wohlbefinden noch auf unsere Motivationsbereitschaft auswirkt, ein aktives Leben zu führen. Nachweislich sind Erkrankungen wie Krebs, Arthritis, koronare Herzkrankheit, Alzheimer, Allergien sowie viele Autoimmunerkrankungen auf entzündliche Prozesse im Körper zurückzuführen, die eine Ausschüttung von Cortisol zur Folge haben. Und wie wir bereits festgestellt haben, kann ein konstant erhöhter Cortisolspiegel sich in Motivationsverlust, Unwohlsein sowie in physischer und psychischer Erschöpfung niederschlagen.

Entzündungsprozesse können vielfältige Ursachen haben, wie zum Beispiel kleinere Infektionen, Übertraining, Übergewicht oder Verdauungsstörungen durch falsche Ernährung. Zu chronischen Entzündungen kann es kommen, wenn man zu viele gesättigte Fettsäuren und nicht ausreichend Omega-3-Fettsäuren (in Kaltwasserfischen und Leinöl enthalten) zu sich nimmt. Selbst an sich gesunde Öle wie Rapsöl können bei Menschen unter Stressbelastung in schädliche Abbauprodukte zerlegt werden, die Entzündungen verursachen.

Problemlösung: Schädliche Entzündungsprozesse unterbinden

Ganz anders als bei den Symptomen von körperlicher Überlastung (Krankheit, Verletzung, Burn-out-Syndrom) oder von emotionalem Stress (Leistungsdruck, Motivationsverlust, Niedergeschlagenheit), sind Symptome von Entzündungsprozessen am Anfang nur schwer zu erkennen. Denn ein steifes Gelenk ist für uns in aller Regel kein Alarmsignal, dass wir unsere Lebensweise ändern sollten. Die Alzheimer-Krankheit dagegen schon; doch wenn die Krankheit bereits eingesetzt hat, ist es normalerweise zu spät, um noch erfolgreich gegenzusteuern – auch wenn die Entzündungsprozesse eingedämmt werden können. Deshalb haben wir hier ein paar nützliche Hinweise für Sie zusammengestellt, die Ihnen dabei helfen sollen, diesen schädlichen Entzündungsprozessen wirksam vorzubeugen.

- Achten Sie auf einen ausgewogenen Fettkonsum. Schränken Sie den Verzehr von gesättigten Fettsäuren ein und auch von Ölen, die Omega-6 Fettsäuren enthalten (Rapsöl oder Sojaöl). Verzehren Sie stattdessen mehr Lebensmittel, die einen hohen Gehalt an Omega-3-Fettsäuren (Fischöl, Leinöl, Walnüsse und Bohnen) aufweisen. Ausführlichere Informationen für eine optimale Ernährung finden Sie in Kapitel 6.
- Halten Sie an Ihrem Ausdauertraining fest und achten Sie darauf, dass Sie konsequent in einem moderaten Herzfrequenzbereich

trainieren. Auf diese Weise lassen sich auch überflüssige Pfunde abbauen – falls Abnehmen ein Thema sein sollte.

- Beschränken Sie den Verzehr von Kohlenhydraten auf eine kleine Menge. Denn eine Ernährung mit geringerem Kohlenhydratanteil hilft dem Körper, die Fettverbrennung anzukurbeln und dadurch Entzündungsprozesse zu reduzieren. Ein regelmäßiges, moderates Ausdauertraining wirkt regulierend auf den Insulinspiegel. Denn ein konstant erhöhter Insulinspiegel beeinträchtigt den Fettstoffwechsel und führt langfristig zu krankhaften Gefäßverengungen. Mit gesunden durchgängigen Blutgefäßen kann man Entzündungsprozessen auf natürliche Weise entgegenwirken (Mehr Informationen über die optimale Auswahl geeigneter Lebensmittel und gesunder Kohlenhydrate finden Sie in Kapitel 6.)

- Meiden Sie Nahrungsmittel, die Sie nicht vertragen oder die Verdauungsprobleme verursachen. Wenn Sie sich müde oder unwohl fühlen, wenn Sie niesen müssen, sich nach dem Essen aufgebläht fühlen oder ernst zu nehmende Probleme mit bestimmten Lebensmitteln haben, liegt das vermutlich daran, dass diese Lebensmittel Ihnen nicht guttun. Am häufigsten treten Unverträglichkeiten auf beim Verzehr von Schellfisch, Fleisch, Eiern, Milch- und Sojaprodukten, Weizen, bestimmten Obstsorten und Nüssen.

Sport: Eine entscheidende Waffe im Kampf gegen Stress

Die hier vorgestellten Übungen zum Stressabbau sollen Ihnen dabei helfen, mental zur Ruhe zu kommen und zu entspannen, damit Sie Ihre Energie auf die wichtigen Dinge im Leben konzentrieren können, Ihr Fitness-Programm eingeschlossen. Denken Sie daran, dass ein ausgewogenes Sportprogramm ein wichtiger Verbündeter sein kann im Kampf gegen alle Arten von Stressbelastung. Moderate Bewegung, wie zum Beispiel Walken, kann die entscheidende Waffe sein, um die üblichen Begleiterscheinungen von Stress zu bekämpfen und den Teufelskreis aus negativem Denken und Erschöpfung zu durchbrechen. Für die Huichol-Indianer ist das Zufußgehen eine natürliche Methode, Stress abzubauen und die ideale Möglichkeit, *Kupuri* (Lebenskraft) zu gewinnen, indem sie beim Gehen einfach spüren, wie eng sie mit der Erde und der Natur verbunden sind.

Vielleicht fühlen Sie sich manchmal einfach zu erschöpft und ausgepowert, um noch Sport zu treiben und gleichzeitig aber auch zu aufgedreht, um den Schlaf zu bekommen, den Ihr Körper braucht, um sich zu regenerieren. Studien haben gezeigt, dass zwischen Schlafqualität und Trainingsbereitschaft ein direkter Zusammenhang besteht. Doch was können Sie tun, um aus dieser Zwickmühle wieder herauszukommen?

Selbst wenn Sie zu erschöpft sind, sich in irgendeiner Form körperlich zu betätigen, so ist eine moderate sportliche Aktivität – wenn auch nur über einen kurzen Zeitraum – dennoch eine der besten Methoden, um Ihre Energiespeicher wieder aufzuladen. Nehmen Sie sich ungefähr 20 Minuten Zeit um Ihrem Körper in gemütlichem Tempo etwas Bewegung zu verschaffen. In dieser Situation sollten Sie unbedingt vermeiden, bis an Ihre Belastungsgrenze im oberen Herzfrequenzbereich zu gehen. Denn ein entspanntes und moderates Training sorgt nicht nur dafür, dass die Stresshormone in Ihrem Körper abgebaut werden, sondern auch für die Freisetzung von Glückshormonen, damit Sie mit sich und der Welt wieder im Reinen sind. Halten Sie sich mindestens drei Tage lang an diesen leichten Trainingsplan und beobachten Sie, wie sich das Training auf Ihr Schlafmuster auswirkt. Ein wenig sportliche Betätigung kann sehr viel dazu beitragen, wieder zu einem gesunden Schlafrhythmus zu finden.

Ein moderates Ausdauertraining bewirkt, dass die Cortisol-Konzentration im Blut sinkt und vermehrt DHEA – das Glücks- und Anti-Aging-Hormon – freigesetzt wird. Durch sportliche Betätigung lassen sich äußere Stressfaktoren, wie zum Beispiel eine gigantische Kreditkartenabrechnung, nicht beseitigen, allerdings kann Sport sehr wohl dazu beitragen, die Auswirkungen dieser Stressbelastung auf Ihren Körper abzufedern. Indem Sie Sport treiben, bringen Sie Ihr Innenleben wieder in Einklang mit Ihrer Umwelt: Anstatt Ihr Leben als einzige Belastung zu empfinden, bekommen Sie wieder einen Blick für die überwältigende Schönheit, die Sie jeden Tag umgibt.

Denken Sie auch daran, dass die Fit Soul-Übungen zum Stressabbau Hand in Hand gehen mit Ihrem Sportprogramm. Sie können zum Beispiel mit einem Freund oder einer Freundin zusammen eine schöne Wanderung oder einen Spaziergang planen. Denn auf diese Weise sind Sie nicht nur körperlich gefordert, sondern können diese Zeit auch nutzen, die Gedanken in Ihrem Kopf abzuschalten, gemeinsam herzhaft zu lachen und dem Stress des Alltags zu entfliehen – einfach nur, indem Sie Zeit gemeinsam in der freien Natur verbringen. Im nächsten Kapitel machen wir Sie mit einer Reihe von Fit Soul-Techniken vertraut, die Ihnen nicht nur dabei helfen, Ihre Lebensqualität, Ihr Denken und Handeln deutlich zu verbessern, sondern auch Ihre allgemeine Stressbelastung weiter zu reduzieren. Sie lernen anhand von bewährten Strategien zur Stressbewältigung und Stressvermeidung, wie Sie negative Gefühle in positive umwandeln können.

Durch eine sachliche und aktive Art der Stressbewältigung öffnet sich für Sie die Tür in eine Welt, in der Sie alles erreichen können, was Sie sich vornehmen: Ihren Körper und Geist in Bestform zu bringen und eine Lebenseinstellung zu entwickeln, die sich auf das Schöne im Leben konzentriert – egal, was auch passiert. Es gibt Stressfaktoren, mit denen wir ganz einfach leben müssen; doch indem Sie aktiv die hier beschriebenen Methoden einsetzen, um die negativen Auswirkungen dieser Stressbelastung einzudämmen, sind Sie auf dem besten Weg zu Gesundheit und ganzheitlichem Wohlbefinden für Körper und Geist. Bis zu einem gewissen Grad kann körperlicher und emotionaler Stress sogar gut für uns sein: Denn eine gesunde Dosis körperlicher Belastung ist zum Beispiel das, was wir unter Training verstehen und was dafür sorgt, dass wir schneller, stärker, agiler und beweglicher werden. Und eine geringe Dosis an emotionalem Stress in Form von Leistungsdruck sorgt zum Beispiel dafür, dass wir nicht faul werden und hilft uns sogar dabei, Projekte pünktlich abzuschließen, neue Ideen zu entwickeln, aufmerksam und konzentriert zu sein und zu lernen. Nun haben Sie die Hilfsmittel an der Hand, um Ihre Stressbelastung auf ein gesundes Maß zu senken und daraus Kraft und Motivation für Ihr Leben zu schöpfen.

Freie Bahn für mehr Wohlbefinden: So räumen Sie Hindernisse aus dem Weg

Mut zu haben heißt nicht, dass man nicht auch ein wenig Angst haben darf. Man darf sich nur nicht von Angst beherrschen lassen, sondern muss sie mit Anmut und Würde überwinden.

Wenn man bei einem großen Wettkampf an den Start geht, kann das schon ein extrem beängstigendes Erlebnis sein. Versuchen Sie einmal, sich in diese Situation hineinzuversetzen, auch wenn Sie noch nie zuvor an einem Wettkampf teilgenommen haben. Sie sind von vielen anderen Sportlern umgeben und denken, dass alle viel besser, viel schneller und viel fitter sind als Sie. Die Startlinie beim Ironman Hawaii sorgt für ein besonders beklemmendes Gefühl, denn sie ist etwa 100 Meter weit im Meer platziert. Bei diesem harten Wettkampf ist niemand zu Scherzen aufgelegt. 1.500 Athleten, allesamt erbitterte Konkurrenten, die sich für die Teilnahme qualifiziert haben, lechzen nun danach zu siegen. Vor ihnen liegen insgesamt 140 Meilen Schwimmen, Radfahren und Laufen, und das unter extremsten Wetterbedingungen, die den Teilnehmern alles abverlangen. Jedes Mal, wenn ich am Ironmann Hawaii teilgenommen habe, konnte ich spüren, wie sich die Angst in mir breit machte. Allein der Gedanke, dass ich nicht ausreichend und intensiv genug trainiert hatte, um meinen Körper optimal vorzubereiten, machte mich völlig fertig. Alle anderen schienen besser vorbereitet zu sein als ich. Mir wurde ganz mulmig, weil ich nicht wusste, woher ich die mentale Stärke überhaupt nehmen sollte, um die zigtausend Augenblicke durchzustehen, in denen mein Körper aufschreien und mir befehlen würde, aus dem Rennen auszusteigen.

Diese Angst hätte mich komplett handlungsunfähig machen können, wenn ich nicht diesen simplen Lehrsatz von Brant beherzigt hätte: „**Besiege Deine Ängste.**“ Diesen Satz habe ich unentwegt wiederholt und so sehr verinnerlicht, dass meine Seele daraus Kraft geschöpft hat. Denn erst nachdem ich meine Ängste besiegt hatte, konnte ich das Selbstvertrauen und die Zuversicht entwickeln, die ich brauchte, um weiterzumachen – komme, was wolle. Nachdem ich erst einmal mit diesem Mantra vertraut war, habe ich es in allen möglichen Situationen angewendet, darunter waren auch viele, die nichts mit dem Rennen oder meinen Trainingsvorbereitungen zu tun hatten.

Ich habe auch gelernt, die negativen Gedanken aus dem Unterbewusstsein durch positive zu ersetzen – eine Technik, von der ich in Wettkampfsituationen sehr profitiert habe und die ich auch regelmäßig in den unterschiedlichsten Lebenssituationen anwende. Im vorangegangenen Kapitel haben wir bereits kurz die Nierika-Übung angesprochen, die wir an dieser Stelle ausführlicher behandeln wollen. Diese Übung war für mich insbesondere 1992 von großer Bedeutung, weil ich in diesem Jahr wieder am größten Triathlon-Wettkampf in Europa teilnahm – dem Triathlon International de Nice in Frankreich, der heute Ironman France heißt. Dieses Sport-Event wird an einem der schönsten Orte dieser Welt ausgetragen: Die Schwimmstrecke führt durch das tiefblaue Mittelmeer, die Radstrecke durch die Ausläufer der französischen Seealpen und die Laufstrecke entlang der Côte d'Azur. Das klingt sehr idyllisch, aber nur bis zu jenem Augenblick, in dem man feststellt, dass man sechs Minuten hinter der französischen Triathlon-Legende Yves Cordier liegt und nur noch knapp zehn Meilen zu laufen sind.

Einen so großen Zeitvorsprung über eine so geringe Restdistanz aufzuholen, ist so gut wie unmöglich, und gewiss wäre es auch tatsächlich unmöglich gewesen, wenn ich den Gedanken ans Aufgeben zugelassen hätte, was mir zu diesem Zeitpunkt nicht schwergefallen wäre. Doch genauso wie jedes Mal zuvor, wenn ich ans Aufgeben dachte, merkte ich auf einmal, dass ich vergessen hatte, mich auf Freude, Hoffnung oder Dankbarkeit zu konzentrieren – ein weiterer Lehrsatz von Brant und ein ebenso einfaches wie wirkungsvolles Hilfsmittel, um extrem schwierige Situationen zu meistern. Es gab nur eine Möglichkeit, wie ich diesen Lehrsatz in meiner scheinbar ausweglosen Situation beherzigen konnte: Ich musste in den heiligen Kreis des Nierika gehen, an jenen Ort in meinem Herzen, der von Natur aus von Stille und Erkenntnis erfüllt ist. Ich war froh, dass ich das in Seminaren unter Brants Anleitung und auch in fröhlichen und friedlichen Augenblicken immer wieder geübt hatte. Nun war der Zeitpunkt zu testen, ob ich diese Übung auch beherrsche, wenn ich unter großem Druck stehe.

Und dann habe ich Folgendes gemacht: Ich habe mich intensiv auf den Kreis vor meinem Herzen konzentriert, der ein Ort innerer Ruhe und Gelassenheit ist. Die negativen Gedanken verschwanden und dann wurde es in meinem Kopf ganz still. Und die Stille half mir, einfach nur glücklich darüber zu sein, dass ich an diesem Rennen teilnahm. Schritt für Schritt holte ich meinen Rivalen ein. Da er als Franzose in seiner Heimatstadt antrat, säumten Tausende begeisterter Fans den letzten Streckenabschnitt vor dem Zieleinlauf und jubelten ihm zu – den sicheren Sieg vor Augen. Doch als ihn nur noch knapp 400 Meter vom Zieleinlauf trennten, zog ich an ihm vorbei und – während ich mich noch immer im Kreis des Nierika befand und erfüllt war von Gelassenheit und Freude – war ich in der Lage, ihm die Führung abzunehmen und mir den Meisterschaftstitel zu holen. Das war einer von den insgesamt zehn Meisterschaftstiteln, die ich bei diesem alljährlichen Triathlon-Event in Nizza errungen habe. Glücklicherweise habe ich kein einziges Rennen verloren, zu dem ich je in Nizza angetreten bin, was ich einem großen Teil auch meinem Fit-Soul-Training zu verdanken habe.

Wenn negative Gefühle tief verwurzelt sind

Wenn wir unsere Lebensweise verändern wollen, um ein Mehr an Gesundheit und Wohlbefinden zu erreichen, lässt sich das gut mit der Modernisierung eines Hauses vergleichen, das unseren Bedürfnissen nicht mehr gerecht wird. Zuerst müssen wir überlegen, welchen Teil des Mauerwerks wir abreißen und beseitigen, damit neuer Wohnraum entstehen kann, der nicht nur schöner ist, sondern aufgrund seiner besseren, stabileren und funktionelleren Bauweise auch unseren Bedürfnissen optimal gerecht wird. Wenn wir Glück haben, müssen wir vielleicht nur ein paar kosmetische Veränderungen vornehmen, wie zum Beispiel einen neuen Anstrich. Wenn wir nicht ganz so viel Glück haben, müssen wir vielleicht alles bis auf die Grundmauern niederreißen, damit wir ein solides Fundament errichten können, auf dem wir unser Vorhaben aufbauen können.

Mit unserem Körper und unserer Seele verhält es sich ganz ähnlich. Wenn Sie mit Ihrer alten Lebensweise nicht das Ziel erreichen können, das Sie erreichen wollen, könnte dies bedeuten, dass Sie sich unbedingt nach einem ganz neuen Lebenskonzept umschauen müssen. Wenn Ihre Seele weder Glück noch inneren Frieden empfindet und Ihnen auch keine Lebenskraft spendet, dürfte es höchste Zeit sein, dass Sie einen neuen Weg gehen, damit Sie eine enge Verbindung zwischen Ihrem Ich und der Welt aufbauen können.

Es ist wichtig, dass Körper und Seele von Grund auf zusammenarbeiten. Denn alle noch so gesunden Lebensweisen dieser Welt sind auf Sand gebaut, wenn sie sich nicht auf eine positive Lebenseinstellung gründen. Ebenso wenig können alle spirituellen Kräfte keine Heilung bringen, wenn der Körper unter Bewegungsmangel, schlechten Ernährungsgewohnheiten und anderen ungesunden Lebensweisen leidet. In beiden Fällen müssen die alten Strukturen weichen, damit ein solides Fundament entstehen kann für ein ganzheitlich gesundes, glückliches und erfülltes Leben.

Im vorhergehenden Kapitel haben wir Ihnen anhand verschiedener Methoden der Stressbewältigung gezeigt, wie Sie die Belastung durch äußere Stressfaktoren reduzieren können, die Sie daran hindern, ein gesundes und erfülltes Leben zu führen. Nun wollen wir den Blick auf die inneren Stressfaktoren lenken und Ihnen Wege aufzeigen, mit denen Sie Ihren Körper von innen nach außen – ausgehend von der Seele – neu aufbauen können. Dabei kommt es in erster Linie darauf an, dass Sie lernen, negative Gefühle zu beseitigen und durch positive zu ersetzen, die Ihnen Kraft und Energie geben.

Sind Ihre Gefühle im Allgemeinen eher positiv? Gibt Ihnen Ihr Selbstvertrauen das Gefühl von Zuversicht? Begegnen Sie Problemen eher mit Untätigkeit und Zweifeln oder mit aktiver Entschlossenheit und der festen Überzeugung, dass Sie sie lösen können? Das sind nur drei der Fragen, die wir auf den folgenden Seiten ausführlich erörtern werden.

Möglicherweise haben Sie selbst schon einmal die Erfahrung gemacht, wie massiv Ihre Gedanken Ihre Leistungsbereitschaft beeinflussen können – ob Sie motiviert sind, volle 100 Prozent zu geben oder nicht. Positive Gedanken schenken Energie, Vertrauen und Hoffnung auf Veränderung; sie sorgen dafür, dass das Leben über einen langen Zeitraum scheinbar leicht zu meistern ist. Gute Gedanken erfüllen Ihre Seele mit Frieden und Ihr Leben mit Vertrauen. Die Huichol-Indianer wissen, wie wichtig eine positive Lebenseinstellung ist und deshalb konzentrieren sie sich darauf, drei grundlegende negative Gefühle, die allen Menschen das Leben schwer machen, in positive umzuwandeln.

Diese sind:

- Angst
- Wut
- Neid

Die Liste negativer Gefühle ließe sich beliebig erweitern, doch aus der Sichtweise der Huichol-Indianer lassen sich alle anderen negativen Gefühle auf eines der drei genannten zurückführen. Wenn Ihr Leben von Angst dominiert wird, kann dies ihre Handlungsfähigkeit lähmen. Wenn Sie zu Wutausbrüchen neigen, werden Sie das Gefühl von Wut förmlich anziehen, weil Sie einfach alles in Rage bringt. Wenn Sie einem anderen sein Glück neiden, kann Ihr Herz daran zerbrechen und Sie von Ihren eigenen Zielen ablenken. Erst wenn wir lernen, mit diesen negativen Gefühlen umzugehen und sie in positive umzuwandeln, kann Freude, Kraft, Gesundheit und Wohlbefinden in unseren Körper und in unsere Seele einkehren.

3 Sagen Sie Angst, Wut und Neid den Kampf an

Durch positives Denken können wir unser Bewusstsein enorm erweitern und wertvolle Erfahrung sammeln. Jeder kann es erlernen und am eigenen Leib ausprobieren. Sportler wissen das nur zu gut und setzen alles daran, um sich psychisch und mental optimal auf ein großes Sportereignis wie die Olympischen Spiele vorzubereiten. Sie schütteln Arme und Beine. Sie hüpfen auf der Stelle, um locker und entspannt zu bleiben. Sie hören ihre Lieblingsmusik oder ziehen sich ein Handtuch über den Kopf, damit ihre Konzentration nicht durch äußere Einflüsse gestört wird. Denn sie alle wollen „in Bestform" sein, wenn der Startschuss abgefeuert wird. Jeder Tag in unser aller Leben ist voll von persönlichen olympischen Momenten, denn wenn eine Aufgabe vor uns liegt, die wir gut machen wollen, wissen wir, dass wir dazu „in Bestform" sein müssen, um sie zu bewältigen. Dabei spielt es überhaupt keine Rolle, um welche Aufgabe es sich handelt – eine wichtige Besprechung, ein anspruchsvolles Trainingsprogramm, ein Wettkampf, eine schwierige aber notwendige Aussprache mit einem Freund oder ein Versprechen, jeden Tag eine spirituelle Übung zu machen. Wenn wir in guter emotionaler Verfassung sind, können wir alle diese Aufgaben leichter und besser meistern. Gefühle wie Angst, Wut oder Neid dagegen sind weder hilfreich bei der Bewältigung größerer Herausforderungen noch bei der Erledigung alltäglicher Arbeiten.

WERFEN SIE DIE ANGST ÜBER BORD

Wir alle haben doch Angst, wenn wir schwierigen Situationen begegnen. Das ist ganz normal. Angst ist sogar nützlich, denn sie warnt uns vor Gefahr und bewahrt uns vor Schaden. Doch wenn Angst uns daran hindert, wichtige Dinge in Angriff zu nehmen – seien es berufliche Veränderungen oder der Umgang mit alltäglichen Lebenssituationen –, weil sie uns regelrecht handlungsunfähig macht, müssen wir lernen, mit diesem Gefühl anders umzugehen. Anstatt unserem Fluchttrieb nachzugeben oder uns vor Angst zu verkriechen, müssen wir dieses Angstgefühl in den starken Wunsch verwandeln, unser Leben zu meistern – allen Ängsten zum Trotz.

Versagensängste führen oft dazu, dass Motivation und Begeisterung auf der Strecke bleiben. Die Huichol-Indianer haben eine verblüffend einfache Methode, diese Angst in den Griff zu bekommen, indem sie die Gedanken an Angst und Zweifel in den Hintergrund drängen und sich stattdessen auf andere Dinge konzentrieren. Auch Sie können lernen, Ihren Blickwinkel zu verändern: Konzentrieren Sie sich auf ein schönes Naturschauspiel, das Sie jederzeit bewundern können, unabhängig davon, ob Sie mit Ihrer Angst konfrontiert sind oder nicht. Wenn Sie merken, dass die Angst in Ihnen hochkriechen will, denken Sie an das eindrucksvolle Farbenspiel des Sonnenaufgangs oder Sonnenuntergangs, den Sie zuletzt beobachtet haben und der Ihrer Seele so gutgetan hat. Lenken Sie für einen Augenblick Ihre Aufmerksamkeit auf die momentane Jahreszeit und führen Sie sich dann vor Augen, wie die Jahreszeit ihren Lauf nimmt, und zwar gänzlich unbeeinflusst von Ihrer Angst oder von Ihrem mangelnden Selbstvertrauen.

Klingt ganz einfach, oder? Ist es auch, aber versuchen Sie es selbst. Dann werden Sie feststellen, dass dadurch Ihre Angst, das anvisierte Ziel nicht zu erreichen, relativiert wird und eine ganz andere Dimension bekommt. Natürlich ist es ein fantastisches Gefühl, wenn man einen Wettkampf gewinnen oder ein anderes Ziel verwirklichen kann, aber auch wenn man scheitert, wird am nächsten Tag trotzdem die Sonne wieder aufgehen. Diese Bilder aus der Natur sollen Sie daran erinnern, dass wir alle Teil von etwas Großem und Wunderbarem sind. Schöpfen Sie daraus Zuversicht für Ihr Leben. Verbannen Sie die Angst ganz in den Hintergrund, damit Sie trotz Angst handlungsfähig bleiben. Und genau das meinen wir damit, wenn wir sagen, Sie sollen Ihre Ängste besiegen.

Problemlösung: Besiegen Sie Ihre Ängste

Damit Sie diesen Lehrsatz erfolgreich in die Praxis umsetzen können, gilt dieselbe Regel wie für alles andere im Leben: Übung macht den Meister. Deshalb haben wir hier ein paar nützliche Tipps aufgelistet, die Ihnen dabei helfen sollen, sich Ihren Ängsten zu stellen und sie zu besiegen, damit Sie aktiv Ihr Leben meistern können anstatt in Untätigkeit zu verharren.

- **Stecken Sie sich kleinere Ziele.** Denn meistens bekommen wir deshalb Angst, weil wir uns durch die vor uns liegende Aufgabe – oder Reihe von Aufgaben – einfach überfordert fühlen. Das können zum Beispiel so unterschiedliche Zielsetzungen sein wie enormes Übergewicht abzubauen, einen neuen Beruf zu erlernen, an einem Ironman teilzunehmen oder alte, seit Jahren festgefahrene Verhaltensmuster zu ändern. Sobald wir merken, dass dieses Ziel offensichtlich unerreichbar ist, steigt in uns die Angst auf, um uns zu sagen, dass es aussichtslos, ja unmöglich ist, dieses Ziel überhaupt zu erreichen. Diese Angst lässt sich aber bezwingen, indem wir die vor uns liegende Aufgabe in viele kleinere Zwischenziele aufteilen, die wir auch tatsächlich Schritt für Schritt gut bewältigen können.
- **Beginnen Sie mit dem ersten Schritt.** Die Angst, nicht zu wissen, was uns erwartet, kurbelt unsere Fantasie an. Immer wieder

malen wir uns in Gedanken verschiedenste Problemsituationen aus und sind davon überzeugt, dass jedes dieser Szenarios in einer Katastrophe enden wird. Schon der Gedanke an die bevorstehende Aufgabe reicht dann, um unsere Handlungsfähigkeit zu lähmen. Beginnen Sie eine Aufgabe deshalb mit dem ersten Schritt und arbeiten sich Schritt für Schritt weiter voran. Dann werden Sie auf einmal feststellen, dass all die Dinge, die Sie in so große Angst versetzt haben, in der realen Welt viel leichter zu bewältigen sind als in Ihrer Fantasie. (Denn auch viele kleine Schritte führen zum Ziel!)

- **Akzeptieren Sie, dass Schwierigkeiten zum Leben dazugehören.** Wenn alles reibungslos läuft, wächst unser Selbstvertrauen. Doch sobald größere Hindernisse auftauchen, wächst unsere Angst und wir denken lieber ans Aufgeben als uns den Kopf darüber zu zerbrechen, wie wir diese Hindernisse aus dem Weg räumen könnten, um ans Ziel zu gelangen. Schwierigkeiten gehören zum Leben dazu. Diese Erkenntnis wird Ihnen dabei helfen, Hindernisse zu überwinden. Denn wenn Sie Schwierigkeiten als Herausforderung betrachten, als Chance zu lernen, zu wachsen und sich permanent weiterzuentwickeln, kann Sie das auf Ihrem Weg zu einer gesunden Seele ein großes Stück voranbringen. Die amerikanische Tennis-Legende Billie Jean King ist ein gutes Beispiel dafür, dass man – allen Hindernissen zum Trotz – Großes erreichen kann; dieser Leitsatz spiegelt sich auch in ihrem Buch „Pressure is a Privilege" wider.

- **Besiegen Sie Ihre Ängste.** Das ist ein sehr wirkungsvoller Leitsatz der Huichol-Indianer. Er bedeutet, dass man sich in jedem Augenblick auf das konzentrieren soll, was gerade wichtig ist, auch wenn man vielleicht Angst davor hat. Er ist ein Credo, das uns daran erinnern soll, dass wir uns trotz Angst nicht davon abhalten lassen sollen, unsere Ziele zu verwirklichen. Sie gehen zum Beispiel bei einem Wettkampf an der Startlinie in Stellung, obwohl Sie Angst davor haben, was Sie erwartet. Dieses Bild der Startlinie lässt sich aber genauso gut auf andere Lebenssituationen übertragen: Ganz gleich, ob Sie einen neuen Job annehmen oder die Chance nutzen, neue Menschen kennenzulernen, Sie sollten stets aufgeschlossen sein für neue, spannende Erfahrungen. Gehen Sie ins Fitnessstudio und fangen Sie endlich mit dem Training an, das Sie seit Monaten vor sich herschieben. Zögern Sie die Aussprache mit einem geliebten Menschen, den Sie verärgert haben, nicht noch länger hinaus. Denken Sie an dieses Gespräch, bevor Sie das nächste Mal wieder eine Aussprache aus Angst auf die lange Bank schieben. Besiegen Sie Ihre Ängste, werden Sie trotz Angst aktiv. Denn mit ziemlicher Sicherheit wird das Ergebnis für Sie wunderbar sein, weil sich dadurch ein ganz neues Kapitel in Ihrem Leben öffnet, das Ihnen mehr Lebensqualität, mehr Zufriedenheit und Erfüllung schenkt.

ÜBUNG Nutzen Sie die Kraft der Natur, um Ihre Angst zu besiegen

Ein negatives Gefühl wie Angst kann Ihr Leben auf ganz unterschiedliche Weise beeinträchtigen. Die Angst davor, die ersehnte Beförderung nicht zu bekommen, kann dazu führen, dass Sie sich letztlich nicht genügend anstrengen, um dieses Ziel überhaupt zu erreichen. Die Angst davor, dass das Training oder der Wettkampf Ihnen große Probleme bereiten wird, kann dazu führen, dass Sie körperlich so angespannt sind, dass Sie tatsächlich gewaltige Probleme bekommen. Die Angst davor, dass die Spannungen in Ihrer Partnerschaft zur Trennung führen, kann dazu beitragen, dass Sie einfach nicht die richtigen Worte finden, um sie wieder zu kitten. Wir zeigen Ihnen hier an einem Beispiel, wie Sie Angst in Kraft und mutige Entschlossenheit verwandeln können. Angst zu haben ist nicht schlimm, denn schließlich können wir Angst auch als Möglichkeit sehen, ungeahnte Kräfte zu entwickeln. Lassen Sie sich von der Angst nicht beherrschen, selbst wenn Ihnen durchaus mulmig ist. Wir alle haben in unterschiedlichen Lebensphasen schon einmal das Gefühl von Angst kennengelernt.

Suchen Sie sich einen Ort, an dem Sie ganz allein von der Schönheit der Natur umgeben sind und spüren Sie, wie Sie mit allem Leben auf diesem Planeten verbunden sind. Ein geeigneter Ort wäre zum Beispiel ein Park, Sie können sich aber auch unter einen Baum oder auf die kleine Wiese hinter Ihrem Haus setzen. Sie sind ein Teil allen Lebens und davor sollten Sie keine Angst haben. Nehmen Sie die Stille der Natur tief in sich auf und spüren Sie, wie dadurch alle Ängste und Bedenken verfliegen.

Wenn es dann dunkel wird, gehen Sie an einen Ort, wo Sie nur das Licht der Sterne hoch am Himmel funkeln sehen. Nehmen Sie die Dunkelheit tief in sich auf. Heißen Sie die Dunkelheit und die Stille in Ihrem Leben willkommen, denn sie sind ein natürlicher Teil unserer Umgebung. Lauschen Sie der Stille, lauschen Sie hinein in diese naturgegebene Dunkelheit. Denn auch die Dunkelheit der Natur ist ein Teil Ihres Ichs. Wenn es Ihnen nicht möglich ist, einen abgelegenen Ort in der Natur aufzusuchen, können Sie diese Übung auch bei sich zu Hause machen. Suchen Sie sich dazu einen Ort, an dem es so still und dunkel ist wie nur möglich. Falls Sie Angst vor der Dunkelheit haben und diese Angst nicht überwinden können, machen Sie diese Übung einfach bei stark gedämpftem Licht und konzentrieren sich dabei weniger auf die Dunkelheit als vielmehr auf die Stille. Lauschen Sie dabei den vertrauten Geräuschen in Ihrer Umgebung.

ÜBUNG Vertreiben Sie die Angst durch das Licht der Sonne

Es gibt noch eine andere Möglichkeit, die Angst zu bekämpfen: Gehen Sie in die Natur und bewundern Sie den Sonnenaufgang. Lassen Sie das Licht und die Wärme der aufgehenden Sonne in Ihren Körper und Ihre Seele strahlen. Achten Sie darauf, die Verbindung zur Sonne wahrhaftig zu *fühlen*, indem Sie Ihr Herz und Ihre Seele öffnen, damit ein Gefühl der Liebe zum wärmenden Licht der Sonne Ihr ganzes Ich erfüllt und Ihre Angst vertreibt. Konzentrieren Sie sich auf das Licht. Das Licht verwandelt die Dunkelheit der Nacht in einen strahlend hellen Tag, und indem Sie Zeuge dieser Verwandlung werden, wird sich diese Verwandlung auch in Ihnen widerspiegeln: Ihre Seele und Ihr Leben werden von mutiger Entschlossenheit und Heiterkeit erfüllt sein.

VERBANNEN SIE DIE WUT AUS IHREM LEBEN

Wann waren Sie das letzte Mal richtig wütend? Heute, gestern oder können Sie sich gar nicht mehr daran erinnern, weil es schon so lange her ist? Die meisten Menschen können ganz genau sagen, wann sie zuletzt wütend waren. Wut – ein sehr starkes Gefühl, das bei manchen Menschen regelmäßig hochkocht – kann uns wertvolle Energie rauben, um die entscheidenden Fortschritte auf unserem Weg zu Gesundheit und ganzheitlichem Wohlbefinden zu machen. Don José Matsuwa hat immer gesagt, dass Wut nicht das wahre Wesen eines Menschen ausmacht. Es gibt eine Vielzahl von Gründen, warum Menschen wütend werden. Einen dieser Gründe wollen wir hier genauer betrachten: Wir reagieren wütend, wenn wir es scheinbar nicht schaffen, die anvisierten Fit Soul – Fit Body-Veränderungen umzusetzen. Dann beschleicht uns das Gefühl, dass wir wohl nie in der Lage sein werden, jene Fit Soul – Fit Body-Erfolge zu erzielen, für die wir doch so hart gearbeitet haben.

Es gibt jedoch eine einfache Möglichkeit, wie man Wut oder Frustration von vornherein ausschließen kann: Indem man sich einen realistischen Zeitplan für diese Veränderungen setzt; einen Zeitplan, der auch den naturbedingt langsam ablaufenden Veränderungsprozessen in unserem Körper Rechnung trägt.

Aber in unserer modernen Welt muss alles schnell gehen: In der Fernsehwerbung erfahren wir, dass Veränderungen scheinbar mühelos und nahezu über Nacht möglich sind. Permanent hören wir Botschaften, wie „25 Kilo weniger in nur sechs Wochen – garantiert!" oder „Nehmen Sie ab sofort Ihr Leben und Ihre Finanzen in die eigenen Hände. Mit diesem neuen System ist es ein Kinderspiel! So werden Sie im Handumdrehen finanziell unabhängig!" Keine dieser Behauptungen führt langfristig und nachhaltig zum Erfolg. Unsere Aufmerksamkeitsspanne ist mittlerweile auf ein derart niedriges Niveau geschrumpft, dass sie praktisch nur noch in Form von Ungeduld existiert. Nichts geht uns schnell genug. Doch wenn wir schnelle Fortschritte vom Fit Soul – Fit Body-Programm erwarten, kann das ebenso frustrierend sein wie ein Stau auf der Autobahn.

Immerhin ist das Streben nach Gesundheit und ganzheitlichem Wohlbefinden eine Lebensaufgabe und lässt sich nicht in ein paar Wochen erreichen. Vielleicht hilft Ihnen diese Erkenntnis in jenen Augenblicken, in denen Sie kurz davor sind, das Handtuch zu werfen, weil sich Fortschritte und Veränderungen nur im Schneckentempo einstellen. Denn wenn Sie Ihre Fit Soul – Fit Body-Ziele wirklich erreichen wollen, brauchen Sie in erster Linie Durchhaltevermögen: Sie müssen sich immer wieder aufraffen und weitermachen.

Problemlösung: Verwandeln Sie Wut in Zuversicht

Sie haben Ihre Reise zu mehr ganzheitlichem Wohlbefinden in der festen Überzeugung angetreten, dass eine Veränderung tatsächlich möglich ist. Falls Sie dennoch manchmal daran zweifeln, haben wir hier ein paar Gedanken für Sie zusammengetragen, die Ihnen wieder Mut machen sollen.

- Sie sind frustriert, weil offensichtlich keine Erfolge erkennbar sind, und das trotz aller Kraft und Mühe, die Sie investieren, um Ihre Lebensweise zu ändern? Vertrauen Sie auf Ihren Körper, auf Ihre Umgebung und auf Ihre Fähigkeit, ein gesünderes und leistungsfähigeres Leben zu leben. Die Worte „ich will, ich kann und ich werde" haben eine enorme Wirkung auf Ihre Seele. Denn sie bestärken Sie in der Überzeugung und dem tiefen Vertrauen darauf, dass Veränderung tatsächlich möglich ist.
- Bringen Wut und Enttäuschung Sie in Versuchung, die Nahrungsmittel zu konsumieren, die sich negativ auf Ihre Fit Body-Ziele auswirken? Geben Sie ihr nicht nach, sondern vertrauen Sie darauf, dass es eine gewisse Zeit dauert, bis sich beim Abnehmen größere Erfolge einstellen. Vertrauen Sie darauf, dass Sie morgen Lust darauf haben werden, Sport zu treiben, auch wenn Ihnen heute nicht danach ist.

- Ärgern Sie sich über sich selbst, weil Sie einfach zu träge sind, Verhaltensweisen zu ändern, die sich negativ auf Ihr seelisches Wohlbefinden auswirken? Vertrauen Sie darauf oder versuchen Sie sich zumindest vorzustellen, dass Sie sehr bald in der Lage sein werden, positive Gedanken zu entwickeln, auch wenn Sie momentan noch an sich zweifeln.

Bedenken Sie auch, dass wir uns manchmal zu sehr auf das Ziel selbst – das gewünschte Ergebnis – konzentrieren anstatt auf die Bemühungen, die wir anstrengen müssen, um dieses Ziel zu erreichen. Manchmal geht es im Leben – ebenso wie in einem harten Wettkampf – nur darum, dass Sie beständig einen Fuß vor den anderen setzen, um ans Ziel zu kommen. Sie müssen Ihre ganze Kraft und Energie jeweils auf die einzelnen Schritte konzentrieren und dürfen nicht wertvolle Energie an den Gedanken verschwenden, aufzugeben. Denn wenn Sie nur fest an sich selbst glauben und daran, dass Sie das Ziel erreichen werden – ganz gleich, wie weit es noch entfernt sein mag –, dann bringen Sie auch Kraft auf, bis zum Schluss durchzuhalten.

BESIEGEN SIE DEN NEID

Wenn Sie neidisch sind auf einen anderen Menschen – auf seinen Körper, seine Fitness, seine gesellschaftliche Stellung, auf seinen Charakter oder seinen Besitz –, dann steht Ihnen dieses Neidgefühl im Weg, selbst diese Ziele zu erreichen. Ein Sportler, der neidisch auf die Erfolge eines Konkurrenten schielt, wird meist ungeduldig mit sich selbst. Das führt dann in aller Regel dazu, dass er sich extrem unter Druck setzt und härter trainiert als gut für ihn ist, wodurch sein anvisiertes Ziel in unerreichbare Ferne rückt. Erinnern Sie sich noch daran, dass Veränderungen ihrem eigenen, von der Natur vorgegebenen Zeitplan folgen? Wenn wir neidisch auf die Eigenschaften und Fähigkeiten von anderen schielen, lenkt uns das davon ab, unsere eigenen Eigenschaften und Fähigkeiten optimal zu nutzen. Neid kann unser Selbstvertrauen untergraben und uns so daran hindern, jene Talente zu nutzen, die uns die Natur mitgegeben hat.

Problemlösung: Entdecken Sie Ihre eigenen Möglichkeiten und Talente

Die Erkenntnis, dass jeder Mensch auf seine Weise schön und wertvoll ist, lässt den Neidfaktor in den Hintergrund treten. Jeder Mensch ist einzigartig und etwas Besonderes, genauso einzigartig und besonders wie die Blütenfarben der Blumen. Eine blau blühende Blume ist nicht schöner als eine rote, und eine Blume mit roten Blütenblättern nicht wertvoller als eine mit weißen. Ebenso ist eine Blume nicht mehr oder minder wichtig als ein Baum oder ein Grashalm. Unter diesem Gesichtspunkt sollten Sie auch Ihren eigenen Körper und Ihre Seele betrachten. Denn jeder Mensch ist einzigartig und hat seine ganz individuellen Lebensziele und -aufgaben. Lassen Sie Ihr Herz erstrahlen durch Ihre wahrhaft einzigartigen Möglichkeiten und Talente.

ÜBUNG Heilen Sie negative Gefühle mit dem Licht des Feuers

Angst, Wut und Neid beeinträchtigen jeweils verschiedene Bereiche Ihres Körpers. In der Tradition der Huichol-Indianer heißt es, dass Wut oder Ärger sich negativ auf den Magen auswirkt, Angst auf die Kehle (wodurch die Stimme zittert) und Neid oder Gier auf das Herz. Doch zum Glück gibt es eine wunderbare Übung, mit der wir die körperlichen Auswirkungen dieser negativen Gefühle ausgleichen und wieder neue Kraft schöpfen können.

- Um mit dieser Übung zu beginnen, müssen Sie sich zuerst erden. Das machen Sie, indem Sie sich draußen im Freien ganz fest auf die Erde setzen oder auch drinnen auf den Boden. Falls Ihnen das schwerfällt, können Sie für diese Übung auch einen Stuhl zu Hilfe nehmen. Fühlen Sie nun (egal, ob Sie drinnen oder draußen sind) ganz bewusst Ihre Verbindung zur Mutter Erde, indem Sie sich bildlich vorstellen, wie Sie mit ihr durch eine Art Nabelschnur verbunden sind, die vom untersten Ende Ihrer Wirbelsäule (Ihrem Steißbein) in die Erde hineinführt und Sie mit Energie versorgt.
- Stellen Sie eine brennende Kerze vor sich oder machen Sie ein Feuer, wenn Sie im Freien sind und dies erlaubt ist. Betrachten Sie nun die

Flamme, und zwar sowohl mit Ihren Augen als auch mit Ihrem Herzen. Stellen Sie sich vor, wir Ihr Herz sich langsam öffnet, so wie eine Frühlingsblume ihre Blütenblätter entfaltet und das Licht in sich aufnimmt. Mit dem Herzen zu sehen kann dasselbe sein, wie mit der Seele, dem Geist oder dem Körper zu fühlen. Versuchen Sie, eine Verbindung zu „Großvater Feuer" zu fühlen.

- Wenn Sie Neid empfinden, atmen Sie das Licht des Feuers ein. Atmen Sie einfach ganz normal. Stellen Sie sich vor, wie das Licht von „Großvater Feuer" in Ihr Herz strömt.
- Wenn Sie Wut oder Ärger empfinden, atmen Sie das Licht des Feuers ein. Stellen Sie sich bildlich vor, wie es in Ihren Magen strömt.
- Wenn Sie Angst empfinden, atmen Sie das Licht des Feuers ein. Stellen Sie sich bildlich vor, wie es in Ihre Kehle strömt.
- Konzentrieren Sie sich ganz auf das Feuer und stellen Sie sich bildlich vor, wie Sie die hell leuchtende Flamme des Feuers etwa fünf Minuten lang einatmen. Dies wird eine erstaunliche Wirkung auf den Bereich Ihres Körpers ausüben, die mit dem jeweiligen Gefühl verbunden ist – ob Wut oder Ärger Ihren Magen belastet, ob Angst Ihre Kehle zuschnürt oder Neid Ihrem Herzen schadet.

ÜBUNG Geben Sie pessimistischen Denkmustern den Laufpass

Oft sabotieren Selbstzweifel und mangelndes Selbstvertrauen unsere guten Absichten, Sport zu treiben oder einen Spaziergang zu machen. Denn allzu gern geben wir dem Gedanken nach, dass dies ohnehin Zeitverschwendung ist, dass wir zu viele andere Verpflichtungen haben, dass wir einfach zu erschöpft sind und so weiter und so fort. Die Liste unserer Ausreden ist endlos. Und wenn wir nur lange genug an unserem Vorhaben zweifeln, beherrscht irgendwann eine allgemeine pessimistische Grundeinstellung unser Denken, die sich immer dann bemerkbar macht, wenn das Sportprogramm für uns zu einer echten Herausforderung wird, der Spaziergang durch die Natur augenscheinlich nicht Balsam für unsere Seele ist, oder wenn wir vor schwierigen Aufgaben stehen. Doch indem wir unseren pessimistischen Denkmustern den Laufpass geben, schaffen wir Platz für positive Gedanken, die uns nicht nur dabei helfen, unsere Selbstzweifel zu überwinden, sondern uns auch dazu veranlassen, durch zielgerichtetes Handeln unsere guten Absichten auch erfolgreich umzusetzen. Die nachfolgende Übung zeigt Ihnen, wie das funktioniert:

- Beginnen Sie die Übung damit, dass Sie sich im Freien vor ein Feuer oder vor eine Kerze stellen und ein Stückchen Holz in der Hand halten. Spüren Sie, wie Sie mit der Erde, dem Himmel und mit allem um Sie herum verbunden sind. Wir alle sind von Natur aus mit allen Dingen um uns herum verbunden und deshalb ist es gut, wenn wir diese Verbindung ganz bewusst wahrnehmen. Sie können sich entweder ganz darauf konzentrieren, diese Verbindung bewusst zu spüren oder über sie nachdenken.
- Streichen Sie mit diesem Stückchen Holz über Ihren Kopf, über Ihr Herz und über Ihren Magen. Die Huichol-Indianer bezeichnen diesen Vorgang als spirituelle Reinigung.
- Danach legen Sie dieses Holz auf das Feuer, damit es Ihnen so bei der spirituellen Reinigung helfen kann. Wenn Sie eine Kerze für diese Übung verwenden, nehmen Sie einfach ein Holzstäbchen oder einen Zahnstocher.
- Lassen Sie die pessimistischen Denkmuster los, die Ihnen das Leben schwer machen. Stellen Sie sich bildlich vor, wie sich Ihre negativen Gedanken und Gefühle buchstäblich in Rauch auflösen und wie sie zusammen mit dem Stückchen Holz verbrennen, das Sie für Ihre spirituelle Reinigung benutzt haben. Atmen Sie die positive Energie der Natur tief in sich ein, in Ihren Körper und in Ihre Seele. Stellen Sie sich dabei bildlich vor, wie die Natur diese mit ihrer positiven Energie erfüllt und heilt. Mit diesem Bild vor Augen können positive Denkmuster und eine positive Lebenseinstellung entstehen.

Diese Übung hat neben der Beseitigung pessimistischer Denkmuster noch weitere Ziele: Zum einen liefert sie Ihnen einen guten Grund, hinaus in die Natur zu gehen und sich dort ein schönes Plätzchen zu suchen, wo Sie ein kleines Feuer anzünden können (dabei sollten Sie jedoch unbedingt die jeweiligen Sicherheitsvorschriften beachten und sich nur einen Ort aussuchen, an dem Sie auch ein Feuer machen dürfen). Es muss kein Riesenfeuer sein, ein kleines Feuer reicht vollkommen aus. Wenn es in der Gegend, in der Sie wohnen, verboten ist, ein Feuer zu machen, nehmen Sie für diese Übung stattdessen eine Kerze.

Zum anderen entwickeln Sie durch diese Übung nicht nur eine Beziehung zur Erde, sondern sie gibt Ihnen auch die Chance, sich von jenem Teil Ihres Ichs zu trennen, der Sie daran hindert der Mensch zu sein, der Sie wirklich sind. Da das Wort pessimistisch in der Sprache der Huichol-Indianer nicht existiert, bezeichnen sie diese Übung als Reinigung der Seele.

ENTDECKEN SIE DIE KRAFTQUELLE DES NIERIKA – DEN ORT INNERER RUHE UND ERKENNTNIS

Nur wenn wir Körper und Seele als zusammengehörende Einheit betrachten, sind wir in der Lage, negative Gefühle zu überwinden und Freude zu empfinden. Wissenschaftliche Untersuchungen haben diese Auffassung bestätigt. Zahlreiche Studien haben den positiven Effekt einer ganzheitlichen Betrachtung von Körper und Seele anschaulich belegt. Insbesondere haben sie gezeigt, dass Menschen, die regelmäßig Sport treiben, ein höheres Selbstwertgefühl entwickeln und eine deutlich positivere Lebenseinstellung besitzen. Daneben gibt es auch wissenschaftliche Studien, die im umgekehrten Fall belegen, dass es einen engen Zusammenhang gibt zwischen Depression, Stress, geringem Selbstwertgefühl und Bewegungsmangel (beziehungsweise einer verminderten sportlichen Leistungsfähigkeit bei Spitzensportlern).

Körper und Seele sind durch Liebe eng miteinander verbunden und bilden dadurch eine in sich geschlossene Einheit – ein Ganzes. Wenn Sie Ihren Körper für all das lieben, was er ist und für all das, was er vielleicht nicht ist, und wenn Sie sich um ihn kümmern, so gut Sie es nur können, ist Ihre

Seele glücklich und zufrieden. Denn wenn Ihr Herz von Lebensfreude erfüllt ist und Kraft aus dem Leben schöpft, erfüllt dies auch Ihren Körper mit Energie und er fühlt sich umsorgt und wohl. Und indem Sie diese Einheit von Körper und Seele fühlen und erleben, sind Sie in der Lage, gute Gedanken und die optimistische Überzeugung zu entwickeln, dass Sie die anvisierten Fit Soul – Fit Body-Ziele auch tatsächlich erreichen können.

Was den ganzheitlichen Aspekt von Körper und Seele betrifft, so sind Sie mit einer Hälfte dieses Ganzen zweifellos vertraut – mit Ihrem Körper. Denn wenn Sie an sich herunterschauen, sehen Sie ihn. Wie aber verhält es sich mit Ihrer Seele? Was ist die Seele? Wo ist die Seele? Wie wir bereits im ersten Kapitel kurz angemerkt haben, ist die Seele ein Ort in Ihrem Herzen. Wenn Ihr Herz schlägt, ist Ihre Seele lebendig. Sie ist ein Ort der Stille, den die Huichol-Indianer *Nierika* nennen. Das Nierika bezeichnet eine Art Verbindungstür zwischen Ihrem Ich (das heißt Ihrem Herzen beziehungsweise Ihrer Seele) und der Gesamtheit der Schöpfung. Es lässt sich mit einem Fenster oder mit einem von beiden Seiten durchsichtigen Spiegel vergleichen, denn es ermöglicht sowohl den Blick nach innen in das Herz als auch nach außen in die Welt um uns herum. In uns Menschen hat es die gleiche Funktion wie eine Tür im Haus, denn sie schafft eine Verbindung zwischen dem Inneren des Hauses und der Außenwelt. Wenn ein Mensch in der Tür seines Hauses steht, steht er nicht nur zwischen der inneren und der äußeren Welt, sondern gleichsam mit beiden in Verbindung: Jeweils abhängig von seiner Blickrichtung kann er alles sehen, was im Haus und auch außerhalb des Hauses geschieht.

Ganz genauso verhält es sich mit der Tür zu Ihrer Seele – dem Nierika –, denn durch das Nierika stehen Sie in Verbindung mit allem, was in Ihrem Herzen und allem, was in Ihrer Umwelt vor sich geht. Das Nierika stellt eine Verbindung her zwischen Ihrem Herzen und dem Kreislauf allen Lebens sowie zwischen Himmel und Erde. Und ebenso verbindet es auch Ihre Seele und Ihre spirituelle Energie mit den vier Himmelsrichtungen – mit dem Ort des Sonnenaufgangs im Osten, mit dem Süden, mit dem Ort des Sonnenuntergangs im Westen und mit dem Norden. Ihr Inneres ist sozusagen ein Miniatur-Universum und Ihre Seele sehnt sich danach, mit der Energie und mit den Gefühlen des realen Universums in Verbindung zu treten. Damit Ihr Inneres aber eine Verbindung zur Außenwelt aufnehmen kann, muss es sich öffnen. Und diese Öffnung ist das Nierika, die Verbindungstür Ihrer Seele nach außen. Die Nierika-Übung gehört daher zu den wirkungsvollsten Techniken, die wir besitzen, um Körper und Seele zu vereinen und pessimistische Denkmuster zu überwinden, ganz gleich worauf sie zurückzuführen sind.

Das Nierika ist jener Ruhepol im Inneren, aus dem großartige Sportler die notwendige mentale Stärke schöpfen, wenn sie durchhalten müssen; wenn sie sich einen entscheidenden Vorsprung verschaffen müssen oder wenn sie alle Kräfte aufbieten müssen, um wieder aufzuschließen und sich an die Spitze zu setzen. Wenn Sie also in das Nierika hineinschauen wollen, stellen Sie sich das Bild einer Tür vor, durch die Ihre Wünsche und Ziele mit der Außenwelt verbunden sind und in der Sie versuchen, Ihre ganz persönliche Realität entstehen zu lassen. Das Nierika ist jener besondere Ort der Selbstbeobachtung, in den Sie spirituell eintauchen und an dem Sie Ihre natürliche Freude und Zufriedenheit entdecken können.

Um aus der Kraftquelle des Nierika zu schöpfen, müssen Sie sich zunächst auf die Liebe des Universums konzentrieren. Denn Liebe ist das Bindeglied zwischen allen Dingen, die auf der Erde und im Himmel erschaffen wurden. Wenn Sie sich auf dieses Gefühl der Liebe konzentrieren, können Sie die Ruhe und die Freude spüren, die von ihr ausgeht. Das soll jetzt allerdings nicht heißen, dass Sie in Ihrem Alltag nie wieder Situationen erleben, die Sie aus dem Gleichgewicht bringen. Die erleben wir doch alle. Doch in solchen Stresssituationen können wir uns an das Nierika erinnern und an die Ruhe, die es spendet, damit wir die Kraft haben durchzuhalten.

Die Huichol-Indianer begeben sich in diesen imaginären Durchgang des Nierika und sind dadurch in der Lage, vollkommen ruhig zu bleiben, ganz egal wie chaotisch oder negativ eine Situation auch sein mag. Wie schon gesagt: Wir können uns diesen Durchgang in unserer Fantasie wie eine kreisrunde Öffnung in unserem Herzen vorstellen. Sie ist die Tür unseres Herzens zur Außenwelt, durch die wir mit der Energie des Universums und der Gesamtheit allen Lebens in Verbindung treten können.

Stellen Sie sich vor, wie Ihre Aufmerksamkeit durch diese heilige Tür zwischen Seele und Außenwelt wandert. Spüren Sie, wie dadurch in Ihren Geist Ruhe einkehrt und wie Sie sich fortan wieder auf positive – anstatt auf negative – Aspekte in Ihrem Leben und in Ihrer Umgebung konzentrieren können. Denn erst wenn Sie sich durch diese Tür zu Glück und Zufriedenheit begeben, sind Sie in der Lage, Ihre ursprüngliche Begeisterung für alles um Sie herum und für alles in Ihnen neu zu entdecken. Sie haben sich selbst gefunden und damit jenen Funken der Begeisterung wiederentdeckt, der Sie ursprünglich zu Ihrer Fit Soul – Fit Body-Reise veranlasst hat.

ÜBUNG Schöpfen Sie Kraft aus dem Nierika

Wenn Sie sich das nächste Mal nach Ruhe oder positiven Gedanken in Ihrem Leben sehnen, machen Sie diese Nierika-Übung.

Beginnen Sie damit, dass Sie sich in Ihrer Fantasie das Nierika wie eine kreisrunde Öffnung in Ihrem Herzen vorstellen. Diese Öffnung kann etwa so groß sein wie ein 20-Cent-Stück oder auch größer; das ist abhängig von der jeweiligen Person, ihrer seelischen Verfassung und der Situation. Die Größe der Nierika-Öffnung kann auch von Übung zu Übung immer wieder variieren. Das ist ganz allein Ihrer Fantasie überlassen.

Wenn Sie ein Bild von dieser kreisrunden Öffnung vor Ihrem geistigen Auge haben, stellen Sie sich als Nächstes vor, wie diese Öffnung sich, ausgehend von Ihrem Herzen, förmlich wie eine Spirale ausdehnt und immer größer und größer wird, bis sie die gesamte Schöpfung umschließt. Durch diese Ausdehnung des Nierika können Sie wie durch eine Art Tunnel oder Durchgang eine Verbindung zu allen Dingen in unserem Universum herstellen.

Negative Gedanken gehören nicht zu Ihrem wahren Ich. Sobald Sie das Bild des Nierika vor Augen haben, stellen Sie sich vor, wie alles Negative oder alles Störende durch diese Öffnung aus Ihnen heraus nach draußen fließt. Im Inneren des Nierika, das heißt im Kreis des Lebens, herrscht Stille; das Nierika ist ein Hort spiritueller Erneuerung und Erkenntnis.

4 Bringen Sie sich wieder in Einklang mit der Natur

Generell ist es sehr viel schwieriger, eine gute körperliche und seelische Gesundheit zu erlangen, als sie aufrechtzuerhalten. Denn Stressbelastungen werden nicht nur durch äußere Faktoren verursacht, sondern auch durch innere Faktoren, wie negative Gefühle – Angst, Wut und Neid – und können unsere körperliche und seelische Gesundheit daher sehr stark beeinträchtigen. Doch es gibt eine ganze Reihe von Möglichkeiten, wie wir diese Stressbelastungen schon im Vorfeld sehr effektiv bekämpfen können. Warum sollten wir erst so lange warten, bis Stress oder pessimistische Denkmuster deutliche Spuren hinterlassen, bevor wir ihnen den Kampf ansagen? Wer würde sich schon gern von einer Depression überrollen lassen und sich erst dann Hilfe suchen, wenn es doch auch möglich ist, dieser Erkrankung durch geeignete Maßnahmen vorzubeugen? Was spricht wohl dagegen, dass wir durch ein bisschen Bewegung mehr Freude, Energie, Ausgeglichenheit und inneren Frieden gewinnen? Alle Menschen in allen Kulturen dieser Welt teilen dieselbe Sehnsucht: Dass es ihnen einfach rundum gut geht und sie das Gefühl haben, dass im Großen und Ganzen alles in bester Ordnung ist.

In den kommenden Kapiteln liegt ein wesentlicher Schwerpunkt auf sportlicher Aktivität, weil sie in hohem Maße dazu beiträgt, unser Wohlbefinden zu steigern. Sport verändert nicht nur unser äußeres Erscheinungsbild und gibt uns mehr Kraft, sondern auch ein positives Selbstwertgefühl. Und er kann noch mehr: Er verbessert unsere Schlafqualität, reduziert Stress, wirkt positiv auf unsere Lebenseinstellung und schafft es, die negativen Folgen einer ungesunden Lebensweise wieder rückgängig zu machen – und jede einzelne dieser positiven Auswirkungen bestärkt uns in der Überzeugung, dass wir durch eine aktive Lebensweise unsere körperliche und seelische Gesundheit verbessern können.

Allerdings ist Sport kein Allheilmittel gegen Stress. Wir wissen doch alle, dass sich mit Sport nicht alle Stressbelastungen in Form von Leistungs- oder

Termindruck wegzaubern lassen, sei es am Arbeitsplatz oder in alltäglichen Lebenssituationen, in denen wir unseren Verpflichtungen nachkommen müssen. Ein Langstreckenlauf wird Ihnen kaum dabei helfen, Ihre Kinder großzuziehen oder Ihre Rechnungen zu bezahlen. Auch wenn ein Fitness-Programm zur besseren Stressbewältigung beitragen soll, kann sich der Alltag trotzdem für Sie wie ein einziges fortlaufendes Krisenmanagement anfühlen. Und je weniger positive Gefühle wir dann aus unserem Leben schöpfen, desto leichter können sich negative Gefühle in uns breitmachen.

Eine langfristige Stressbelastung – Dauerstress – kann jedoch dazu führen, dass wir uns isolieren, das heißt, dass wir den Kontakt zu jenen Verbindungen verlieren, die uns guttun und die uns auch in schwierigen Zeiten helfen, körperlich und seelisch gesund zu bleiben. Wir distanzieren uns letztlich von unserer Familie und von Freunden. Wir verlieren dabei nicht nur den Kontakt zu unseren Nachbarn und zu anderen Gemeinschaften, sondern auch zu unserer Umgebung und zur Natur.

Heute führen wir häufig ein Leben mit relativ wenigen sozialen Kontakten – eine ziemliche Ironie, wenn man bedenkt, dass die moderne Kommunikationstechnologie mit ihren Computern, Mobiltelefonen, Videos und anderen Gerätschaften uns Menschen noch nie da gewesene Möglichkeiten bietet, miteinander in Kontakt zu treten. Denn in Wirklichkeit sieht es so aus, dass wir untereinander viel weniger persönliche Kontakte pflegen. Außerdem empfinden wir durch das Leben in der Stadt nicht mehr dieselbe starke Naturverbundenheit wie unsere Vorfahren noch vor wenigen Generationen. Denn wenn wir in einem der oberen Stockwerke eines Bürohochhauses an unseren Schreibtischen sitzen, verlieren wir das Bewusstsein dafür, dass die Erde unter uns überhaupt existiert. Doch es gibt eine wesentliche Voraussetzung für die Gesundheit von Körper und Seele: Wir müssen eine sehr enge Verbindung zu unserer Familie, zu unserer Umgebung und zu allem Leben auf unserem Planeten Erde aufbauen und pflegen. Denn diese Verbindung ist ein wichtiger Schutzmechanismus, der uns allen – ob Sportler, Diplomat oder Student – dabei hilft, Körper und Seele gesund und im Gleichgewicht zu halten. Neuere wissenschaftliche Studien zu Gesundheit und Langlebigkeit stützen diese simple Annahme, denn sie konnten nachweisen, dass die Wahr-

scheinlichkeit für ein langes Leben ohne körperliche und seelische Erkrankungen für jene Menschen am höchsten ist, die regelmäßig mit einer Gruppe
anderer Menschen interagieren, die in der Natur arbeiten und sich regelmäßig in der Natur bewegen.

Wir könnten zum Beispiel versuchen, Lebensfreude und ein positives
Lebensgefühl zu entwickeln, indem wir den neuesten Kinofilm anschauen,
ein neues Auto kaufen oder unsere ganze Aufmerksamkeit auf unsere neu-
este technische Errungenschaft konzentrieren. Auch wenn all diese Dinge
uns vielleicht ein gewisses Gefühl von Zufriedenheit bescheren, so können
wir uns doch nicht jeden Tag ein neues Auto kaufen. Gerade die Hektik und
Schnelllebigkeit unserer modernen Welt haben dazu geführt, dass wir
schlichtweg keine Zeit mehr übrig haben, um ganz einfache Naturschauspiele zu beobachten, die uns tief im Inneren unserer Seele dauerhaft ein
Gefühl von Wohlbefinden geben. Doch genau das brauchen wir, um gesund
und stark zu bleiben, positive Gedanken zu entwickeln und die Kraft zu
finden für das, was uns wichtig ist im Leben.

SO ENTWICKELN SIE EINE ENGE NATURVERBUNDENHEIT

Unsere Vorfahren pflegten eine Lebensweise, die ihnen nicht nur eine
viel engere Verbindung zur Mutter Erde garantierte, sondern aus der sie
auch sehr viel Zuversicht schöpften, weil sie spürten, wie eng sie mit den
einfachen, aber dennoch tief greifenden Naturereignissen verbunden waren, die sie erlebten. Ein Sonnenaufgang oder auch ein Sonnenuntergang
mit all seinen schillernden Farben erfüllte ihre Herzen mit einem Gefühl
von Glück und Zufriedenheit – ganz genauso, wie wir alle es heute noch
spüren, wenn wir Zeugen dieses dramatischen Naturschauspiels werden.
Wenn unsere Vorfahren ihre Felder bestellt haben, um ihre Nahrungs-
grundlage zu sichern, hat dieser enge Kontakt zur Erde dazu beigetragen,
dass sie nicht nur den heiligen Charakter allen Lebens besser verstehen
konnten, sondern ihnen auch das Bewusstsein vermittelt, dass ihr Leben
und ihr Dasein Teil von etwas viel Größerem ist. Gibt es einen Menschen,
der nicht tief berührt ist, wenn er sieht, wie im Frühling die Bäume wieder

zum Leben erwachen oder im Garten eine Rose langsam ihre Blüte entfaltet? Denn es sind genau diese Erlebnisse, die uns Menschen das Gefühl vermitteln, dass alles in bester Ordnung ist, und die unsere Seele glücklich und zufrieden machen.

Genauso wie unser Körper heute positiv auf sportliche Übungen reagiert, die jenen bewegungs- und arbeitsintensiven Lebensstil unserer Vorfahren widerspiegeln, spricht auch unsere Seele am besten auf jene Naturereignisse an, die die Menschen schon vor Jahrtausenden bewegt haben. Wenn wir heute dieselben Naturereignisse beobachten, sie mit allen Sinnen erleben und uns mit ihnen verbunden fühlen, haben wir das Zaubermittel gefunden, das unsere Seele glücklich macht.

Die Huichol-Indianer zeigen uns, wie wir dieses Wissen für unser Leben nutzen können. Ihre Lebensphilosophie gründet sich auf eine tief empfundene Dankbarkeit für das Leben selbst: Sie sind einfach nur dankbar am Leben zu sein, auch wenn es Herausforderungen mit sich bringt. Für sie bilden Glück und Zufriedenheit den Ausgangspunkt ihrer Lebensreise und nicht das Ziel. Und sie wissen auch, dass ihre körperliche Kraft ganz allein von der engen Verbundenheit abhängt, die ihre Seele zur Gemeinschaft ihrer Stammesmitglieder aufgebaut hat sowie zu allem Leben auf der Erde und zur Erde selbst. Denn erst durch diese Verbundenheit empfinden Huichol-Indianer das Gefühl von Freiheit. Und wenn unsere Seele sich frei fühlt, ist unser Körper belastbar und strahlt Kraft und Freude aus. Wir alle sehnen uns in jeder Phase unseres Lebens danach, diese ganzheitliche Kraft zu entwickeln, um körperlich und seelisch stark zu sein.

Ein Huichol-Indianer pflegt diese enge Verbundenheit zur Natur, weil er vor allem begreift, wie fest der Körper des Menschen mit dem Körper von Mutter Erde verbunden ist. Denn ebenso wie ein Baum oder eine Blume fest mit der Erde verwachsen ist, ist auch unser Körper ein Teil – sozusagen ein Ausläufer oder eine Verlängerung – des Körpers von Mutter Erde. Dieses Bild ist aber keineswegs nur in einer übertragenen Bedeutung zu verstehen, denn es enthält nicht nur etwas Magisches, sondern gleichzeitig auch etwas sehr Reales. Die Erde versorgt uns, sie hilft uns zu überleben und sie nährt uns mit der Kraft der Liebe. In der modernen Welt gibt uns die Liebe, die wir unserer Familie und unseren Freunden entgegenbringen, die Möglichkeit, uns gut zu fühlen und zu überleben.

Brant auf der Suche nach dem Bindeglied zwischen Körper und Seele

Da ich in der modernen Welt aufgewachsen bin, musste ich während meiner Schamanen-Ausbildung in Mexiko zuerst lernen, dass Körper und Seele eine Einheit bilden und wie ich beide miteinander verbinden kann. Dazu hat Don José mich immer in die Berge der Sierra Madre geschickt, damit ich mir einen Ort suche, an dem ich mich wohlfühlen und meine Gedanken abschalten konnte. Don José hat mich gelehrt, meine Umgebung mit allen meinen Sinnen zu erfühlen und in mich aufzunehmen. Und er hat mir erklärt, dass ich die spirituelle Kraft der Landschaft tief in meine Seele und in mein Herz einatmen muss, um Körper und Seele miteinander zu verbinden.

Eine nachhaltige seelische Gesundheit beginnt damit, dass wir in den Grundsatz von „lieben und geliebt werden" auch die Liebe der Erde mit einschließen, denn dieses Bild ist in der Tradition der Huichol-Indianer ebenso lebendig wie das der Mutter, die ihrem Kind das Leben und ihre Liebe schenkt. Dieser Grundsatz der Huichol-Indianer kann Ihrem Leben einen neuen Sinn geben.

Sehr wahrscheinlich haben Sie dieses Gefühl von Verbundenheit mit der Erde schon einmal erlebt – als Sie zum ersten Mal einen sehr hohen Berggipfel gesehen haben, einen riesigen Wald oder blühende Bergwiesen, auf denen das Gras im Wind hin- und herwehte. Und vielleicht hat dieser Anblick Sie so sehr überwältigt, dass Sie nur noch „Wow!" sagen konnten. Ob es Ihnen in diesem Augenblick bewusst war oder nicht – Ihr Herz und Ihre Seele haben Liebe für diesen Ort empfunden und ebenso Liebe von diesem Ort bekommen. Und genau in jenem Augenblick sind alle Probleme, Stressbelastungen und Sorgen aus Ihrem Leben gewichen. Dieses überwältigende Erlebnis ist ein erster Schritt auf Ihrem Weg zu einer gesunden Seele – eine Möglichkeit, wie Sie Ihrem Körper Energie und Lebenskraft oder Kupuri schenken können.

Wenn ein Mensch diese Verbundenheit zur Erde einmal gespürt hat, wird dieses Gefühl für ihn zu etwas sehr Wichtigem und Kostbarem in seinem Leben. Aus welchem Grund sollten wir wohl sonst beim Anblick von idyllischen Naturparadiesen von einem wundervollen Urlaub träumen, wenn wir einen Reisekatalog durchblättern? Weil das Orte sind, an denen unsere Seele ganz leicht eine enge Verbundenheit zur Mutter Erde spüren kann. Denn unsere Seele fühlt eine ganz besondere Verbindung zur Erde, die sich in einer tiefen Liebe ausdrückt. Diese Liebe kann sehr leicht in Vergessenheit geraten, wenn wir durch ein Kaufhaus marschieren oder auf die U-Bahn warten. Doch wir sollten versuchen, immer daran zu denken, dass wir die Erde lieben oder ihr positive Gefühle entgegenbringen, damit unsere Seele Kraft schöpfen kann und uns mit Mut und Entschlossenheit erfüllt.

Die Fit Soul-Übungen, mit denen wir Sie in diesem Abschnitt vertraut machen, helfen Ihnen dabei, ganz bewusst eine Verbindung zur Mutter Erde zu entwickeln. Sie sind auf Ihrer Fit Soul – Fit Body-Reise zu ganzheitlichem Wohlbefinden ebenso unverzichtbar wie die Übungen aus dem Fit Body-Sportprogramm. Denn wenn Sie die genannten Fit Soul – Fit Body-Übungen machen, werden Sie nach und nach ein ganzer und ein ganzheitlich gesunder Mensch werden. Wenn Sie zu allen Dingen, die Sie umgeben – zu den vier Himmelsrichtungen oder zu den vier elementaren Kräften – ganz bewusst eine Verbindung herstellen, wirkt sich das positiv auf Ihren Körper, Ihr Herz und Ihre Seele aus und hilft Ihnen dabei, Ihr Leben besser zu meistern.

Vielleicht wird nicht jeder Schritt auf Ihrer Reise sofort die Liebe der Erde in all ihrer Schönheit zum Ausdruck bringen; doch mit der Zeit wird die Freude und Zufriedenheit, mit der Mutter Erde Ihr Herz erfüllt hat, sich ganz allmählich auch in Ihrem Körper widerspiegeln. Sie können dieses wachsende Gefühl von Freude und Zufriedenheit auch auf Ihren Alltag übertragen, denn da Sie mit der Erde verbunden sind, können Sie ein fantastisches Sporttraining absolvieren, eine großartige Lauf- oder Walking-Übung oder ein wunderbares Erlebnis genießen, indem Sie einfach auf der Erde sitzen. Sie können fühlen, dass Sie Teil allen Lebens sind und in der

Lage, aus jener Energiequelle zu schöpfen, die alle Lebewesen auf unserem Planeten am Leben erhält.

Mit dem Einsetzen der industriellen Revolution und bis hinein in unsere moderne Welt von heute haben wir unsere seit Urzeiten sehr enge Verbundenheit zur Mutter Erde nahezu ganz verloren. Deshalb sollten Sie sich zum Ziel setzen, diese Verbindung wiederherzustellen, denn indem Sie Ihren Körper durch Sport und durch eine positive Lebenseinstellung wieder ins Gleichgewicht bringen, stellen Sie auch wieder eine enge Verbindung zur Mutter Erde her. Speziell bei Kindern mit ADHS (Aufmerksamkeitsdefizit-/ Hyperaktivitätsstörung) die gelernt haben, eine Verbindung zur Mutter Erde aufzubauen, hat sich diese besonders tiefe Verbundenheit zur Erde sehr positiv ausgewirkt: Sie brauchten weniger Medikamente, litten nicht mehr so oft an Depressionen und konnten ihre Konzentrationsfähigkeit deutlich verbessern. Deshalb ist es für eine ganzheitliche Gesundheit genauso wichtig, diese Verbundenheit zur Erde zu entwickeln wie Sport zu treiben.

Sie können diese Verbindung zur Erde und zu allem Leben ganz einfach herstellen. Machen Sie einen Spaziergang und stellen Sie sich dabei bildlich vor, wie Sie durch eine Art Nabelschnur mit der Erde verbunden sind, die am untersten Ende Ihrer Wirbelsäule beginnt und tief in die Erde hineinführt. Diese Nabelschnur ist das Versorgungskabel, das Sie fortlaufend mit Energie versorgt, das Sie stets fest mit der Erde verbindet und Ihnen Halt gibt – Sie erdet. Als Nächstes stellen Sie sich vor oder fühlen Sie, wie aus Ihrem Herzen, aus Ihrer Seele ein weiteres Kabel herauswächst, das Sie mit allem verbindet, was vor Ihren Augen liegt. Auf diese Weise sind Sie von vorne und von hinten fest mit der Erde verbunden. Und indem Sie diese Verbindung zwischen der Erde und Ihrem Körper und Ihrer Seele ganz bewusst herstellen, sind Sie mit allem Leben auf dieser Erde verbunden. Diese Übung ist ebenso einfach wie effektiv.

Eine Verbindung zur Erde herzustellen funktioniert genauso wie Augenkontakt zu einem anderen Menschen herzustellen. Sie nehmen aktiv Kontakt auf, indem Sie den anderen einfach nur anschauen, denn dadurch stellen Sie eine körperliche und gleichzeitig eine mentale Verbindung her. Es ist so ähnlich, als würden Sie den Blick von jemandem „spüren", auch wenn Sie ihm den Rücken zugekehrt haben. Im Unterbewusstsein spüren wir eine Energieverbindung. Und nun stellen Sie sich vor, um wie viel stärker diese Verbindung mit der Erde sein kann, wenn wir sie ganz bewusst eingehen.

Im Folgenden beschreiben wir vier weitere Übungen, die Sie zur Stärkung von Körper und Seele machen können. Sie wirken nicht nur wie ein Schutzschild gegen alle Dinge, die Ihnen das Leben schwer machen, sondern sind auch besonders gut geeignet, um Ihr Leben wieder richtig in Schwung zu bringen. Außerdem können Sie diese Übungen regelmäßig machen, um immer wieder neue Kraft zu tanken. Warum soll man denn warten, bis man total ausgepowert ist, um neue Energie zu tanken?

ÜBUNG Stellen Sie eine Verbindung her zur Liebe von Mutter Erde

Die Übungen für eine gesunde Seele sind ebenso wichtig wie die Übungen für einen gesunden Körper. Ihr Körper reagiert positiv darauf, wenn Sie Sport treiben: Er verändert seine Form, er wird kräftiger und oft auch schlanker. Und Ihre Seele reagiert positiv darauf, wenn sie mit der Natur in Verbindung treten kann: Sie wird stärker, glücklicher und empfindet inneren Frieden.

Die vielleicht stärkste Kraft von allen, die Ihrer Seele in jeder Lebenssituation Kraft gibt, heißt Liebe. Diese Liebe ist die Kraft, die von Mutter Erde ausgeht, und weil Ihr Körper fest mit dem Körper von Mutter Erde verbunden ist, sind Sie auch mit der Kraft ihrer Liebe verbunden. Die folgende Übung hilft Ihnen dabei, diese Liebe in Ihre Seele und in Ihr Leben zu bringen.

- Um diese Übung zu machen, müssen Sie gehen. Dabei spielt es keine Rolle, wo Sie sich gerade befinden – in der Stadt, auf dem Land oder mitten in der Wildnis. Begeben Sie sich an einen friedlichen Ort, an dem Sie sich rundum wohlfühlen. Versuchen Sie, auf dem Weg zu diesem Ort, an nichts mehr zu denken und Ihren inneren Dialog abzuschalten. Versuchen Sie, einen Ort zwischen zwei Gedanken zu finden. Gehen Sie langsam und setzen Sie dabei einen Fuß vor den anderen.

- Schalten Sie die Gedanken ab. Stellen Sie sich bildlich vor, wie die Liebe von Mutter Erde in Ihren Körper strömt, bei jedem Schritt, den Sie gehen – wie sie durch Ihre Füße hinauf zu Ihrem Herzen fließt. Füllen Sie Ihr Herz mit ihrer Liebe. Lassen Sie die Liebe von Mutter Erde alle Probleme lösen, die Sie haben. Verharren Sie etwa 15 bis 20 Minuten in diesem Gefühl. Fühlen Sie diese besondere Verbindung zur Mutter Erde. Spüren Sie, wie die Liebe der Erde Ihren Körper durchströmt und Ihnen dadurch Kraft schenkt.

Sie können diese Übung aber auch beim Laufen machen. Versuchen Sie – zumindest auf einem Teil Ihrer Laufstrecke –, diese Übung so durchzuführen, wie wir hier beschrieben haben. Stellen Sie sich bildlich vor, wie mit jedem Schritt, den Sie laufen, die Liebe von Mutter Erde in Ihren Körper fließt. Spüren Sie, wie diese Liebe in Ihren Körper strömt, mit jedem Mal, den Sie Ihren Fuß wieder auf die Erde setzen. Das klingt ganz einfach und das ist es auch. Aber versuchen Sie es selbst. Die Wirkung ist unglaublich.

ÜBUNG Finden Sie Ihre innere Mitte zwischen Himmel und Erde

Wenn wir uns in unserem Körper wohlfühlen und inneren Frieden empfinden – ganz egal, wo wir uns auf der Erde befinden, ganz egal, was um uns herum geschieht und ganz egal, welche Ziele wir im Leben verfolgen –, dann hat das damit zu tun, dass wir unseren ganz eigenen Platz im Universum gefunden haben, und zwar direkt zwischen Himmel und Erde. Hier beschreiben wir eine Übung, die Ihnen ein Gefühl dafür vermitteln soll, was es bedeutet, in der Mitte von Himmel und Erde zu sein – zwischen diesen beiden wunderbaren Kräften der Natur. Die Übung soll Ihnen dabei helfen, Ihr inneres Gleichgewicht zu finden, indem Sie Ihnen ermöglicht, auch mit Ihrer äußeren Umgebung ins Gleichgewicht zu kommen und Ihre innere Mitte zwischen den Kräften von Himmel und Erde zu finden. Sie können diese Übung sehr gut während einer Wanderung machen oder wenn Sie sich im Freien aufhalten. Wandern ist die natürlichste Art, um an einen Ort in der Natur zu gelangen, wo wir unserem modernen Leben entfliehen können und wo wir mit jener Kraft in Verbindung treten können, die schon seit Jahrtausenden existiert.

Sie können immer dann auf diese Übung zurückgreifen, wenn Sie das Gefühl haben, dass Ihr Leben aus dem Gleichgewicht geraten ist. Vielleicht haben Sie ja das Gefühl, dass aufgrund von Überarbeitung, emotionalem Stress oder einem Mangel an sportlicher Aktivität verschiedene Aspekte in Ihrem Leben nicht mehr ganz im Einklang miteinander sind. Dann wird Ihnen die folgende Übung dabei helfen, Ihre innere Mitte oder Ihr inneres Gleichgewicht wiederzufinden und es Ihnen so ermöglichen, wieder Teil der Welt zu werden, in der Sie leben.

- Setzen oder legen Sie sich auf den Boden. Fühlen Sie Ihre Verbindung zur Sonne und zur Erde.
- Stellen Sie sich bildlich vor, wie das Licht der Sonne auf Sie herunterscheint und durch Ihren Kopf in Ihren Körper wandert. Fühlen Sie, wie dieses Licht durch Ihren Körper strömt und in Ihr Herz. Konzentrieren Sie sich auf dieses Bild.
- Stellen Sie sich nun vor, wie dieses Licht nach unten in die Erde wandert. Fühlen Sie, wie Sie mit dem Licht und der Erde verbunden sind.
- Fühlen Sie, wie eng Sie mit der Erde verbunden sind. Lassen Sie die Liebe der Erde in Ihr Herz aufsteigen und Ihren ganzen Körper durchfluten. Betrachten Sie diesen Vorgang als ganz natürliches Ereignis, wenn Sie sich mit der Liebe von Mutter Erde verbunden fühlen.
- Senden Sie diese Liebe an Vater Sonne. Fühlen Sie, wie Sie mit allem Leben verbunden sind.

5 Lieben Sie sich selbst

Manchmal ist unser Streben nach körperlicher oder seelischer Veränderung nicht so sehr von dem natürlichen Wunsch getrieben, dass wir rundum gesund sein wollen, sondern vielmehr von der Hoffnung, dass wir auf diesem Weg das finden können, was uns fehlt – wie zum Beispiel das grundlegende Gefühl, uns selbst zu lieben. Denn ein Mangel an Selbstliebe kann uns dazu verleiten, dass wir mehr trainieren, als gut für uns ist oder dass wir einen zerstörerischen Lebensstil führen und dadurch noch weiter an Selbstvertrauen verlieren. Irgendwie ist uns das Gefühl abhanden gekommen, dass wir unseren Körper und unsere Seele lieben und gut behandeln müssen – mit schönen Erlebnissen, mit Sport, guten Gedanken, gutem Essen und guten Freunden.

Denn Selbstliebe ist die absolut wirksamste Waffe, die wir zur Verfügung haben, um uns gegen negative Gefühle wie Angst oder Selbstzweifel zu wappnen. Selbstliebe betrifft nur uns ganz allein; sie hat nichts damit zu tun, was andere über uns denken. Denn Selbstliebe lässt ein Gefühl von innerem Frieden entstehen und dadurch können wir zu uns selbst sagen: „Ich bin eigentlich ganz zufrieden, auch wenn es noch ein paar Dinge gibt, die ich in Zukunft vielleicht gern ändern möchte und auch wenn ich momentan ein paar Probleme habe." Denn genauso, wie Ihr Körper Vitamine und Mineralien braucht, um gesund zu bleiben, braucht Ihre Seele die Liebe. Diese Erkenntnis kann Ihnen dabei helfen, sich selbst zu lieben.

Wecken Sie in Ihrer Seele wieder die Erinnerung, wer Sie – losgelöst von Ihrem körperlichen Dasein – wirklich sind. Beginnen Sie damit, dass Sie sich wieder in Erinnerung rufen, wie eng Sie mit Ihrer Umgebung und mit allem Leben auf dieser Erde verbunden sind. Denn wenn Sie Gedanken entwickeln, aus denen Selbstliebe spricht, würdigen Sie damit nicht nur Ihr eigenes Leben als etwas Heiliges, sondern nähren auf diese Weise auch Ihre Seele mit jener Nahrung, die sie am Leben erhält und die das Leben wirklich lebenswert macht. Denn erst wenn Sie sich selbst lieben, wächst in Ihnen der natürliche Wunsch, Ihren Körper durch Sport gesund zu erhalten. Erst wenn Sie sich selbst lieben, kann in Ihnen auch der Wunsch entstehen, Ihren Körper gut und gesund zu ernähren. Erst wenn Sie sich selbst lieben, sind Sie in der Lage, Ihrer Familie und Ihren Freunden Liebe zu schenken und den Kreislauf des Lebens zu vollenden, indem Sie auch Mutter Erde Ihre Liebe schenken.

Schöpfen Sie Kraft aus der Liebe zu sich selbst

Allein der Gedanke „ich kann" schenkt Ihnen Selbstvertrauen. Er gibt Ihnen Kraft und inneren Frieden, denn er verjagt die Zweifel und hilft Ihnen dabei, Ihrer eigenen Leistungsfähigkeit zu vertrauen. „Ich kann" ist eine Vertrauensbekundung an das Leben selbst. „Ich kann" ist jener Energieschub für Ihre Seele, der in Ihnen den Wunsch weckt, Sport zu treiben. „Ich kann" schlägt Ihre Versagensängste in die Flucht. „Ich kann" verwandelt ein langweiliges Sporttraining in etwas Positives, aus dem Sie Kraft und Zuversicht für Ihr Leben schöpfen können. Durch eine positive Selbstwahrnehmung wächst nicht nur Ihre Belastbarkeit und Ihr Selbstvertrauen, jenes Vertrauen in Ihre innere Stärke und in Ihre Fähigkeit, Ihr Leben zu meistern, sondern auch eine enge Verbundenheit zu den spirituellen Kräften dieser Welt. Selbstvertrauen schenkt Ihnen Wohlbefinden.

Bekämpfen Sie die Langeweile und Eintönigkeit des Alltags

Je mehr Sie zur Selbstliebe fähig sind, desto besser sind Sie auch in der Lage, die Langeweile und Eintönigkeit des Alltags zu bekämpfen und Kraft aus Ihrer Gemeinschaft, Ihrem Familien- und Freundeskreis zu ziehen, sich selbst zu inspirieren und sich letztendlich auch selbst zu verwirklichen. In unserer modernen Welt gibt es eine Vielzahl von Menschen, die körperliche und seelische Veränderungen – zumindest kurzfristig – erfolgreich in ihrem Leben umsetzen konnten, die aber daran gescheitert sind, diese Veränderungen ein Leben lang durchzuhalten, weil sie langfristig nicht diese beständige Inspiration und Motivation aufbieten konnten, die dafür notwendig ist. Die Gründe, warum sie ihre Bemühungen nicht durchhalten konnten, sind ganz alltäglich: Die meisten klagten entweder über mangelnde Motivation oder darüber, dass sie einfach das Interesse verloren hatten, weil sie nur noch gelangweilt waren. Weitaus seltener trifft man jedoch auf Menschen, die übermäßig viel Motivation für ihre Lebensreise mitbringen. Wir wollen, dass Sie zu dieser letzten Gruppe Menschen gehören und Ihre Ziele langfristig erfolgreich umsetzen können.

Das Gefühl von Langeweile wirkt aber nicht nur ermüdend auf unsere Seele und raubt ihr jegliche Begeisterung für den nächsten Schritt. Langeweile wirkt auch lähmend auf unseren Körper, wenn es darum geht, alltägliche Verpflichtungen zu bewältigen. Wir alle können zweifellos nur davon profitieren, wenn wir lernen, das Gefühl von Langeweile und Eintönigkeit zu besiegen.

Entdecken Sie das Neue im Alten

Eine der erfolgreichsten Methoden im Kampf gegen die Langeweile besteht darin, in etwas Altem wieder etwas Neues zu entdecken. In der Lebensphilosophie der Huichol-Indianer geht es darum, das Leben immer ganz bewusst zu erleben, dankbar dafür zu sein und selbst die kleinsten Gaben, die es uns beschert, zu würdigen – wie zum Beispiel an jedem Morgen wieder aufzuwachen, um einen weiteren Tag am Leben zu sein. Denn wenn man sich auf diesen Leitsatz konzentriert, kann überhaupt keine Langeweile aufkommen, weil jeder Augenblick die Chance birgt, etwas Neues zu entdecken, selbst in jenen Dingen, die wir schon zigmal getan haben und die in unserem Leben schon zur alltäglichen Routine geworden sind – Sport treiben, eine spirituelle Übung machen, Mais ernten oder Tortillas machen.

Raus aus der Routine: Bringen Sie mehr Abwechslung in Ihren Trainingsablauf

Falls das Sportprogramm für Sie zur langweiligen Routine geworden ist, versuchen Sie mit diesen Anregungen Ihre Motivation wieder anzukurbeln:

- Ändern Sie Ihre Laufstrecke. Die neuen landschaftlichen Eindrücke, die Sie wahrnehmen, wirken sich positiv auf Ihre Seele und Ihren Körper aus.
- Laufen Sie die gewohnte Strecke in umgekehrter Richtung. Auf diese Weise erscheinen nicht nur Landschaftsbilder, sondern auch ebene und hügelige Streckenabschnitte in einer anderen Reihenfolge und bieten Ihnen neue unerwartete Reize, die Ihre Aufmerksamkeit fesseln.
- Suchen Sie sich Trainingspartner. Denn in der Gemeinschaft ist Sport (und das Leben) interessanter und macht auch mehr Spaß.

- Suchen Sie sich eine andere Sportart oder sportliche Aktivität aus. Abwechslung schafft neue Herausforderungen für Körper und Geist.
- Verlegen Sie Ihr Sportprogramm auf eine andere Uhrzeit. Jede Tageszeit, jede Stunde hat ihren ganz eigenen Reiz. Das können Sie insbesondere dann feststellen, wenn Sie im Freien trainieren. Ein Training, das Ihnen um die Mittagszeit langweilig und öde vorkommt, kann bei Sonnenauf- oder Sonnenuntergang einen ganz besonderen Zauber haben.
- Begeben Sie sich zum Trainieren an einen außergewöhnlich schönen Ort in der Natur. Das mag wohl keine Alternative für jeden Tag sein, aber ab und zu übers Wochenende sollten Sie Ihre Sportsachen einpacken und sich an einen Ort begeben, der Ihre Seele beflügelt.

SCHÖPFEN SIE KRAFT AUS DER WIEDERHOLUNG

Wiederholung ist ein wichtiger Bestandteil von allem, was in der Natur geschieht – ob es dabei um den sich stets wiederholenden Kreislauf der Jahreszeiten geht oder darum, wie ein Mensch es schafft, abzunehmen und zu lernen, positive Gedanken zu entwickeln. Die Sonne geht auf und sie geht unter – immer und immer wieder –, ohne dessen überdrüssig zu werden. Die Jahreszeiten folgen schon seit ewigen Zeiten demselben Rhythmus, aber dennoch werden sie diesen sich Jahr für Jahr wiederholenden Kreislauf nicht leid. Wenn Sie dem Beispiel der Natur nacheifern, kann Langeweile gar nicht erst entstehen. Wenn Sie erkennen, dass Wiederholung in Ihrem Leben eine wichtige Rolle spielt, können Sie daraus Kraft schöpfen. Ebenso wie in der überlieferten Kosmologie der Huichol-Indianer, erschaffen auch wir unsere Welt immer wieder neu durch unser Handeln und unser Denken. Indem wir immer wieder Sport treiben, können wir körperlich gesund und in Form bleiben. Indem wir immer wieder Krafttraining machen, können wir Muskeln aufbauen. Indem wir eine neue Sprache lernen und immer wieder üben, können wir unser Gehirn fit halten. Indem wir zeitlebens regelmäßig lesen, können wir unsere geistige Fitness erhalten. Indem wir regelmäßig Tag für Tag Ausdauertraining machen, verlieren wir unser Übergewicht, stärken unser gesamtes Herz-Kreislauf-System und können vielleicht sogar den Ironman gewinnen. In anderen Lebensbereichen machen wir das ganz genauso. Wir investieren genauso viel Zeit und Arbeit, um beruflich voranzukommen. Wir treffen uns regelmäßig mit Freunden und geliebten Menschen, um diese Beziehungen zu hegen und zu pflegen. Wir investieren oder sparen regelmäßig Geld, um bestimmte finanzielle Ziele zu erreichen. Alle Bereiche in unserem Leben sind von Wiederholung und Routine bestimmt – angefangen bei dem Augenblick, wenn wir morgens aufstehen und uns die Zähne putzen (eine regelmäßige Routine) bis zu jenem Augenblick, wenn wir abends zu Bett gehen (noch eine regelmäßige Routine).

Alles, was Sie regelmäßig tun, können Sie entweder als langweilig empfinden oder als eine der schönsten Pflichten, die es im Leben gibt. Sie machen regelmäßig spirituelle Übungen, um Ihre Seele zu stärken, um Schönheit entstehen zu lassen und um sich von jenen Dingen zu befreien, die Sie in Ihrem Leben nicht mehr brauchen. Die nachfolgende Übung können Sie jederzeit machen, wenn Ihre Stimmung oder Motivation nachlässt. Sie zeigt Ihnen, wie Sie durch eine Veränderung des Blickwinkels routinemäßige Aufgaben auf Ihrer Reise nicht mehr als langweilig, sondern vielmehr als beglückend empfinden.

Verhindern Sie geistige Trägheit und Desinteresse

Damit Ihre Seele auf Ihrer Fit Soul – Fit Body-Reise nicht der Langeweile und Eintönigkeit erliegt, braucht auch sie etwas Abwechslung. Dabei ist es gar nicht so schwer ihr neue Impulse zu geben, wenn Sie die folgenden Tipps beherzigen:

- Fragen Sie sich zunächst, was Ihnen wirklich wichtig ist im Leben. Sollten Sie feststellen, dass Ihnen für das, was Ihnen wirklich wichtig ist, nicht genügend Zeit übrig bleibt, müssen Sie sich darüber Gedanken machen, wie Sie Ihre Zeit besser aufteilen können.
- Korrigieren Sie Ihre Erwartungshaltung. Manchmal kann es Situationen geben, in denen Sie glauben, schon längst ein bestimmtes Ziel erreicht

zu haben, dann aber feststellen müssen, dass dieses Ziel noch lange nicht in Sichtweite ist. Anstatt gelangweilt oder ungeduldig darauf zu reagieren, sollten Sie Ihre Aufmerksamkeit ganz auf die Aufgabe richten, mit der Sie gerade beschäftigt sind und nicht etwa auf das angestrebte Endergebnis. Lassen Sie sich von Ihren aktuellen Aufgaben inspirieren und motivieren und gehen Sie ganz in ihnen auf.

- Leiden Sie mit Würde. Nicht alles im Leben ist einfach. Hin und wieder müssen Sie auch eine unangenehme oder uninteressante Aufgabe bewältigen. In solchen Phasen müssen Sie in Ihrer Seele den Ort inneren Friedens finden, der Sie überall auf diesem Planeten wieder mit sich und der Welt in Einklang bringt.
- Lachen Sie, denn Lachen vertreibt die Langeweile. Ihre Umgebung wird sich dadurch zwar nicht ändern, aber Lachen hilft Ihrer Seele dabei, sich gut zu fühlen.
- Zeigen Sie Dankbarkeit. Ihre Seele kann sich erst dann frei entfalten, wenn sie dankbar ist. Und wenn Sie am Leben sind, ist dies doch immerhin ein guter Grund, dankbar zu sein. Der Grund, warum Ihre Seele sich langweilt, ist vielleicht noch immer vorhanden, aber Ihre Seele wird dies hoffentlich nicht weiter kümmern.
- Hängen Sie nicht immer den gleichen Gedanken nach. Verhindern Sie, dass sich eintönige Denkroutinen einschleichen. Denn es sind allein Ihre Gedanken, die Langeweile auslösen. Ihre Seele ist damit beschäftigt, all die wunderschönen Eindrücke aus Ihrer Umgebung aufzunehmen.

SCHÖPFEN SIE KRAFT AUS DER GEMEINSCHAFT

Wer sind sie die idealen Partner, die Sie auf Ihrer Reise durchs Leben unterstützen und begleiten? Es kommt ganz darauf an, in welchem Bereich Sie Hilfe und Unterstützung brauchen: Es kann zum Beispiel eine Vertrauensperson sein, die Sie in berufsrelevanten Fragen unterstützt; ein Freund oder eine Freundin, die Sie bei emotionalen Problemen (Umgang mit Stress und Niedergeschlagenheit) berät; ein zuverlässiger Trainingspartner, der Sie anspornt oder jemand, der scharf mit Ihnen ins Gericht geht, wenn Sie Ihren

Alkohol- oder Zigarettenkonsum nicht in den Griff bekommen. Die ideale Unterstützung bei der Verwirklichung Ihrer anvisierten Fit Soul – Fit Body-Ziele erhalten Sie von den Menschen, die Sie nicht nur ernsthaft dazu ermutigen, täglich jene Maiskörner zu säen, die den Erfolg bringen (das tägliche Sportprogramm, die täglichen Übungen, die nach und nach Ihre Persönlichkeit und Ihre Lebenseinstellung positiv beeinflussen), sondern die auch froh und glücklich darüber sind, dass Sie Ihnen auf diesem Weg mit Rat und Tat zur Seite stehen dürfen und mit Herzblut und Entschlossenheit bei der Sache sind.

Damit Sie die anvisierten Veränderungen umsetzen können, müssen Sie Ihre Motivation aufrechterhalten. Und das gelingt Ihnen weitaus besser, wenn Ihre Partner oder Ihre Gemeinschaft Ihr Vorhaben unterstützen. Einen zusätzlichen Motivationsschub erhalten Sie, indem Sie sich mit Gleichgesinnten verbünden, die dasselbe Ziel verfolgen. In einer Studie hat man herausgefunden, dass der größte Motivationsansporn für Sportwillige darin besteht, wenn sie in ihrer Umgebung andere Sportler beim Training beobachten können. Das weiß jeder, der schon einmal in einem gut besuchten Fitnessstudio trainiert hat.

Sie können bei anderen Menschen aus Ihrer Gemeinschaft – bei Ihrer Familie, Ihren Freunden, Ihren Arbeitskollegen und Sportpartnern – Kraft tanken, um Ihr eigenes Leben zu meistern. In allen Kulturen ist diese Gemeinschaft von zentraler Bedeutung. In der Welt der Huichol-Indianer gehört die Gemeinschaft zu den drei Hauptelementen der Heilung. Das erste Element betrifft die Heilung unseres Selbst, indem wir alles in unserem Leben tun, um Gesundheit oder persönliche Heilung zu erfahren. Das zweite Element betrifft die Heilung unserer Gemeinschaft, indem wir unser Handeln und unser gegenseitiges Miteinander auf Harmonie und Wahrheit gründen. Und das dritte Element der Heilung – in der Tradition der Huichol-Schamanen – betrifft alles Leben auf unserer Mutter Erde. Dies alles vereint die Menschen auf einer körperlichen, emotionalen und spirituellen Ebene. Das Leben der Huichol-Indianer ist heute noch genauso wie früher: Sie gehen zusammen auf die Jagd oder sammeln zusammen Kräuter oder Früchte. Bei uns Menschen in der modernen Welt sind es andere Dinge, die wir zusammen mit Mitgliedern unserer Gemeinschaft unternehmen: Wir arbeiten zusammen in einem Büro und nehmen zusammen an Sportveranstaltungen teil. Wir können mit Angehörigen unserer Gemeinschaft zusammenkommen, um gemeinsam spazieren zu gehen, um gemeinsam das Fitnessstudio zu besuchen und um gemeinsam unsere Mahlzeiten zu genießen, indem wir bei einem Festessen zusammen schlemmen oder uns auch nur zu einem kleinen Imbiss zusammensetzen.

In unserer schnelllebigen Welt ist bei vielen von uns ein wichtiges menschliches Grundbedürfnis in Vergessenheit geraten: Das Bedürfnis, mit anderen Menschen zusammenzukommen. Die meisten werden uns zustimmen, dass das Bedürfnis nach Nahrung etwas ist, was wir alle haben. Doch in traditionellen Kulturen auf der ganzen Welt hat jeder Einzelne ein ebenso starkes Bedürfnis danach, Kontakt mit seinen Mitmenschen aufzunehmen und mit ihnen zu interagieren. Ganz gleich, wo Sie leben, ganz gleich, wo Sie sind, Ihr Bedürfnis nach Gemeinschaft bleibt bestehen. Wenn Sie einer Gemeinschaft angehören, versorgen Sie Ihre Seele mit dem wichtigsten Nährstoff, den sie braucht. Ebenso wie Bohnen und Mais den Körper ernähren, ernährt die Gemeinschaft die Seele. Nähren Sie Ihre Seele mit Freundschaft, denn danach sehnen wir uns alle. In unserer modernen Welt gibt es viele Möglichkeiten, zu anderen Menschen eine Verbindung aufzubauen. Sportgemeinschaften, spirituelle Gemeinschaften und Arbeitsgemeinschaften – sie alle können Teil von Ihrer Gemeinschaft sein.

Die Familie stellt die elementarste und wichtigste Gemeinschaft dar, die wir mit anderen Menschen aufbauen können. Allerdings kennen viele Menschen heute nicht mehr die Art von Halt und Unterstützung, wie sie früher von der traditionellen Großfamilie ausging. Heute wird seltener geheiratet als noch vor wenigen Generationen. Die meisten Menschen leben heute nicht mehr dort, wo sie geboren wurden oder wo die Verwandten wohnen. Für viele Menschen in unserer modernen Welt wird die Gemeinschaft, die sie mit anderen pflegen, zu einer Art Familie. Ein Mentor am Arbeitsplatz kann für uns wie eine Mutter oder ein Vater sein. Unsere besten Freunde können wie Geschwister für uns sein. Unsere Arbeitskollegen können für uns wie Onkel und Tante oder Cousin und Cousine sein. Unsere Nachbarn können für uns wie Verwandte sein.

Gute und enge Beziehungen zu anderen Menschen bringen nicht nur Glück und Zufriedenheit in Ihr Leben, sondern bringen Sie auch in Einklang mit Ihrer Umgebung und helfen Ihnen so dabei, sich ganzheitlich als Mensch zu fühlen. Ein Sprichwort der Huichol-Indianer besagt, dass in ihrer Gemeinschaft „niemand allein ist". Nutzen Sie diesen Leitsatz, um daraus Kraft für Ihr eigenes Leben zu schöpfen. Damit Sie auf Ihrer Fit Soul – Fit Body-Reise zu Gesundheit und ganzheitlichem Wohlbefinden nicht allein sind, bauen Sie sich eine Gemeinschaft auf, die Sie in allem unterstützt, was Sie tun. Suchen Sie sich Unterstützung von einem Personal Trainer oder von einem Freund, der sich mit dem Thema Sport und Fitness gut auskennt und Ihnen hilft, wenn Sie unsicher sind und nicht weiterwissen. Verabreden Sie sich mit einem Freund oder einem Arbeitskollegen zum Training. Denn wenn Sie wissen, dass jemand anderes am Treffpunkt fest mit Ihnen rechnet, ist die Wahrscheinlichkeit, dass Sie das Training sausen lassen, weitaus geringer, als wenn Sie nur auf Ihre eigene Motivation bauen. Bitten Sie einen Partner, jede Woche mit Ihnen eine Wanderung zu machen oder zusammen mit Ihnen den Sonnenuntergang zu beobachten. Nutzen Sie die Kraft der Gemeinschaft, um Ihre Fit Soul – Fit Body-Ziele zu erreichen.

So hat Mark Kraft aus der Gemeinschaft geschöpft

Das Erleben von Gemeinschaft war für mich ein entscheidender Faktor, um meinen Körper und meine Seele zu stärken. Ob Sie es nun glauben oder nicht, im Grunde bin ich ein ziemlich bequemer Mensch. Es fällt mir extrem schwer, mich aufzuraffen, um überhaupt in Gang zu kommen, doch wenn der Anfang einmal gemacht ist, dann bin ich gut. Das gilt für alle Situationen – angefangen bei meinem Sporttraining bis hin zu den spirituellen Übungen für meine seelische Fitness. Ich hatte eine Trainingsgemeinschaft, mit der ich alle wichtigen Trainingseinheiten und Übungen gemeinsam absolviert habe. Diese Unterstützung hat mir sehr dabei geholfen, die notwendige Trainingskonstanz zu entwickeln.

Auch die enge Gemeinschaft mit Brant war eine große Stütze für mich, denn aus ihr konnte ich die Inspiration und Motivation gewinnen, jene

Übungen und Techniken anzuwenden, die mir letztlich dabei geholfen haben, meine seelisch-mentale Fitness zu entwickeln. Mindestens einmal pro Jahreszeit habe ich ein spezielles Seminar bei Brant belegt, um von ihm zu lernen, wie ich eine Verbindung zur Natur entwickeln kann, um meine spirituelle Kraft mit der Energie allen Lebens zu verschmelzen und in Einklang zu bringen. Und genau diese Gemeinschaft war es, die mich am Leben erhalten und mir dabei geholfen hat, endlich meine Bequemlichkeit zu besiegen, da sie mich im Prinzip ganz leicht hätte davon abbringen können, all die Dinge tatsächlich in Angriff zu nehmen, die mir in meinem Leben am wichtigsten sind.

WERDEN SIE ZUR IHRER EIGENEN INSPIRATIONS- UND MOTIVATIONSQUELLE

Die Übungen in diesem Kapitel sollen Ihnen als Anleitung dienen, damit Sie sich ein wirklich solides Fundament erarbeiten können. Jede Übung für sich genommen mag zwar einfach erscheinen, aber alle Übungen zusammen haben eine sehr große Wirkung. Ihre Seele ist mit jeder der hier erläuterten Techniken vertraut. Nehmen Sie sich die Zeit, um sie zu verinnerlichen. Diese Arbeit kann Ihnen niemand abnehmen. Stellen Sie sich vor das Feuer und befreien Sie sich von Ihren pessimistischen Denkmustern. Nehmen Sie die Liebe der Erde in Ihren Körper auf. Stellen Sie durch positives Denken und Handeln eine Verbindung zu Ihrer Gemeinschaft und Ihrem Herzen her und freuen Sie sich darüber. Nutzen Sie diese Übungen, um Ihre ganzheitliche Gesundheit und Fitness langfristig auf ein stabiles Fundament zu stellen. Seien Sie beständig und trotzdem flexibel bei der Umsetzung dieser Übungen. Erleben Sie die Erfolge. Werden Sie zu Ihrer eigenen Inspirations- und Motivationsquelle. Sie haben es verdient!

KAPITEL 4

Der Weg zum Erfolg: Persönliche Ziele setzen und erreichen

Mit Vertrauen, Aufrichtigkeit und einem klaren Ziel vor Augen offenbart sich der tiefere Sinn und Zweck unseres Handelns und der wahre Sinn des Lebens.

Ein Sportler, der am Ironman Hawaii teilnehmen will, muss ein ausgesprochenes Faible für Wiederholungen haben. Wie sonst könnte ein Mensch wohl so hart und so lange trainieren, wenn er nicht eine Möglichkeit finden würde, den immer gleichen Trainingsplan mit Freude zu absolvieren. Das soll natürlich nicht heißen, dass ich immer wieder auf derselben Rad- oder Laufstrecke unterwegs war, immer wieder dieselben Distanzen gelaufen bin oder immer wieder dieselbe Schwimmstrecke abgeschwommen bin. Allerdings gibt es naturgemäß einen ganz präzisen Wiederholungsrhythmus, und zwar nicht nur während der Vorbereitungsphase, sondern auch während der gesamten Wettkampfphase, denn alles – Schwimmen, Radfahren und Laufen – fühlt sich schließlich sehr vertraut an, wenn man das Ganze mehr als einmal gemacht hat. Aber Triathlon heißt nun mal Schwimmen, Radfahren und Laufen, und zwar exakt in dieser Reihenfolge, denn eine andere Reihenfolge gibt es nicht. Und in jeder einzelnen dieser drei unterschiedlichen Wettkampfdisziplinen empfinden Sie den jeweiligen Bewegungsablauf als Wiederholung oder als bestimmten Rhythmus – ob es die konstante Armbewegung beim Schwimmen ist, das Herunterdrücken und aktive Hochziehen des Pedals für den runden Tritt beim Radfahren oder die immer wiederkehrende Bewegung beim Laufen, indem Sie einen Fuß vor den anderen setzen, immer und immer wieder. Im Schamanismus und in der Tradition der Huichol-Indianer ist das Prinzip der Wiederholung fest verankert und hat als Leitsatz große Bedeutung. Seit Jahrtausenden pflegen sie ihre Rituale und Hirschtanz-Zeremonien, sie machen spirituelle Übungen und begeben sich auf Pilgerwanderungen zu heiligen Orten in der Natur, von denen eine starke spirituelle Kraft ausgeht, denn auf diese Weise sorgen die Huichol-Indianer dafür, dass alle Stammesmitglieder gesund und mit sich und der Natur im Gleichgewicht bleiben.

Durch die Übungen, die Brant mir beigebracht hat – es sind die gleichen wie im vorangegangenen Kapitel beschrieben –, habe ich erkannt, welche enorme Kraft von der Wiederholung ausgeht, und zwar nicht nur für einen starken Körper, sondern auch für eine starke Seele. Als ich diese einfachen Übungen zum ersten Mal gemacht habe, konnte ich bereits eine positive Wirkung auf mein inneres Ich erkennen. Doch jedes Mal, wenn ich diese

Übungen zusammen mit Brant wiederholt habe, begann ich in Gedanken zu analysieren und zu hinterfragen, warum ich diese Übungen denn wieder machen musste. Ich dachte dann immer: *„Ist das denn wirklich notwendig?"* Aber ich habe sie trotzdem immer gemacht, weil Brant ein großartiger Lehrer ist und ich ihm vertraut habe.

Dann habe ich auf einmal begriffen, was durch das Wiederholen passiert. Als ich mich das erste Mal von einem negativen Gefühl wie Angst befreit habe, hatte das eine besondere, sehr tief greifende Wirkung auf mich. Als ich es zum hundertsten Mal gemacht habe, war es ähnlich, doch die Wirkung war noch viel intensiver. Jedes Mal, wenn ich diese Übungen gemacht habe, konnte meine Seele diese bedeutende Veränderung spüren. Mittlerweile weiß ich, dass das ständige Wiederholen dieser spirituellen Übungen meine Seele gereinigt und inspiriert hat – genauso wie das Sporttraining meine körperliche Fitness verbessert hat. Diese Übungen sind für mein Herz und meine Seele ebenso lebensnotwendig wie Essen für meinen Körper.

Auch wenn Sie vielleicht nicht vorhaben, den Ironman zu gewinnen, so kann Ihnen die konstruktive Kraft der Wiederholung dennoch dabei helfen, Ihre ganz persönlichen Ziele zu erreichen. Denn wenn Sie zum Beispiel nur heute daran arbeiten, einen gesunden, leistungsfähigen Körper zu bekommen, den Rest der Woche aber nichts tun, was Sie diesem Ziel näherbringt, können Sie sich ausmalen, wie groß Ihre Erfolgsaussichten sind, diese Zielvorstellung letztlich zu verwirklichen. Wenn Sie sich allerdings Ihre Zielvorstellung – Ihr Zielbild – immer wieder konkret vor Augen führen, hilft Ihnen das dabei, allzu lange Unterbrechungen auf Ihrer Reise zu mehr Gesundheit und ganzheitlichem Wohlbefinden zu vermeiden. „Ich will fit sein. Ich will stark und leistungsfähig sein. Ich will körperlich und seelisch gut in Form sein." Halten Sie sich diese Zielvorstellung, die Sie ursprünglich dazu inspiriert hat, mit Ihrem Sporttraining anzufangen, immer wieder vor Augen und erinnern Sie sich auch daran, wie Sie das erste Mal in Ihrer Seele ein besseres Ich erblickt haben. Denn wenn wir uns unsere Zielvorstellungen und Visionen immer wieder bewusst in Erinnerung rufen, hat das den gleichen Effekt wie ein regelmäßiges Sporttraining: Beim Sport können wir die Kraft der Wiederholung zwar nutzen, um unseren Körper zu verändern, doch erst, indem wir uns unsere Zielvorstellung immer wieder konkret vor Augen führen, schaffen wir es auch, jeden Tag aufs Neue die notwendige Energie und Motivation für dieses Training aufzubringen. Und wenn wir uns ganz auf unsere Zielvorstellung oder unsere Vision konzentrieren, sind wir in der Lage, alles andere in den Hintergrund zu drängen, was uns von unserem Weg abbringen könnte, voll Freude und Hoffnung unser Potenzial zu entfalten und dadurch unser wahres Selbst zu finden.

Behalten Sie Ihre Motivation im Auge

Wie kommt es, dass manche Menschen den Weg zu mehr Gesundheit und ganzheitlichem Wohlbefinden scheinbar mühelos bewältigen, während andere nur mit extrem großer Mühe die zahlreichen Hindernisse überwinden können und dabei immer wieder aus der Bahn geworfen werden? Die meisten von uns kennen beide Seiten: Manchmal können die Dinge wunderbar nach Plan laufen, doch nur einen Augenblick später ändert sich die Situation schlagartig und dann haben wir große Probleme, unsere anfängliche Begeisterung für eine nachhaltige Veränderung unserer Lebensweise auch langfristig aufrechtzuerhalten. Es wäre schön, wenn wir – selbst in schwierigen Zeiten – jede Minute am Tag vor Begeisterung und Energie nur so sprühten. Aber das ist in etwa genauso unmöglich wie fünf Kilo in einer Woche zu verlieren. Don José war dafür bekannt, dass er Menschen dazu motivieren konnte, dass sie angesichts einer schwierigen Aufgabe nicht gleich aufgeben, sondern zumindest versuchen, sie zu bewältigen.

Machen wir uns doch nichts vor: Unsere Motivation kann extrem schwanken – mal ist sie hoch, dann wieder niedrig –, aber das ist ganz normal. Das Entscheidende ist jedoch, wie wir mit den Durststrecken umgehen – ob wir uns eine Woche lang eine Auszeit von unserem Fit Soul – Fit Body-Programm nehmen oder ob wir gleich das Handtuch werfen. Im vorangegangenen Kapitel haben wir gezeigt, wie sich seelisch-emotionale Hindernisse – negative Gefühle und Denkmuster – aus dem Weg räumen lassen, die unsere Fortschritte sabotieren können. Der nächste wichtige Schritt auf dem Weg zu unseren Fit Soul – Fit Body-Zielen besteht darin, dass wir lernen müssen, unsere Zielvorstellungen und Visionen immer ganz fest im Auge zu behalten, und zwar unabhängig davon, wie schnell sich Fortschritte in unserer körperlichen oder seelischen Entwicklung einstellen. Deshalb gehört es zu den Hauptaufgaben des Fit Soul – Fit Body-Programms, dass wir uns sowohl kurzfristige als auch langfristige Ziele setzen und uns auf beide konzentrieren.

In diesem Kapitel lernen Sie daher nicht nur, wie Sie sich Ziele setzen, sondern auch wie Sie Ihre Motivation aufrechterhalten, um diese zu verwirklichen. Dazu machen wir Sie mit Übungen vertraut, die sich an traditionellen Leitsätzen der Huichol-Indianer orientieren und die Ihnen Schritt für Schritt zeigen, wie Sie Fit Soul und Fit Body-Ziele auf körperlicher, geistiger und emotionaler Ebene miteinander verbinden, um die angestrebte körperliche und seelische Fitness zu erreichen:

- Setzen Sie sich langfristige und kurzfristige Ziele, die realistisch und erreichbar sind.
- Konzentrieren Sie sich ganz auf Ihre Ziele.
- Vertrauen Sie auf Ihre Fähigkeiten, die anvisierten Ziele zu erreichen.
- Passen Sie Ihre Lebensweise an Ihre Ziele an.
- Entdecken Sie die große Symbolkraft von Erfolgsvisionen.

Alle hier genannten Schritte drehen sich um das Thema Zielsetzung. Und da letztlich die richtige Zielsetzung darüber entscheidet, wie erfolgreich wir unsere Fit Soul – Fit Body-Visionen umsetzen können, widmen wir diesen Schritten einen eigenen Weg.

6 Setzen Sie sich klar definierte Ziele

Die Motivation oder der Wunsch, körperlich und seelisch gesund und leistungsfähig zu sein, kann erst dann entstehen, wenn wir ein klares Bild

– eine konkrete Zielvorstellung – vor Augen haben, was wir genau wollen. Das Wort „Ziel" ist die moderne Bezeichnung für das, wovon sich Huichol-Indianer in all ihrem Handeln ein Leben lang leiten lassen. In ihrer Kultur könnte man statt Ziel auch Vision sagen, denn oft handelt es sich dabei um ein Bild in ihrer Vorstellung, das in der realen Welt erst noch geschaffen werden muss. Aus ihren Visionen entsteht die Kraft, die Körper und Seele miteinander verbindet und die dafür sorgt, dass Körper und Seele konzentriert Hand in Hand arbeiten, um das gemeinsame Ziel zu erreichen.

Ein gutes Beispiel hierfür ist die Art und Weise, wie die Huichol-Indianer ihre ausdrucksvollen und farbenprächtigen Kunstwerke anfertigen. Sie warten zuerst darauf, dass sie von einer Geschichte oder einem Bild aus ihrer traditionellen Kosmologie inspiriert werden, erst dann beginnen sie mit ihrer Arbeit. Sie beten oder bitten darum, einen Traum oder eine Vision zu erhalten, damit sie wissen, was sie gestalten sollen. Erst wenn sie diese Vision bekommen, haben sie ihr „Zielbild" oder eine bildliche Gestaltungsform vor Augen, die sie umsetzen können.

Und aus genau demselben Grund müssen auch wir zuerst wissen, was wir konkret an unserem Körper und an unserer Seele verändern wollen. Welche Fitness-Ziele und -Visionen haben Sie? Wie sieht das fertige Bild in Ihrer Vorstellung aus? Was für ein Mensch wollen Sie werden? Wodurch wird sich dieser Mensch in seinem Denken, Handeln und Fühlen auszeichnen? Welche körperlichen und seelischen Veränderungen streben Sie an? Mit den Antworten auf diese Fragen definieren Sie aber nicht nur Ihre Ziele und Absichten, sondern diese Antworten helfen Ihnen gleichzeitig dabei, Ihre Anstrengungen zielstrebig zu bündeln. Denn unsere Ziele und Visionen sind die Magnete, die uns zum Handeln antreiben, und indem wir beständig und dennoch flexibel auf diese Ziele hinarbeiten, werden wir mit der Zeit Erfolge erzielen, von denen wir nie zu träumen gewagt hätten.

LANGFRISTIGE ZIELE FESTLEGEN

Nehmen Sie sich so viel Zeit, wie Sie brauchen, damit Ihre großen langfristigen Ziele für Körper und Seele in Ihrer Vorstellung Gestalt annehmen können. Denn sie werden zur „Gestaltungsform" für Ihr Leben, an der Sie eine ganze Weile arbeiten müssen, vielleicht sogar über Jahre hinweg. Deshalb sollten sie auch für Ihr Leben von zentraler Bedeutung sein. Vielleicht sind Sie etwas unsicher, ob Sie in der Lage sind, diese Ziele tatsächlich zu erreichen. Doch wenn Sie dazu in der Lage sind, werden diese Veränderungen, die Sie auf Ihrer Reise durchleben, als Meilensteine des persönlichen Erfolgs in Ihre Lebensbilanz eingehen. Nachfolgend haben wir für Sie als Orientierungshilfe eine Auswahl an langfristigen Fit-Body und Fit-Soul-Zielen aufgelistet.

Fit-Body-Ziele:

- Bessere Ergebnisse beim nächsten Gesundheits-Check-up bekommen (niedrigerer Cholesterinspiegel, niedrigerer Ruhepuls und so weiter).
- Übergewicht reduzieren und Diabetesrisiko senken.
- Täglich Sport treiben.
- Ungesunde Nahrungsmittel meiden und schlechte Ernährungsgewohnheiten in den Griff bekommen.
- Den eigenen Körper so akzeptieren, wie er ist.
- Fit und durchtrainiert aussehen.
- Am Stadt-Marathon oder an einem 10.000-Meter-Lauf oder -Walking-Event für einen guten Zweck teilnehmen oder einen anspruchsvollen Wettkampf in einer beliebigen Sportart austragen.

Fit-Soul-Visionen:

- Ein liebevoller und freundlicher Mensch werden.
- Sich nicht mehr von negativen Gedanken beherrschen lassen.
- Selbstvertrauen aufbauen.
- Seelische Belastungen aus der Vergangenheit bewältigen.
- Leben ohne Reue.
- Inneren Frieden und Erfüllung finden in allem, was man tut.
- Auf eine große spirituelle Reise gehen.

Diese langfristigen Ziele für Körper und Seele sind höchst erstrebenswert. Jedes einzelne davon stellt zwar eine große, gleichzeitig aber auch eine spannende Herausforderung dar. Damit Sie alle Ziele und Visionen umsetzen können, müssen Körper und Seele als einheitliches Ganzes zusammenarbeiten. Jedes große Ziel, das Sie auf Ihrer Reise zu mehr Gesundheit und ganzheitlichem Wohlbefinden erreichen, schenkt Ihnen Freude, Kraft und ein tiefes Gefühl von Zufriedenheit und Erfolg, insbesondere dann, wenn die Wegstrecke, die Sie von Ihrem Ausgangspunkt bis zum anvisierten Zielpunkt zurücklegen müssen, sehr groß ist. **Wie sehen denn die Fit Soul – Fit Body-Ziele und -Visionen aus, die Sie gern in Ihrem Leben erreichen würden?**

WIE REALISTISCH SIND IHRE ZIELVORSTELLUNGEN?

Zielvorstellungen, die ausschließlich eine körperliche Veränderung betreffen, lassen sich in aller Regel sehr gut überprüfen. Ein Marathonlauf ist ein sehr spezielles Ziel, weil Sie dafür ohne Pause 26,2 Meilen am Stück laufen müssen. 25 Kilo abzunehmen ist ebenso eine klare Zielvorgabe, denn Sie erkennen zweifellos, wann dieses Ziel erreicht ist. Da Fit-Body-Ziele von Natur aus sehr konkret sind, lässt sich relativ gut einschätzen, ob das anvisierte Ziel realistisch ist und im Bereich des Möglichen liegt; außerdem lässt sich auch genau dokumentieren, welche Fortschritte man macht. Trotzdem erweisen sich unsere Fit-Body-Ziele meist als unrealistisch, weil der Zeitplan, den wir uns für das Erreichen dieser Ziele setzen, einfach zu knapp bemessen ist. Ein unrealistisches Ziel ist zum Beispiel, wenn jemand in nur einem Monat 25 Kilo abnehmen will. Wenn man sich jedoch vornimmt, ein bis zwei Pfund pro Woche zu verlieren, und das über einen Zeitraum von einem Jahr durchzuziehen, lässt sich dieses Ziel nicht nur erreichen, sondern auch langfristig halten. Es gibt nur eine Voraussetzung, die Sie mitbringen müssen, um die großen Fit-Body-Ziele zu verwirklichen: Sie müssen Ihr Vorhaben auf einen realistischen Zeitplan stützen und Sie müssen auch bereit sein – je nachdem wie groß oder wie klein Ihre Fortschritte jeweils sind –, diesen Zeitplan bei Bedarf zu korrigieren ..., indem Sie beständig und dennoch flexibel sind.

Im Gegensatz dazu sind Ziele, die eine seelische oder spirituelle Veränderung betreffen, in aller Regel nicht so leicht zu überprüfen. Das Ziel, ein liebevollerer Mensch zu werden, basiert auf einer subjektiven Einschätzung. Es ist schwierig, genau zu dokumentieren, ob man es geschafft hat, seine negativen Gedanken durch positive zu ersetzen. Und meistens merkt man erst, wenn die Veränderung eingetreten ist, dass man sein anvisiertes Fit-Soul-Ziel erfolgreich umgesetzt hat. Allerdings können wir unsere Fit-Soul-Fortschritte ganz einfach kontrollieren, indem wir unser tägliches Handeln überdenken. „Habe ich mich heute meiner Familie gegenüber liebevoll und freundlich verhalten? Habe ich gestern Nachmittag, als Selbstzweifel in mir hochkamen, innegehalten und meine negativen Gedanken in positive umgewandelt?" Machen Sie es sich zur Aufgabe, jeden Tag an Ihren angestrebten Fit-Soul-Zielen zu arbeiten, denn auf diese Weise können Sie bei sich eine nachhaltige Veränderung von innen nach außen bewirken. Und diese Veränderungen sind der Beweis dafür, dass Ihre Zielsetzungen realistisch sind: Sie sind auf dem besten Weg, Ihre anvisierten Fit-Soul-Ziele zu verwirklichen.

Kurzfristige Ziele festlegen

Jede Vision lässt sich nur Schritt für Schritt verwirklichen. Für einen Sportler bedeutet das, dass er Tausende Stunden an Training in die kontinuierliche unermüdliche und beständige Wiederholung derselben Abläufe investieren muss, um diesen einen Augenblick der Perfektion zu schaffen, der Sieg heißt. Doch der größte Sieg von allen besteht darin, dass man sein wichtigstes Ziel oder seine schönste Vision als Motivationsquelle nutzt, um daraus die Kraft zu schöpfen, Tag für Tag aufs Neue die vielen kleinen Siege des Alltags zu erringen. „Was kann ich heute meinem Körper Gutes tun, damit er gesünder und stärker wird?"

Die langfristigen Ziele, die wir vor Augen haben, vermitteln uns ein Zielbild, eine bildliche Vorstellung, wo uns unsere Reise hinführen soll. Kurzfristige Ziele sind eher wie Etappenziele zu verstehen, als Teilstrecken und Wegweiser mit Kompassfunktion, damit wir immer auf Kurs bleiben und nicht vom Weg abkommen. Wir haben hier ein paar Vorschläge für kurzfristige Fit-Soul- und Fit-Body-Ziele für Sie zusammengetragen, die jeweils die Grundlage bilden, damit Sie die großen Veränderungen erfolgreich in Angriff nehmen können.

- Nehmen Sie einen pessimistischen Gedanken, der Ihnen regelmäßig durch den Kopf geht. Jedes Mal, wenn Sie sich bei diesem Gedanken ertappen, halten Sie für eine Minute inne und erinnern Sie sich daran, dass Sie positive Denkmuster entwickeln wollen. Ersetzen Sie deshalb „ich kann nicht" durch „ich kann". Wiederholen Sie diesen Vorgang so lange, bis Sie merken, dass die Zeitabstände zwischen diesen negativen Gedanken immer größer werden.
- Gönnen Sie sich mindestens eine kleine Auszeit am Tag, in der Ihre Seele neue Kraft tanken kann; zum Beispiel durch ein schönes Naturerlebnis, das schon lange vor unserer modernen Welt da war.
- Schieben Sie sechs Wochen lang eine zusätzliche Trainingseinheit pro Woche ein.
- Verlängern Sie Ihre längste Trainingseinheit um ein bestimmtes Zeitintervall, das jedoch groß genug sein muss, damit Ihr Körper auch spürt, dass er gerade eine besondere Leistung erbracht hat.
- Verzichten Sie auf ein Nahrungsmittel oder ein Gericht, von dem Sie wissen, dass es Ihre anvisierten Ziele sabotiert. Sie sollten es sechs Wochen lang aus Ihrem Haus und aus Ihrem Leben verbannen. Diese Maßnahme kann Hand in Hand mit der zusätzlichen Trainingseinheit gehen.
- Lachen Sie. Haben Sie heute schon gelacht? Haben Sie gestern gelacht? Die Huichol-Indianer sagen, dass Lachen dafür sorgt, dass man sich selbst nicht so wichtig nimmt. Wenn uns das Gefühl bedrückt, dass irgendetwas nicht in Ordnung ist, können wir es vertreiben, indem wir mit anderen oder über uns selbst lachen, bis die Welt für uns wieder in Ordnung ist. Und dann spüren wir eine tiefe Dankbarkeit. Gibt es denn ein besseres kurzfristiges Ziel, als Dankbarkeit zu empfinden auf der Reise zu unseren großen Träumen und Zielen?

Es kann dauern, bis Sie Ihr Fett wegkriegen

Wenn man allein mithilfe von Sport Körperfett abbauen will, lässt sich dieses Vorhaben auf eine einfache Faustformel bringen: In einem Pfund Körperfett sind etwa 3.500 Kalorien gespeichert. Wenn ein durchschnittlich gebauter Mensch seinen Körper über die Distanz von einer Meile bewegt, verbraucht er etwa 100 Kalorien. Ob er diese Meile gehend oder laufend zurücklegt, hat auf den Kalorienverbrauch keinen Einfluss – gehen dauert eben nur länger.

Um also ein Pfund Körperfett durch sportliche Aktivität zu verbrennen, muss ein Mensch ungefähr 35 Meilen zurücklegen. Dieses Rechenexempel ist in der Tat sehr aufschlussreich. Denn um allein durch Sport ein Pfund Körperfett pro Woche zu verlieren, müsste ein Mensch in jeder Woche fünf Meilen pro Tag walken oder joggen. Natürlich lässt sich durch eine leichte Einschränkung in der täglichen Kalorienaufnahme der Trainingsumfang etwas reduzieren, doch so sieht einfach die nüchterne Realität aus, wenn wir allein durch sportliche Betätigung unseren Körperfettanteil verringern wollen.

Ein Profi-Radsportler, der bei einem Rennen über 4.000 Kalorien verbrennt, muss sich keine Gedanken darüber machen, wie er Körperfett abbauen kann. Jemand, der zwei bis drei Meilen am Tag walkt, muss etwa zehn Tage lang walken, um dieselbe Menge an Fettkalorien zu verbrennen. Im Prinzip können also beide dieselbe Menge an Körperfett abbauen, allerdings mit dem Unterschied, dass der Walker länger dafür braucht als der Profi-Radsportler.

Die Lehre, die wir aus diesem Beispiel ziehen können, ist denkbar einfach: Abnehmen kann man nicht im Schnellverfahren. Und solange wir uns keinen realistischen Zeitplan setzen, um unser Wunschgewicht zu erreichen, wird nur die Enttäuschung siegen und die Pfunde bleiben mit großer Wahrscheinlichkeit dort, wo sie sind. Ein langfristiger Ansatz, der auf einer konsequenten Veränderung des Lebensstils basiert, in Verbindung mit gesunder Ernährung und Bewegung ist hier der Schlüssel zum Erfolg – dann kommt mit der Zeit auch eine schlankere Taille in greifbare Nähe.

BEWEGUNG IST DAS A UND O: MACHEN SIE IHRER TRÄGHEIT BEINE

Das größte Hindernis, das wir mitunter überwinden müssen, um überhaupt mit unserem Sportprogramm anzufangen, heißt Selbstmotivation. Dabei ist es in aller Regel so, dass wir keine Abneigung gegen Sport haben, wohl aber gegen die Vorstellung, uns endlich aufzuraffen und den Anfang zu machen. Wenn wir aber erst einmal angefangen haben, macht uns der Sport sogar Spaß. Schließlich gehört es zu den wichtigsten kurzfristigen Zielen, dass Sie sportlich aktiv werden. Sobald Sie dann mit Ihrem Sportprogramm begonnen haben, werden andere Ziele in den Vordergrund rücken, wie zum Beispiel die Intensität oder die Dauer Ihrer sportlichen Aktivität. Doch auf diese Ziele können Sie nicht hinarbeiten, wenn Sie mit dem Training nicht irgendwann auch anfangen. Deshalb haben wir hier ein paar nützliche Tipps für Sie zusammengestellt, die Ihnen dabei helfen sollen, endlich in Gang zu kommen.

- Wählen Sie für Ihre sportlichen Aktivitäten einen Zeitpunkt, an dem Sie mit ziemlicher Sicherheit auch tatsächlich Sport treiben können. Manche Menschen haben morgens Zeit ihr Training zu absolvieren, andere erst abends. Überlegen Sie, wann Sie die Zeit, Energie und Bereitschaft für Ihr Training aufbringen können und reservieren Sie sich diese Zeit verbindlich für Ihr Sportprogramm.
- Verabreden Sie sich mit einem Freund oder einer Freundin. Denn es ist leicht, einen Trainingstermin sausen zu lassen, an dem man allein trainiert. Wenn Sie aber wissen, dass Sie mit jemandem verabredet sind, der am Treffpunkt auf Sie wartet, werden Sie wohl kaum kneifen.
- Nutzen Sie jede sich bietende Gelegenheit, um sportlich aktiv zu sein. Wenn Sie nie genau wissen, wann Sie Zeit für Ihr Training haben, sollten Sie dafür sorgen, dass Sie Ihre Sportkleidung immer dabei haben. Das kann zum Beispiel bedeuten, dass die Sporttasche mit Ihren Trainingsklamotten immer im Kofferraum Ihres Autos steht, damit Sie für den Fall, dass die für den späten Nachmittag

anberaumte lange Besprechung kurzfristig abgesagt wird, sich schnell umziehen können, um Ihren sportlichen Aktivitäten nachzugehen, wie immer die auch aussehen mögen.

- Nehmen Sie sich fest vor, die ersten fünf Minuten eines geplanten Trainings durchzuhalten. Es wird sicher einen guten Grund geben, warum Sie keine Lust auf das bevorstehende Training haben. Sie sind vielleicht zu müde, um Sport zu treiben und brauchen einfach eine Pause. Doch wenn Sie erst einmal mit dem Training angefangen haben, ist es meist so, dass sich alle Ausflüchte in Luft auflösen und Sie sehr froh darüber sind, dass Sie nun doch trainieren. Trainieren Sie auf jeden Fall lange genug, um zumindest leicht ins Schwitzen zu geraten, auch wenn es nur fünf oder zehn Minuten sind. Bis dahin ist die Freude an der Bewegung vielleicht zurückgekehrt und dann können Sie sich selbst auf die Schulter klopfen, dass Sie erfolgreich an Ihrem Fitness-Ziel gearbeitet haben!

ERKENNEN SIE DEN TIEFEREN SINN IHRES HANDELNS

Wenn Sie eine klare bildliche Vorstellung von Ihrem Selbst vor Augen haben, das Sie werden wollen, und wenn Sie an Veränderungen arbeiten, die Ihnen wichtig sind, entsteht dadurch die Energie, die Ihre Seele braucht, um zu wachsen. Denn erst durch die klare bildliche Zielvorstellung bekommt Ihr Leben und Handeln einen tieferen Sinn, und dieser tiefere Sinn überwindet alle Grenzen, die bei einem Handeln ohne tieferen Sinn naturgemäß existieren. Denn er verwandelt eine scheinbar eintönige oder überflüssige Aufgabe in etwas, das Freude macht und der Mühe wert ist. Das wird besonders deutlich, wenn wir beobachten, wie die Huichol-Indianer bei ihren heiligen Hirschtanz-Zeremonien vorgehen. Einige dieser Zeremonien ziehen sich sehr lange hin; sie können sich über mehrere Tage erstrecken und sogar Tag und Nacht andauern. Sie können regelrecht endlos erscheinen, ebenso wie ein Training endlos erscheinen kann. Und zweifellos kostet es eine Menge Energie, abgesehen von ein paar kurzen Unterbrechungen während der Nacht, nahezu ununterbrochen durchzutanzen. Doch gerade weil dieser Tanz einen tieferen Sinn hat, sind die Huichol-Indianer in der Lage, weit über ihre normale Leistungsgrenze hinauszugehen.

Der Hirschtanz ist der heiligste Tanz der Huichol-Indianer. Sie praktizieren ihn seit Jahrtausenden, um das Licht und die Geburt der Sonne zu feiern. Die Zeremonie besteht aus vielen verschiedenen Teilen und findet meist im Freien statt. Ein Teil des Tanzes enthält sehr heilige und spirituelle Komponenten: Die Indianer legen ihre Gebete, Hoffnungen und Wünsche tanzend auf den Altar von Mutter Erde, um auf diese Weise die Liebe von Mutter Erde in ihre Herzen und in ihr Leben aufzunehmen und glücklich zu sein. Sie bitten mit ihrem Tanz um eine gute Ernte oder um ein gutes Leben für sich selbst und für ihre Familie. Sie tanzen für alle Menschen, für alles Leben, für die gesamte Schöpfung. Sie tanzen auch, um ihre spirituelle Kraft oder ihre Seele in dieser ganz besonderen Stille zwischen zwei Herzschlägen zu finden, indem sie in einen Bewusstseinszustand gelangen, wo sie ihre enge Verbindung zum heiligen Charakter allen Lebens spüren.

Mit jedem Tanzschritt, den sie auf Mutter Erde setzen, versuchen die Huichol-Indianer gute Gedanken zu entwickeln. Genauso können Sie das im Rhythmus Ihrer Schritte tun, während Sie walken oder laufen. Mit jedem Schritt, den Sie auf die Erde setzen, entsteht ein kontinuierlicher gleichbleibender Rhythmus – gleich einem Herzschlag, der mit dem Herzschlag der Erde und mit der heiligen Trommel verbunden ist. Die Huichol-Indianer beten *für* die Erde und *zu* der Erde; sie tanzen ihre Gebete förmlich in Mutter Erde hinein. Sie tanzen, um ihr Leben und das Licht zu feiern, das in der ganzen Schöpfung ist und sie tanzen, um im Einklang mit dem Sonnenaufgang und dem Sonnenuntergang zu sein – denn beide sind Augenblicke des Glücks in der Welt, die gefeiert werden sollten.

Die Huichol-Indianer tanzen, um die Geburt eines neuen Tages und der vier Himmelsrichtungen feierlich zu würdigen. Denn Tanzen hilft ihnen dabei, ihr Herz zu öffnen und ihre Seele durch die Rhythmen und Klänge des feierlichen Gesangs des Schamanen zu einem höheren Bewusstsein zu führen. Dieses einfache Ritual bringt ihren Körper in Harmonie und Einklang mit ihrer Seele, mit der spirituellen Kraft ihres Ichs.

Und das geschieht, während sie im Kreis um das heilige Feuer tanzen und auf dem heiligen Altar von Mutter Erde einen Fuß vor den anderen setzen. Wenn dann am Morgen die Sonne erwacht, haben sie das Gefühl, dass sie etwas zu Ende gebracht haben, das einen wahren Sinn hat.

Darüber hinaus haben die Huichol-Indianer auch Stammestänze, die zu Stammesliedern getanzt werden und in denen sie auf faszinierende Weise ihre Freude und ihr Glück darüber zum Ausdruck bringen, dass sie leben und atmen. Sie tanzen zu den Rhythmen, die förmlich in die Erde hinein gesungen werden, und indem sie einfach auf diesem wunderschönen Altar tanzen, entsteht in ihnen ein Gefühl von Glück und Zufriedenheit, Freude und Wohlbefinden. Sie bewegen sich zwischen einem Zustand höheren Bewusstseins und purer Lebensfreude hin und her; sind einfach nur glücklich, preisen das Leben und lachen auch. Wenn eines ihrer Stammesmitglieder beim Tanzen stolpert oder ihm ein ähnliches Missgeschick passiert, ist das meist für sie ein Anlass, um in lautes Gelächter auszubrechen.

Brants Erlebnisse mit Don José: Eine Lektion über den tieferen Sinn und Zweck unseres Handelns – anschaulich auf den Punkt gebracht

Ich erinnere mich da an eine witzige Begebenheit: Beim Tanzen ist ein Huichol-Indianer einmal versehentlich gegen den Stuhl geprallt, auf dem Don José saß. Um Don José nicht zu verletzen, ließ er sich blitzschnell mit einem etwas verunglückten Purzelbaum zur Seite rollen, woraufhin alle Stammesmitglieder im Dorf, die dieses Schauspiel mit angesehen hatten, in schallendes Gelächter ausbrachen. Dieses Gelächter hat zusätzlich zum tieferen Sinn und Zweck der Hirschtanz-Zeremonie beigetragen und damit den Leitgedanken des Tanzes als Ausdruck von Dankbarkeit, Lebensfreude und Gemeinschaft sehr deutlich gemacht. Denn diese altüberlieferte Form der Bewegung erfüllt einen sehr eindeutigen Zweck: Sie bringt die Gemeinschaft zusammen und verwandelt eine gewöhnliche gleichmäßige Schrittfolge in ein Fest des Glücks und der Zufriedenheit. Die Huichol-Indianer sind davon überzeugt, dass das Universum genau das sehen will: Denn sie tanzen nicht nur sehr gern, sondern Tanzen gehört für sie auch zu den besten Dingen, die sie hier auf der Erde tun können. Deshalb fragen sie auch mit reinem Herzen: Aus welchem Grund sind wir denn sonst hier?

Erst der tiefere Sinn und Zweck des Tanzens verleiht dem Hirschtanz seinen heiligen Charakter und lässt ihn zu einem sehr fröhlichen Erlebnis für die Stammesgemeinschaft werden. Sie können beim Sport genau dasselbe Glücksgefühl erleben, indem Sie sich denselben tieferen Sinn und Zweck Ihres Handelns bewusst machen, nämlich dass Sie für Ihr Leben und für alles Leben auf der Erde dankbar sein müssen und auch dafür, dass Sie am Leben sind und Sport treiben können. Wir können zum Beispiel bei einer Wettkampfveranstaltung ein ähnliches Gefühl von Gemeinschaft beobachten. Tausende von Sportlern kommen zusammen, um auf unserer Mutter Erde zu laufen, weil sie ein klares Ziel vor Augen haben – die einen wollen es einfach nur ins Ziel schaffen, die anderen wollen herausfinden, wo ihre Grenzen liegen. Mit diesem Ziel vor Augen sind die Wettkampfteilnehmer in der Lage, die eigenen Grenzen von Müdigkeit, eintöniger Routine oder beginnendem Desinteresse zu überwinden, indem sie durch ihr Handeln eine starke Gemeinschaft gegenseitiger Unterstützung, ein Gebet, eine positive Affirmation und Lebensfreude entwickeln können.

Ich kann noch von einem weiteren Erlebnis berichten, das den Gedanken an einen tieferen Sinn und Zweck unseres Handelns tief in mein Bewusstsein gerückt hat: Nachdem ich meine Ausbildung zum Schamanen abgeschlossen hatte, nahm ich Don José für einen guten Monat mit in die Vereinigten Staaten. Wir wohnten in Bodega Bay, Kalifornien, und zwar ganz in der Nähe des Hauses, wo ich an einem Mittwochabend mit meiner ersten Vortragsreihe über die Tradition der Huichol-Indianer begonnen hatte. Die Veranstaltung fand in demselben Haus statt, in dem der Hitchcock-Thriller *Die Vögel* gedreht wurde. Der Termin für mein erstes Seminar in Oregon stand auch schon fest und ich erklärte Don José, dass uns eine zwölfstündige Autofahrt bevorstand.

An dem Morgen, als wir aufbrechen wollten, verkündete er: „Ich will nicht mitfahren! Fahr' einfach ohne mich."

Ich sagte: „Aber Großvater, ich kann doch nicht ohne Dich fahren!"

„Mach' Dir keine Sorgen um mich", sagte er. „Ich gehe einfach zu Fuß nach Hause."

Dazu müssen Sie wissen, dass wir uns in Nordkalifornien befanden, er aber etliche Tausend Meilen weiter südlich – in der Nähe von Guadalajara in Mexiko – zu Hause war. Dann sagte ich zu ihm: „Großvater, ich kann Dich hier nicht zurücklassen; und außerdem, wie willst Du überhaupt den Nachhauseweg finden?"

„Glaubst Du etwa, dass ich ein Trottel bin?", fragte er empört. „Ich weiß sehr wohl, wie ich nach Hause komme. Ich gehe einfach in Richtung Süden, und wenn ich nach San Blas [in Mexiko] komme, dann halte ich mich links und marschiere in die Berge der Sierra Madre. Dort ist unser heiliges Land, dort ist unsere Großmutter Meer und unsere heilige Heimat. Ich finde schon den Weg dorthin zurück."

Ich versuchte ihm zu erklären, wie man ein Seminar organisiert und dass die Teilnehmer, die sich für das Seminar angemeldet hatten, davon ausgingen, dass wir auch beide da sein würden. Doch das war wohl sehr schwer verständlich für jemanden, der aus einer ganz anderen Kultur kommt. Er sagte kein Wort.

Der Countdown zum Seminar lief bereits, doch ich konnte ihn verständlicherweise nicht allein lassen. Wir saßen zusammen da, über mehrere Stunden und schwiegen uns regelrecht an. Doch genauso plötzlich, wie er verkündet hatte, dass er nicht mitfahren wollte, stand Don José auf einmal auf und sagte: „Also gut. Lass uns fahren!"

Wir sprangen ins Auto und fuhren los. Während der ersten Hälfte der Fahrt sagte keiner von uns ein Wort. Ich wollte ihm um keinen Preis eine Gelegenheit bieten, dass er seine Meinung wieder änderte. Doch nach einer ganzen Weile fragte ich dann: „Großvater, was war denn bloß los mit Dir?" Dieses Verhalten war so gar nicht typisch für Don José. Er war jemand, auf dessen Wort ich mich stets verlassen konnte. So etwas hatte er noch nie gemacht. Denn wann immer er gesagt hat, dass er etwas macht, hat er das auch gemacht.

Seine Antwort war: „Nun ja, ich wollte Dich mal testen, um zu sehen, ob Du mit Deinen Workshops und Seminaren nicht doch nur dem Geld und Ruhm hinterherjagen und mich meinem Schicksal überlassen wolltest. Du hast den Test bestanden, mein Enkelsohn, und deshalb sind wir jetzt unterwegs."

Nachdem nun der tiefere Sinn und Zweck meines Handelns eindeutig bewiesen war, konnten wir eines der schönsten Seminare miteinander genießen, die ich je gehalten habe.

KONZENTRIEREN SIE SICH GANZ AUF IHRE ZIELE

Zuerst müssen Sie Ihre Ziele festlegen, damit Sie überhaupt wissen, wohin die Reise geht. Als Nächstes müssen Sie Ihre Aufmerksamkeit kontinuierlich auf diese Ziele und Visionen richten, damit Sie Ihre Motivation aufrechterhalten können. Denn auch ein Sportler konzentriert sich beim täglichen Training immer wieder auf seine Ziele, denn sie spornen ihn an, damit die endlosen Wiederholungen in seinem Trainingsplan nicht zu einer stumpfsinnigen Routine werden. Und auch ein Huichol-Indianer, der in der Sierra Madre in Mexiko zu Hause ist, konzentriert sich unentwegt auf seine Ziele oder auf seine Visionen, damit er sie erfolgreich umsetzen kann – ganz gleich, ob es sein Ziel ist, ein Maisfeld am Berghang einzusäen, indem er ein Maiskorn nach dem anderen in den Boden steckt, bis das ganze Feld eingesät ist, oder ob es sein Ziel ist, ein Kunstwerk anzufertigen, zu dem er durch eine Vision inspiriert wurde.

Im Folgenden beschreiben wir verschiedene Möglichkeiten, wie Sie sich am besten auf Ihre Ziele konzentrieren können:

- **Nehmen Sie sich hin und wieder Zeit, um über Ihre Ziele nachzudenken.** Ein geeigneter Zeitpunkt ist, wenn Sie bereits überlegen, wie Ihr nächster Entwicklungs- oder Trainingsschritt aussehen könnte. Bei diesen Überlegungen können Sie jedoch zu ganz unterschiedlichen Ergebnissen kommen, je nachdem, ob Sie sich bei Ihren Überlegungen stärker von Ihrer endgültigen Zielvorstellung leiten lassen oder von Ihrer augenblicklichen Stimmung oder Ihren Lebensumständen.

- **Begreifen Sie, wie wichtig es ist, dass Sie beständig jeden Tag auf Ihr Ziel hinarbeiten.** Jede positive Veränderung, die Ihre Seele in dieser Welt erlebt, auch wenn sie noch so klein ist, bringt Sie Ihren Fit-Soul-Zielen einen weiteren Schritt näher.
- **Geben Sie negativen Gedanken keine Chance.** Negative Denkmuster beeinträchtigen unser seelisches Wohlbefinden und machen unsere Seele krank. Denn sie sorgen dafür, dass wir an unseren Fähigkeiten zweifeln, die anvisierten körperlichen und seelischen Veränderungen auch tatsächlich umzusetzen. Deshalb ist es wichtig, dass Sie fest daran glauben, dass Sie Ihre Zielvorstellungen verwirklichen können – und das geht so: Zunächst müssen Sie – wie schon gesagt – Ihre ganze Aufmerksamkeit auf Ihre Ziele richten und darauf, warum es Ihnen so wichtig ist, sie zu erreichen. Als Nächstes müssen Sie sich vor Augen führen, dass Sie jeden Tag auf Ihr anvisiertes Ziel hinarbeiten, indem Sie konsequent einen Schritt nach dem anderen machen. Auf diese Weise können Sie vermeiden, dass Gedanken an ein mögliches Scheitern aufkommen, die Sie handlungsunfähig machen. Dass sich möglicherweise Langeweile oder auch das Gefühl einschleicht, Ihr Bemühen sei ohnehin zwecklos. Betrachten Sie Schwierigkeiten einfach als ganz normalen Bestandteil des Lebens. Denn durch sie bekommt Ihr Erfolg ein viel größeres Gewicht.
- **Gehen Sie bei Ihrem Vorhaben planvoll und systematisch vor.** Die meisten Menschen tun sich ohne klaren Plan recht schwer. Wenn Sie also durch Ihr unvorbereitetes, eher planloses Handeln öfter von Ihrem Fit Soul – Fit Body-Kurs abkommen, sollten Sie Ihre Aktivitäten systematisch planen. Machen Sie sich für jede Woche einen Plan, in den Sie Ihre Trainingseinheiten und Ihre persönlichen Ziele eintragen. Und halten Sie sich auch an diesen Plan. Auf diese Weise können Sie sich klare, kurzfristige Wochenziele stecken. Machen Sie Ihre anvisierten Fit-Soul- und Fit-Body-Ziele zu Ihrer obersten Priorität. Denn das Leben nutzt jede Möglichkeit, die wir ungenutzt lassen. Wenn Sie Ihre ganze Aufmerksamkeit auf

Ihre Gesundheit konzentrieren und darauf, was Sie als Mensch ausmacht, bleibt kein Raum für Bequemlichkeit und auch kein Raum für Gedanken, die Ihnen zuflüstern, dass Sie eigentlich zu beschäftigt sind, an Ihren Zielen zu arbeiten oder dass Ihre Ziele nicht so wichtig sind. Es ist auch sehr hilfreich ein Tagebuch zu führen, in dem Sie Ihr Vorgehen Schritt für Schritt dokumentieren; sie können nicht nur aufzeichnen, wie Sie sich jeden Tag fühlen, sondern auch alle anderen Dinge darin notieren, die Ihnen in den Sinn kommen und von denen Sie glauben, dass Sie Ihnen auf Ihrer Fit Soul – Fit Body-Reise helfen können. Indem Sie genau Protokoll führen, können Sie nicht nur die Entwicklung Ihrer Fortschritte kontrollieren und daraus Kraft und Motivation schöpfen, sondern auch gleichzeitig Ihre Ziele besser im Auge behalten.

Wenn Sie sich fest auf ein Ziel konzentrieren, erfüllt Sie das mit Freude und Zufriedenheit, weil Sie wissen, dass Sie daran arbeiten, diese Aufgabe erfolgreich zu Ende zu bringen. Das klingt vielleicht paradox, aber jeder Anfangspunkt markiert gleichzeitig auch einen Endpunkt. Wenn Sie mit Sport anfangen, setzen Sie Ihrer Trägheit ein Ende. Wenn Sie danach streben, eine Verbindung zur Schönheit der Natur aufzubauen, hat Ihre Gleichgültigkeit ein Ende. Wenn Sie mit einem Fitness-Programm für Ihren Körper beginnen, endet Ihr Desinteresse an Ihrer Gesundheit. Wenn Sie sich einen Herzenswunsch erfüllen, hat Ihre lang gehegte Sehnsucht ein Ende. Und indem Sie Ihre ganze Aufmerksamkeit auf Ihre Fit-Soul- und Fit-Body-Ziele richten, wird all dies möglich.

Begreifen Sie, wie wichtig Ihre Fort-Schritte sind

Richten Sie bei Ihrer nächsten Trainingseinheit im Freien (Walken, Joggen, Wandern) Ihre Aufmerksamkeit auf die biomechanischen Aspekte Ihrer sportlichen Aktivität. Wenn Sie zum Beispiel walken oder joggen, beobachten Sie, wie Ihr Körper darauf reagiert, wenn Sie verschiedene Schrittlängen und Schrittfrequenzen benutzen:

- Wie reagiert Ihre Herzfrequenz?
- Wie lange dauert es, bis Sie zu schwitzen anfangen?
- Wie groß ist die körperliche Anstrengung, die Sie momentan aufbringen müssen?
- Wie wirkt sich eine hügelige oder flache Laufstrecke auf diese Faktoren aus?

Dies sind nur einige der biomechanischen Aspekte, die sich während eines Trainings beobachten lassen und mit deren Hilfe Sie eindeutige Rückschlüsse auf Ihre Fitness-Fortschritte ziehen können. Während Sie bei einem niedrigen Fitness-Level bereits große Mühe haben, ein langsames Lauftempo durchzuhalten, können Sie bei einem höheren Fitness-Level in einer vorgegebenen Herzfrequenz nicht nur schneller laufen, sondern Sie können dieses erhöhte Lauftempo auch mühelos durchhalten. Was Ihnen vor einiger Zeit noch wie ein unüberwindliches Gebirge vorkam, ist mittlerweile zu einer Hügellandschaft geworden, die Sie gut bewältigen können. Auf diese Weise können Sie durch den Vorher-Nachher-Vergleich Ihre Fortschritte sehr gut erkennen.

Konzentrieren Sie sich nun nicht mehr auf Ihr körperliches Befinden, sondern lenken Sie stattdessen Ihre Aufmerksamkeit auf Ihre Umgebung. Überlegen Sie, worauf sich ein Huichol-Indianer wohl konzentrieren könnte, wenn er in der Natur unterwegs ist. Er würde sich ganz darauf konzentrieren, die Liebe von Mutter Erde mit jedem seiner Schritte in seinen Körper zu ziehen. In seinem Herzen würde er eine Verbindung fühlen zu allem Leben, das ihn umgibt. Machen Sie sich nun bewusst, dass sich Mutter Erde unter Ihnen befindet. Denn wenn Sie auch nur für einen Augenblick ihre Liebe spüren oder – wenn Sie sich in der Natur umschauen – ein Gefühl der Dankbarkeit empfinden, dass Sie am Leben sind, sind Sie auf dem besten Weg, Körper und Seele miteinander in Einklang zu bringen und eine nachhaltige Fit Soul – Fit Body-Verbindung aufzubauen. In jenen Augenblicken sind Sie frei von allen Sorgen, Zweifeln oder Ausflüchten, die Sie von Ihren Zielen abbringen könnten und auch frei von all den Dingen, die in der modernen Welt unsere Aufmerksamkeit beanspruchen. Sie sind nun sozusagen zu einem menschlichen Akku geworden, der an der Steckdose von Mutter Natur hängt, damit er sich wieder voll aufladen kann und gesund und leistungsfähig bleibt.

In Kapitel 3 haben wir Ihnen zwei großartige Fit-Soul-Übungen vorgestellt, die Ihnen dabei helfen sollen, neue Lebensenergie zu tanken und Körper und Seele wieder ins Gleichgewicht zu bringen. Die eine heißt *Stellen Sie eine Verbindung her zur Liebe von Mutter Erde* (Seite 123) und die andere *Finden Sie Ihre innere Mitte zwischen Himmel und Erde* (Seite 124). Beide Übungen lassen sich sehr gut auch während des Sporttrainings machen oder wenn Sie mitten in einer Krise stecken, um wieder ein Gefühl von Glück und Zufriedenheit, Hoffnung und Klarheit zu erleben. Diese Übungen können die äußere Welt um Sie herum zwar nicht verändern, doch sie können eine positive Veränderung in Ihrem Inneren bewirken und Ihnen wieder Kraft und Zuversicht geben.

Tanken Sie Begeisterung

Wenn Sie mit großer Freude und Motivation an Ihren Fit Soul – Fit Body-Zielen arbeiten, müssen Sie sich wohl kaum Gedanken darüber machen, ob Ihre Bemühungen zum Erfolg führen. Doch es gibt auch Situationen im Leben, in denen Sie Körper und Seele erst wieder miteinander in Einklang bringen müssen, damit Sie wieder mit „vereinten" Kräften an der Verwirklichung Ihrer Ziele arbeiten können, anstatt sie aus den Augen zu verlieren.

Wir können unseren Körper mithilfe der Fit-Soul-Übungen jederzeit erfrischen und beleben. Wenn Sie feststellen, dass sich bei Ihnen – obwohl Sie sich zu Ihrem Training aufgerafft haben – trotzdem nicht so recht die notwendige Begeisterung für das Sportprogramm einstellen will, sollten Sie in den kommenden Tagen weniger Zeit für Ihre körperlichen Aktivitäten aufwenden und stattdessen lieber ein paar Übungen zur Stärkung Ihrer Seele machen, damit Sie wieder zu Ihrer positiven Einstellung zurückfinden.

Wiederholen Sie dazu einige der Übungen aus Kapitel 3, die sich an den Leitsätzen der Huichol-Indianer orientieren. Sie helfen Ihnen dabei, viele der negativen Gedanken wieder in den Hintergrund zu drängen, die sich immer dann breit machen, wenn es uns an Motivation fehlt. Dazu sollten Sie sich eine Woche lang für jede der nachfolgend genannten Übungen 20 bis 30 Minuten Zeit nehmen:

- *Stellen Sie eine Verbindung her zur Liebe von Mutter Erde*, Seite 123
- *Geben Sie pessimistischen Denkmustern den Laufpass*, Seite 110
- *Nutzen Sie die Kraft der Natur, um Ihre Angst zu besiegen*, Seite 104
- *Vertreiben Sie die Angst durch das Licht der Sonne*, Seite 105
- *Heilen Sie negative Gefühle mit dem Licht des Feuers*, Seite 109
- *Schöpfen Sie Kraft aus dem Nierika*, Seite 115

STÄRKEN SIE IHR SEELISCHES WOHLBEFINDEN MIT SPORT

Wenn Ihr seelisches Gleichgewicht aus den Fugen geraten ist, weil Sie unter enormem Druck stehen und statt Freude nur noch Hoffnungslosigkeit empfinden, kann Ihnen Sport dabei helfen, dieses Gleichgewicht wiederherzustellen. Im nächsten Kapitel werden Sie erfahren, wie Sie sich ein Trainingsprogramm zusammenstellen, das auf genau Ihren Lebensstil zugeschnitten ist. Allerdings sollten Sie darauf achten, dass das Training nicht zur Belastung wird: Bevorzugen Sie gerade in stressigen Phasen eher leichtere Trainingseinheiten, damit Sie besser entspannen und neue Kraft schöpfen können. Sport ist zwar wichtig für unsere körperliche Fitness, aber mitunter ist er auch einfach nur Medizin für unsere Seele. Wenn Sie befürchten, dass Sie Ihre Ziele nicht erreichen können, weil Sie zeitlich zu sehr eingespannt, zu gestresst oder erschöpft sind, beherzigen Sie die folgenden Fit-Body-Tipps, damit Ihre Seele wieder Kraft tanken kann.

- Wenn Sie keine Zeit erübrigen können für ein langes oder intensives Trainingsprogramm, gehen Sie eine Runde spazieren. Nehmen Sie sich jeden Tag ein paar Minuten, um an die frische Luft zu gehen und Abstand von allem zu gewinnen, was auf Ihrer Seele lastet – gehen Sie einfach ein paar Schritte auf Mutter Erde. Das können Sie während der Kaffeepause machen, zwischen zwei

Kundenterminen oder nachdem Sie die Kinder zur Schule gebracht haben und bevor Sie sich Ihren ganz alltäglichen Pflichten widmen, die den Rest Ihres Tages in Anspruch nehmen.

- Wenn Sie sich seelisch am Boden fühlen, gönnen Sie sich beim Sport ein Schonprogramm. Wählen Sie eine leichtere Trainingseinheit als geplant, damit Sie neue Kraft sammeln können. Das Training soll beruhigend und entspannend auf Sie wirken: Verringern Sie die Trainingsintensität, laufen Sie eine kürzere Strecke, verabreden Sie sich mit einem Freund oder einer Freundin zum Trainieren oder suchen Sie sich eine landschaftlich reizvolle Strecke aus, die Ihrer Seele guttut.

- Und denken Sie daran: Wenn Ihr regelmäßiges Trainingsprogramm Sie langweilt oder Ihnen keinen Spaß mehr macht, suchen Sie sich eine neue Laufstrecke oder schwenken Sie um auf eine andere sportliche Betätigung. Ihre Seele kann nur dann Inspiration finden, wenn Ihre unmittelbare Umgebung auch inspirierend wirkt. Außerdem signalisieren Sie Ihrer Seele damit, dass – egal in welcher stumpfsinnigen Routine sie auch festsitzt – immer eine Veränderung zum Positiven möglich ist.

Alle Fit-Soul-Übungen sind hervorragend geeignet, um Ihren Blick wieder auf das Wesentliche zu lenken: Auf das tiefe Vertrauen in Ihre Fähigkeiten, die anvisierten Ziele zu erreichen. Denken Sie vor allem daran, dass jede dieser Übungen Ihnen dabei helfen soll, wieder Motivation aufzubauen. Deshalb sollten Sie zum Beispiel auch so lange walken oder laufen, bis Sie nicht mehr an Probleme und Sorgen denken, sondern nur noch Freude und Hoffnung spüren. Setzen Sie sich vor eine Kerze oder ein Feuer, bis Sie merken, dass die drei negativen Gefühle (Angst, Wut und Neid) schwächer werden und weichen. Wenn Sie diese einfache Übung – sich immer auf das Positive zu konzentrieren – perfekt beherrschen, dann haben Sie damit eines der wichtigsten Instrumente an der Hand, um Ihre Ziele zu verwirklichen.

VERTRAUEN SIE AUF IHRE FÄHIGKEITEN, DIE ANVISIERTEN ZIELE ZU ERREICHEN

Es gibt eine Vielzahl von Beweggründen, die einen Menschen dazu veranlassen aktiv zu werden. Das können negative Gefühle, wie Angst, Wut, Neid oder Unsicherheit sein oder auch positive Gefühle wie Freude. Wenn wir mit Freude und Begeisterung an eine Aufgabe herangehen, machen wir sie gern, denn sie macht uns Spaß. Wenn wir uns auf ein Sporttraining freuen, können wir es kaum erwarten, bis es so weit ist, dass wir loslegen können. Wenn wir Freude am Leben haben, wollen wir jede freie Minute nutzen, um uns an der Schönheit der Natur zu erfreuen. Die Freude und Begeisterung am Fit Soul – Fit Body-Programm entsteht ganz automatisch, sobald Sie feststellen, dass es Ihnen dabei hilft, ein Mehr an Lebensqualität zu erlangen. Warum sollten Sie immer wieder ins Fitnessstudio gehen, wenn Sie nicht das Gefühl haben, dass Sie damit Ihren Körper positiv verändern können? Warum sollten Sie sich intensiv in ein bestimmtes Thema einarbeiten, wenn Sie es nicht für möglich halten, dass Sie dadurch Ihre berufliche Karriere vorantreiben können? Warum sollten Sie sich die Zeit nehmen, um die Schönheit eines Sonnenuntergangs zu genießen, wenn Sie nicht der Meinung sind, dass sich das positiv auf Ihre Seele auswirkt?

Es muss ein Ansporn für Sie sein, wenn sich Ihnen die Möglichkeit bietet, glücklicher, zuversichtlicher und stärker zu werden, damit Sie Ihr Leben in der modernen Welt besser meistern können. Sobald Sie eine klare Vorstellung davon haben, wohin Ihre Fit Soul – Fit Body-Reise Sie führen soll, wächst in Ihnen das tiefe Vertrauen, dass Sie am Ziel Ihrer Reise ankommen werden. Und dieses tiefe Vertrauen veranlasst Sie, Ihre Reise anzutreten. Und Hand in Hand mit diesem Vertrauen kommt ein anderer, sehr einflussreicher Faktor ins Spiel – die Motivation. Sie ist die Brücke zum Erfolg, denn sie verbindet den Ausgangspunkt mit dem anvisierten Zielpunkt Ihrer Reise.

Alte Kulturen wie die der Huichol-Indianer hatten tiefes Vertrauen in die spirituelle Kraft der Natur, weil sie im Laufe der Zeit beobachten konnten, wie die Natur mit dieser Kraft alles am Leben erhalten hat. Sie konnten es am eigenen Leib erfahren, wie sich Regen und Licht mit Erde und Luft verbinden, um alles zu ernähren, was auf der Erde wächst. Diese Erfahrung ist in den Augen der Huichol-Indianer alltäglich und einzigartig zugleich und sie ermöglicht ihnen, der spirituellen Kraft der Natur vollkommen zu vertrauen. Durch dieses tiefe Vertrauen wächst in ihnen die Zuversicht, dass alles möglich ist und dass das Leben Glück, Zufriedenheit und Erfüllung schenkt. Orientieren Sie sich an diesem Leitbild der Huichol-Indianer und entwickeln Sie ein tiefes Vertrauen in Ihre Fähigkeiten, dass Sie wahrhaftig in der Lage sind, Ihr Leben und Ihr Ich im Einklang mit der Natur auf beeindruckende Weise zu verändern.

Dazu müssen Sie – wie die Huichol-Indianer – stets davon überzeugt sein, dass Sie alle Ziele erreichen können, die Sie erreichen wollen, und gleichzeitig mit sich selbst zufrieden und im Einklang sein. Lassen Sie sich ganz von Ihren geheimen Wünschen und Sehnsüchten leiten, wenn Sie Ihre persönlichen Ziele festlegen, denn auf diese Weise können Sie dafür sorgen, dass sie Realität werden. Das tiefe Vertrauen und der feste Glaube an Ihre Fähigkeiten helfen Ihnen dabei, beständig und mit Freude an der Verwirklichung Ihrer Fit Soul – Fit Body-Ziele zu arbeiten.

Eine Huichol-Lebensweisheit heißt: Freude atmen

Einige der wichtigsten Erkenntnisse im Leben gewinnt man in der Stille, indem man einfach nur die Luft einatmet, die einen umgibt. Wenn Sie das nächste Mal an Ihren Fähigkeiten zweifeln, eine vor Ihnen liegende Aufgabe erfolgreich zu bewältigen, dann halten Sie inne und setzen sich einfach einen Augenblick lang hin und konzentrieren sich nur auf Ihren Atem. Nutzen Sie den kreisförmig wiederkehrenden Rhythmus des Ein- und Ausatmens, um sich bildlich vorzustellen, wie Freude und Hoffnung mit jedem Atemzug in Ihren Körper hineinströmen. Diese Freude wird Ihnen dabei helfen, zur Ruhe zu kommen. Sie wird alle negativen Gefühle vertreiben, die Ihnen im Augenblick das Leben schwer machen. Wenn Sie in Ihrem Inneren ganz von Freude erfüllt sind, wenden Sie sich wieder der Aufgabe zu, die Ihnen so große Schwierigkeiten bereitet hat.

Jede Fit-Soul- und Fit-Body-Übung, die Sie machen, ist eine Affirmation, der Ausdruck Ihrer festen Überzeugung, dass Sie in der Lage sind, Ihre Ziele zu erreichen. Auch wenn sich zurzeit die ersehnten Veränderungen vielleicht noch nicht erkennen lassen, sollten Sie dennoch darauf vertrauen, dass sie sich im Laufe der Zeit ganz sicher einstellen. Halten Sie sich stets vor Augen, dass es Ihr Ziel ist, eine ganzheitliche Gesundheit von innen nach außen anzustreben. Wenn man ein Ziel hat oder um etwas bittet, so stellt diese Bitte nach der schamanischen Tradition gleichzeitig eine Affirmation dar, die auf der festen Überzeugung und Zuversicht basiert, dass es möglich ist. Und indem Sie fest auf Ihre eigenen Fähigkeiten vertrauen, dass Sie die anvisierten Veränderungen erreichen können, sind Sie auch in der Lage, die Erde oder auch das Universum als einen Ort von Sicherheit und Geborgenheit zu erleben.

ÜBUNG: VERTRAUEN SCHENKT POSITIVE ENERGIE

Damit Sie für die lange Fit Soul – Fit Body-Reise beständig neue Begeisterung und Motivation tanken können – sei es um die notwendigen Übungen für eine positive Lebenseinstellung zu machen oder um die nächste Trainingseinheit zu absolvieren –, müssen Sie sich zuerst Ihre ursprüngliche Zielvorstellung oder Vision wieder vor Augen führen und fest daran glauben, dass Sie sie verwirklichen können. Schließlich ist es für das Erreichen Ihrer Ziele unerlässlich – das haben wir in diesem Kapitel bereits mehrfach betont –, dass Sie sich die ursprüngliche Begeisterung und Motivation für dieses Zielbild ständig vor Augen halten. Denn nur so schaffen Sie es, negative Gedanken in den Hintergrund zu drängen und sich wieder verstärkt auf das Schöne in der Natur zu konzentrieren, auf Ihre positive spirituelle Kraft, Ihr gutes Selbst und all die anderen wunderbaren Eigenschaften Ihrer Seele. Als Nächstes konzentrieren Sie sich auf das Leitbild von Vertrauen und Zuversicht. Denn Vertrauen ist eine der stärksten Motivationsquellen, die Sie anzapfen können: Vertrauen Sie auf Ihre Fähigkeiten, dass Sie die anvisierten Veränderungen umsetzen können, die Sie ursprünglich zu Ihrer Fit Soul – Fit Body-Reise veranlasst haben. Die nachfolgende Übung zeigt Ihnen, wie Sie mithilfe von Vertrauen neue Motivation tanken können.

Erinnern Sie sich an dieses Gefühl von Faszination, das Sie in den ersten Tagen angespornt hat, Ihre Lebensgewohnheiten zu ändern. Rufen Sie sich wieder in Erinnerung, was Sie ganz am Anfang dazu veranlasst hat, ein bestimmtes Ziel anzuvisieren. *Ich will einen 10.000-Meter-Lauf schaffen. Ich will mir meinen ungesunden Lebensstil abgewöhnen. Ich will Erfolg und berufliche Erfüllung finden. Ich will ein ausgeglichenes Leben führen.*

Nun halten Sie sich erneut vor Augen, was Sie ernsthaft dazu inspiriert hat, an Ihrer seelischen Gesundheit zu arbeiten. Rufen Sie sich die Hoffnung auf ein besseres Leben in Erinnerung, denn diese Hoffnung hat Sie dazu bewogen, ein glücklicheres erfülltes Leben anzustreben. Diese Erinnerungen sollen Ihnen als Brücke dienen, über die Sie von Ihren Träumen hin zur Ihrem Ziel in der Realität gelangen. Und da Sie das Ziel auf der anderen Seite der Brücke immer vor Augen haben, bleibt auch Ihre Motivation lebendig.

Diese positiven Gedanken werden Ihr Handeln beeinflussen. Sie werden Ihre ursprüngliche Begeisterung neu beleben und dafür sorgen, dass Sie Ihre Fit Soul – Fit Body-Reise zu einem glücklicheren und gesünderen Leben erfolgreich zu Ende bringen.

Zum Schluss stellen Sie sich bildlich vor, wie Sie Ihre Reise mit diesen vielen guten Gedanken im Gepäck fortsetzen. Indem Sie sich einzelne Erfolge und erreichte Etappenziele immer wieder vor Augen führen, können Sie Ihre ursprüngliche Begeisterung am Leben erhalten. Machen Sie diese Übung, sobald Sie merken, dass Ihre Motivation nachlässt – entweder für das regelmäßige Sporttraining, einen bevorstehenden Wettkampf oder auch für Ihre Bereitschaft, sich von unliebsamen Eigenschaften und Denkmustern zu trennen.

7 Passen Sie Ihre Lebensweise an Ihre Ziele an

Sie können Ihre Fit-Soul- und Fit-Body-Ziele wahrhaft nur dann erreichen, wenn Sie Ihre Lebensweise an Ihre Ziele anpassen. Wenn Sie auf der Suche nach einem ausgeglichenen Seelenleben sind, sich aber mit unzuverlässigen oder wenig hilfreichen Freunden umgeben, kann es für Sie sehr schwierig werden, dieses Ziel zu erreichen. Wenn Sie einen Wettkampf gewinnen wollen, aber schon nach der Hälfte der Strecke aufgeben, können Sie Ihr Vorhaben nicht umsetzen. Ebenso wenig können Sie Ihre Fit-Body-Ziele erreichen, wenn Sie sich nur von Süßigkeiten ernähren. Gewiss doch, Süßigkeiten sind lecker in Maßen – nicht in Massen –, denn wenn Sie Ihre Träume und Ziele verwirklichen wollen, müssen Sie sich auch an Ihre ursprünglich guten Vorsätze halten.

Entscheiden Sie sich für gesunde Nahrungsmittel, die Ihren Körper auch nähren (siehe Kapitel 6) und für positive Energien, die Ihre Seele stärken. Ihr Denken und Handeln soll Ihnen Kraft schenken und nicht Kraft rauben. Umgeben Sie sich mit Menschen, die Ihre Wertvorstellungen teilen. Machen Sie es sich zur Aufgabe, eine positive Lebenseinstellung zu entwickeln, Freunde um Unterstützung zu bitten, eine tiefe und enge Verbindung zu Ihrer Gemeinschaft und zu Ihrer Umgebung aufzubauen und immer danach zu streben, Ihr höheres Selbst, Ihr wahres Ich zu erkennen. Das alles sind geeignete Maßnahmen, die Ihnen dabei helfen können, Ihre Lebensweise an Ihre Ziele anzupassen.

Manchmal fällt es uns sehr schwer, unsere Lebensweise an unsere Ziele anzupassen, und in diesen Situationen würden wir am liebsten den Weg des geringsten Widerstands gehen und unsere Ziele aufgeben. Denn immerhin erfordert es eine gewisse Hartnäckigkeit, die Willensstärke aufzubringen und uns für die bessere Alternative zu entscheiden – das heißt unser Programm durchzuziehen. In der Kosmologie der Huichol-Indianer gibt es viele Geschichten, die dieses Dilemma widerspiegeln. Eine davon erzählt, wie die Sonne bei Nacht in die Unterwelt abtaucht und dort mit den Dämonen kämpft, um in der Morgendämmerung wiedergeboren und in die Freiheit entlassen zu werden. Betrachten Sie das als Metapher für Ihr eigenes Leben. Vielleicht kämpfen Sie ja mit Ihren eigenen Dämonen – mit all Ihren negativen Gedanken und Verhaltensweisen. Wir alle haben schließlich unsere Dämonen, die wir bekämpfen müssen. Die einen erliegen ständig der Versuchung, mehr zu essen, als gut für sie ist, anstatt sich an die richtigen Portionsgrößen zu halten. Die anderen finden ständig neue Gründe, warum sie sich doch nicht für einen Kurs anmelden können, für den sie sich insgeheim leidenschaftlich interessieren und der ihnen dabei helfen könnte, ihre wahre Berufung zum Beruf zu machen. Die Lebensweise an die Ziele anpassen – darauf haben wir in diesem Kapitel wiederholt hingewiesen – heißt ganz einfach, dass Sie Ihre Ziele stets klar vor Augen haben müssen und diese Zielbilder dazu nutzen, um Ihre negativen Denkmuster in positives Denken und Handeln umzuwandeln. Erst wenn Sie Ihre Inkonsequenz besiegen, sind Sie frei und nichts kann Sie mehr daran hindern, Ihre Träume zu verwirklichen.

JE HÖHER DAS ZIEL, DESTO GRÖSSER DIE HERAUSFORDERUNG

Die Lebensweise an die Ziele anpassen fängt damit an, dass Sie sich bewusst machen, dass Sie auf dem Weg zu einem erfüllten Leben immer wieder mit neuen Herausforderungen konfrontiert werden. Diese Herausforderungen sind letztlich nichts anderes als Bewährungsproben, mit denen Sie unter Beweis stellen, ob Sie wahrhaft bereit sind, Ihre Lebensweise an Ihre Ziele anzupassen und ob Sie bereit sind, an Ihrer Lebensvision festzuhalten – komme, was wolle. Sicherlich haben Sie selbst schon die Erfahrung gemacht: Je höher das Ziel, desto größer die Herausforderung. Wenn Sie 3 Kilo abnehmen wollen, stellt das wohl kaum dieselbe Herausforderung dar, wie 30 Kilo abzunehmen. Wenn Sie einen Lebensstil verändern wollen, den Sie schon Ihr ganzes Leben praktizieren, ist das ein weitaus schwierigeres Unterfangen als einen Lebensstil zu ändern, den Sie erst seit Kurzem führen.

Das ist auch in Ordnung so. Sie müssen nur einen Plan aufstellen. Denn größere körperliche und seelische Veränderungen lassen sich nicht über Nacht erreichen. Bedenken Sie, dass Sie Ihr ganzes Leben Zeit haben, eine Lebensweise zu entwickeln, die Ihnen Glück und Zufriedenheit bringt. Die Zeit heilt nicht nur viele Wunden, sondern sie ist auch ein guter Lehrmeister. Um schwierige Herausforderungen im Leben zu meistern, reden wir uns manchmal ein, dass diese Herausforderung vielleicht doch nicht so groß ist, wie wir denken. Don José hat immer gesagt: „Wenn Du nicht glücklich und zufrieden bist, dann tu einfach so, als wärst Du es, dann kannst Du Dich vielleicht selbst überlisten und wirst zufrieden." Dieser einfache Rat lässt sich selbst auf die größten Herausforderungen anwenden, die Ihnen begegnen können. Denn er bringt Sie all Ihren Zielen ein kleines Stück näher – angefangen bei der Überwindung der schwierigsten Hindernisse auf dem Weg zur körperlichen Fitness bis hin zur Verwirklichung persönlicher Veränderungen, die eine gefühlte Ewigkeit dauern, bis man sie erfolgreich umsetzen kann.

Machen Sie sich auf schwierige Herausforderungen gefasst und erinnern Sie sich an die Instrumente, die Ihnen dabei helfen, sie zu bewältigen. Wir haben hier alle noch einmal kurz zusammengefasst:

- Machen Sie Ihrer Trägheit Beine.
- Erkennen Sie den tieferen Sinn Ihres Handelns.
- Konzentrieren Sie sich ganz auf Ihre Ziele.
- Tanken Sie Begeisterung.
- Vertrauen Sie auf Ihre Fähigkeiten, die anvisierten Ziele zu erreichen.
- Und am allerwichtigsten (deshalb Weg Nr. 7): *Passen Sie Ihre Lebensweise an Ihre Ziele an.*

Wenn Sie die Herausforderungen, denen Sie unterwegs begegnen, erfolgreich meistern, steht der Verwirklichung Ihrer Träume und Ziele nichts mehr im Weg. Herausforderungen sind wie Stolpersteine, die Ihnen den Weg zwar erschweren, Sie aber nicht daran hindern, ihn zu gehen; sie stellen Sie auf eine harte Bewährungsprobe – aber auch Bewährungsproben haben irgendwann ein Ende. Sie sind einfach nur kritische Augenblicke, in denen es sich entscheidet, ob Sie tatsächlich in der Lage sind, Ihre Lebensweise an Ihre Ziele anzupassen. Stellen Sie sich diesen Bewährungsproben, ganz egal wie hart sie auch sind und wie oft Sie damit konfrontiert werden. Sie schaffen es. In Ihrem höheren Selbst finden

Sie die Kraft, die Sie brauchen, um sich dieser Prüfung zu stellen und sie erfolgreich zu bewältigen. Zum Beispiel können Sie folgende Affirmationen formulieren: *Gib mir die Kraft, die ich brauche, um durchzuhalten. Hilf mir, diese Bewährungsprobe zu bestehen. Hilf mir, aus dieser Situation das zu lernen, was ich brauche, um an meinen Zielen festzuhalten. Ich gebe all meine Kraft, bitte hilf mir dabei.*

ENTDECKEN SIE DIE GROSSE SYMBOLKRAFT VON ERFOLGSVISIONEN

Die Kraft positiver Gedanken hilft uns, Körper, Geist und Seele zu heilen und so die Kraft und Energie zu entwickeln, ein Leben mit grenzenlosen Möglichkeiten zu führen. Durch positive Gedanken können wir Erfolgsvisionen entwickeln, die uns deutlich machen, dass unser Leben eine Bestimmung, einen tieferen Sinn und Zweck hat. Und dieser tiefere Sinn und Zweck unseres Lebens spiegelt sich in unseren Zielen wider. Erfolgsvisionen sind Entwürfe, Ideen oder Modelle jener Realität, die wir in unseren Gedanken und unserer Fantasie entstehen lassen, und die uns dabei helfen, in unserem Leben alles zu erreichen, was wir uns vornehmen. Unsere Leistungsfähigkeit kennt keine Grenzen, wenn wir stets fest daran glauben, dass wir unsere Ziele verwirklichen können. In unserer modernen Welt gibt es eine Vielzahl von konkreten und greifbaren Erfolgssymbolen, die beweisen, dass alles möglich ist: Wenn wir zum Beispiel eine Goldmedaille sehen, erscheint in unserer Vorstellung das Bild eines Sportlers, der sich jahrelang auf seine Erfolgsvision konzentriert und darauf hingearbeitet hat, bis jener magische Augenblick höchster Vollendung schließlich für ihn und für alle Welt sichtbar wurde.

In unserem eigenen Leben kann eine große Symbolkraft von der Vorstellung ausgehen, dass wir auf allen Ebenen erfolgreich sein können, das heißt sowohl in unserer beruflichen Tätigkeit als auch in unserem Bestreben, unsere körperliche und seelische Gesundheit und Leistungsfähigkeit zu erhalten. Denn ein gesunder Körper und eine gesunde Seele belegen auf sehr eindrucksvolle Weise, welche Kraft von positiven Gedanken ausgeht. Halten Sie sich die Fit Soul – Fit Body-Ziele, die für Sie wichtig sind, immer vor Augen – heute als Erfolgsvision und morgen als Erfolgssymbol, als ganz reales greifbares Zeichen Ihres Erfolgs. Nutzen Sie die Symbolkraft dieses Erfolgs, um in den kommenden Jahren weiterhin erfolgreich an einem glücklichen und erfüllten Leben zu arbeiten. Werden Sie zu einem lebenden Erfolgssymbol, zu einem Inbegriff der Fit Soul – Fit Body-Philosophie.

Jede körperliche Veränderung, die Sie mit dem Fit-Body-Programm erzielen, wird zu einem lebendigen Symbol für Ihren Erfolg. Jeder Augenblick, in dem Ihre Seele durch die Schönheit der Natur verzaubert wird, ist ebenso ein Symbol für Ihren Erfolg. Denn diese Erfolgssymbole sind der beste Beweis dafür, dass Sie wahrhaft in der Lage sind, sich zu verändern, an sich selbst zu arbeiten und Ihren Lebensweg zu meistern. Halten Sie sich an diesen Erfolgssymbolen fest und nutzen Sie sie, um neue Kraft und Hoffnung zu schöpfen und um sich immer klar vor Augen zu führen, was Sie erreichen können.

Denn erst wenn Sie ein klares Ziel, eine Vorstellung, einen Traum oder eine Vision davon haben, wohin Sie gehen und was Sie erreichen wollen, entsteht die Motivation und Begeisterung, auf dieses Ziel hinzuarbeiten. Jedes erfolgreiche Unternehmen wird von Visionen geleitet, die von der Führungsspitze entwickelt werden. Jeder Sportler hat eine sehr genaue Vision des Erfolgs vor Augen, den er erreichen will und der ihn jeden Tag aufs Neue motiviert und anspornt, wenn er seine Trainingsrunden absolviert. Und auch die Huichol-Indianer nutzen ihre Visionen und Träume als Motivations- und Kraftquelle, um ihre alltäglichen Pflichten zu erfüllen. Betrachten Sie die Visionen und Ziele, die Sie zu Beginn dieses Kapitels für sich formuliert haben, wie Magneten, die Sie kontinuierlich zu diesem Ziel hinziehen, indem sie Sie beständig zum Handeln veranlassen. Führen Sie sich Ihre Ziele jedes Mal bewusst vor Augen, wenn Sie einmal nicht weiter wissen.

Herausforderungen sind ganz natürlich und indem Sie sie bewältigen, bekommen Sie die Kraft, Ihre Fit-Body-Reise bis zur höchsten Vollendung durchzuhalten. Und diese Reise beginnt mit einer Bitte an das Leben:

Gib mir, was mich am Leben erhält.

Hilf mir zu finden, was ich brauche, um mein Leben zu leben;
hilf mir zu finden, was mich antreibt und mir Kraft gibt.

Lass mein Handeln einem tieferen Sinn und Zweck folgen,
damit meine Seele ihr wahres Selbst erkennt.

Kraft und Hoffnung schöpfe ich aus meinen Erfolgssymbolen,
die aus meinen persönlichen Erfolgsvisionen erwachsen sind.

Gib mir eine klare Zielvorstellung, damit ich sehen kann,
wohin mich meine Reise führt und was ich dafür tun muss.

Mit diesem Zielbild vor Augen, hilf mir, alles zu geben,
damit ich dieses Ziel erreichen kann.

Hilf mir, meinen eigenen Fähigkeiten zu vertrauen.

Hilf mir, meine Lebensweise an meine Ziele anzupassen.

Schenke mir Freude und Klarheit auf meiner Reise.

Auf diese Weise können wir eine gesunde Seele mit einem gesunden Körper vereinen.

KAPITEL 5

Entwickeln Sie Ihr individuelles Fit-Body-Konditionsprogramm

Mit einer guten körperlichen Fitness können wir die gute Gesundheit, die guten Gedanken und jene positive Selbstwahrnehmung aktivieren, die in unseren Genen verankert ist und nur darauf wartet, in Erscheinung zu treten.

Man muss noch nicht einmal ein Sportmuffel sein, um beim Anblick eines Fitnessstudios ein mulmiges Gefühl zu bekommen. Bis zu meinem 33. Geburtstag war das Schwerste, was ich je heben musste, um mich in Wettkämpfen mit den besten Triathleten der ganzen Welt zu messen, mein Fahrrad, wenn ich es in den Kofferraum meines Autos verfrachtet habe. Aber ab diesem Zeitpunkt setzte in meinem Körper eine Veränderung ein: Ich merkte, dass ich einfach nicht mehr dieselbe Kraft aufbringen konnte wie früher, wenn ich mit dem Fahrrad große Steigungen am Berg bewältigen musste. Beim Laufen konnte ich mein Tempo nicht mehr durchhalten. Beim Schwimmtraining im Pool machten meine Schultern viel früher schlapp. Und es dauerte auch länger, bis sich meine Herzfrequenz nach dem Training wieder normalisierte. Obwohl es mir so vorkam, als würde ich härter trainieren, nahm meine Fitness jedoch immer weiter ab. Da wusste ich, dass ich am Fitnessstudio nicht mehr vorbeikomme.

Also bin ich in das Fitnesscenter gegangen, das bei mir zu Hause gleich um die Ecke war. Es war eines jener Studios, in dem das Stöhnen und Ächzen die Musik übertönte. Ich blieb an der Eingangstür stehen und schaute mir an, wie die Leute so gebaut waren, die hier trainierten. Und als ich dann an mir herunterschaute, ergriff mich das blanke Entsetzen. Irgendwie hatte ich das Gefühl, als wäre ich ein Wesen von einem ganz anderen Stern. Da stand ich also – der Ironman-Weltmeister – und hatte weiche Knie bei der Vorstellung, ins Fitnessstudio zu gehen und Gewichte zu stemmen, und das nur, weil mein Körper nicht mit jenen Körpern mithalten konnte, die ich durch die Glastür im Kraftraum gesehen hatte.

Eigentlich sollte ich doch ein Experte in Sachen Fitness sein. Immerhin konnte ich gut schwimmen, Rad fahren und laufen. Aber ich hätte Ihnen beim besten Willen nicht sagen können, was der Unterschied ist zwischen einem Latissimus-Zug und Seitheben. Da brauchte ich Nachhilfe. Deshalb habe ich Kontakt zu einer Frau aufgenommen, die ganz in meiner Nähe wohnte und eine echte Expertin auf dem Gebiet des Personal Training war. Sie hat mit mir eine ganze Saison lang Krafttraining gemacht, wodurch meine Muskeln wieder aufgebaut und gekräftigt wurden und ich wieder an mein früheres Fitness- und Trainingsniveau anknüpfen konnte. Dasselbe Krafttrainingsprogramm, das ich mit 33 – also vor fast 20 Jahren – zum ersten Mal gemacht habe, mache ich auch heute noch. In diesem Kapitel zeigen wir Ihnen, wie Sie sich durch ein regelmäßiges Krafttraining Ihre Muskelkraft erhalten und dadurch Ihre Beweglichkeit und Leistungsfähigkeit insgesamt steigern können. Es spielt keine Rolle, welche Grundfitness Sie mitbringen – oder wie unangenehm der Gedanke an den Besuch eines Fitnessstudios sein mag –, denn Sie können bereits mit wenigen einfachen Übungen sehr viel erreichen. Sie brauchen noch nicht einmal Mitglied in einem Fitnesscenter zu werden, denn Sie können bereits, ohne viel Geld auszugeben, Ihr ganz persönliches Fitnessstudio zu Hause einrichten.

Aber es gab noch einen weiteren Grund, warum ich meine Kondition entscheidend verbessern konnte: Ich wusste, wie man eine Pulsuhr richtig benutzt. Denn wie nützlich eine Pulsuhr sein kann, hatte ich bereits ziemlich am Anfang meiner Triathlonkarriere gelernt – noch bevor ich mehrmals den Ironman Hawaii gewonnen habe. Und Sie können die enormen Vorteile einer Pulsuhr ebenfalls nutzen, wenn Sie lernen damit umzugehen, auch wenn sich Ihre sportlichen Ambitionen nur auf ein leichtes Walking-Training beschränken. Wir werden in diesem Kapitel genau erklären, wie eine Pulsuhr funktioniert und wie Sie Ihre Zielherzfrequenz – das heißt die Pulsobergrenze für ein effektives gesundheitsorientiertes Ausdauertraining – ermitteln können, denn sie kann durchaus in einem anderen Bereich liegen, als Sie vielleicht dachten. Einen Großteil meiner Siege verdanke ich der Tatsache, dass ich gelernt habe, meine Herzfrequenz immer im Auge zu behalten und buchstäblich langsamer zu werden, damit ich schneller werden kann! (Sie werden gleich verstehen, was ich damit meine.)

Bevor ich eine Pulsuhr benutzt habe, war es für mich ganz normal, dass ich im Training immer an meine Belastungsgrenze gegangen bin, um so intensiv wie nur möglich zu trainieren. Ich dachte immer, wenn ich nicht auf Schnelligkeit trainiere, wie soll ich dann jemals schnell werden? Doch meine Wettkampfergebnisse waren niederschmetternd. Ich war ständig erschöpft, häufig krank und konnte in keinem Wettkampf eine Platzierung erreichen, die – gemessen an meiner intensiven und langen Trainingsvorbereitung – meine Leistungserwartung annähernd widergespiegelt hätte.

Als ich dann beim Trainieren das erste Mal eine Pulsuhr benutzt habe, war das äußerst aufschlussreich. Denn damit ich unter meiner Zielherzfrequenz bleiben konnte, musste ich meine Laufgeschwindigkeit um mehr als drei Minuten pro Meile verringern. In anderen Worten: *Ich musste langsamer werden.* Und wenn es bergauf ging, musste ich langsam gehen, damit meine Herzfrequenz nicht rasant in die Höhe schoss. Bei dieser Zielherzfrequenz war mein Lauftempo so langsam, dass ich damit in einem Wettkampf noch nicht einmal eine Platzierung in der Alterskategorie der über 50-Jährigen hätte erreichen können. Stellen Sie sich das doch einmal vor … und dann soll man keine Selbstzweifel haben! Ich war Anfang 20 und dachte, ich wäre ein internationaler Spitzensportler!

Die Realität sah jedoch ganz anders aus: Meine körperliche Fitness lag noch unter dem Fitness-Level von Sportlern, die doppelt so alt waren wie ich. Doch mit der Zeit merkte ich, wie sich durch das Training in einem deutlich niedrigeren Herzfrequenzbereich meine sportliche Leistungsfähigkeit und Fitness stetig verbesserte. Mein Gesundheitszustand wurde stabiler, meine Energie und Motivation wurden konstanter und schwankten nicht mehr so stark und auch meine Wettkampf-Fitness verbesserte sich immens. Doch der wichtigste Aspekt dieser Art des Trainings war, dass mir das Trainieren zum ersten Mal so richtig Spaß machte! Und so muss das auch bei Ihnen sein. Wenn Sie dieses Fit Soul – Fit Body-Programm beginnen und Ihre Lebensweise ändern, treffen Sie ganz bewusst eine Entscheidung: Sie entscheiden sich für ein besseres, glücklicheres und rundum erfülltes Leben. Es gibt wohl keine wichtigere Entscheidung, die ein Mensch treffen kann und deshalb freuen wir uns für Sie, dass Sie sich für ein Leben nach dem Fit Soul – Fit Body-Prinzip entschieden haben.

Vor diesem Hintergrund wollen wir Sie nun in das Geheimnis einweihen, wie Sie sich ein ausgewogenes Fitness-Programm zusammenstellen können. Denn schließlich ist es von allergrößter Bedeutung, dass wir gesund und glücklich durchs Leben gehen.

Achten Sie auf ein ausgewogenes Fitness-Programm

Mehr als 90 Prozent aller Menschen, die mit einem anspruchsvollen und sehr intensiven Fitness-Programm beginnen, geben meist schon nach drei Monaten auf. Wer von uns kennt sie nicht, die vielen guten Neujahrsvorsätze, dass wir mehr für unsere Fitness tun wollen. Doch meist laden wir uns dann ein Trainingsprogramm auf, das entweder viel zu anstrengend ist oder das nicht wirklich auf unsere Zielsetzung zugeschnitten ist, und dann werfen wir schon nach wenigen Monaten frustriert das Handtuch. Deshalb sollten Sie bei der Zusammenstellung Ihres Fitness-Programms zwei Dinge beachten: Vermeiden Sie unbedingt Trainingseinheiten, mit denen Sie Ihren Körper überfordern und dadurch nur zusätzlichen körperlichen und mentalen Stress verursachen; wählen Sie stattdessen Trainingseinheiten, die für Ihren Körper gerade anstrengend genug sind, dass er ausreichend Belastungsreize bekommt, damit er positiv auf das Training reagiert, indem er leistungsfähiger, gesünder und kräftiger wird. Wir erklären Ihnen noch genau, wie das funktioniert.

Sie wissen doch: Eine gute körperliche Gesundheit gehört zu einer ausgewogenen Lebensweise zwangsläufig dazu. Wenn Sie also in der letzten Zeit keinen Sport gemacht haben, ist das nicht weiter ein Problem. Denn unser Fit-Body-Programm enthält zahlreiche Anregungen sowohl für Sportanfänger als auch für Wiedereinsteiger, die nach längerer sportlicher Pause wieder in Gang kommen wollen. Sie können dadurch am eigenen Leib erleben und spüren, wie alle Elemente unseres Fit-Soul und Fit-Body-Programms ineinandergreifen und zu einer Einheit verschmelzen. Dieses Programm liefert die ultimative Zauberformel für ein Leben im inneren und äußeren Gleichgewicht, von dem viele fälschlicherweise annehmen, es sei ein Ding der Unmöglichkeit. Doch Sie können es selbst erleben: Denn wenn Sie durch Ihr Sporttraining zu einer gewissen Ausgeglichenheit finden, fällt es Ihnen auch viel leichter, in anderen Bereichen des Lebens – zu Hause, im Job oder in der Beziehung zu Kollegen, Freunden und geliebten Menschen – eine gewisse Ausgeglichenheit und Harmonie zu entwickeln.

Genauso wie unsere Vorfahren lange vor unserem modernen Zeitalter, finden die Huichol-Indianer noch heute diese Ausgeglichenheit in den Aktivitäten ihres täglichen Lebens. Sie tragen schwere Holzbündel und Wasserbehälter über weite Strecken auf ihrem Rücken (das ist ähnlich wie Krafttraining); sie müssen stundenlange Wanderungen auf sich nehmen, um zu ihren Maisfeldern zu gelangen und wieder zurück (das ist ähnlich wie Ausdauertraining); und sie tanzen aus lauter Lebensfreude während ihrer heiligen Zeremonien (ein soziales Ereignis, das die Kontaktaufnahme zu anderen Menschen ermöglicht). In ihrer Welt ist ein gesunder Körper das selbstverständliche Ergebnis einer Lebensweise, die sehr eng mit der natürlichen Umgebung verknüpft ist. Denken Sie immer daran: Um körperlich stark zu sein, müssen wir auch eine enge Beziehung zwischen unserem Körper und dem Körper von Mutter Erde entwickeln.

Doch leider besteht unsere natürliche Umgebung heute sehr oft aus einem Computer- oder einem Fernsehbildschirm und einem Auto, das uns von A nach B bringt. Selbst die Art und Weise, wie viele von uns Sport treiben, unterscheidet sich sehr von den beständigen Bewegungsabläufen, die in indigenen Volksstämmen den Alltag bestimmen. Wir absolvieren vielleicht gern – entweder allein oder gemeinsam in der Gruppe – ein Intervalltraining, das heißt Trainingseinheiten, die sich durch kurze, dafür aber sehr intensive Belastungsphasen auszeichnen. Doch wenn wir regelmäßig intensiv im oberen Herzfrequenzbereich trainieren und ständig an unsere Belastungsgrenze gehen, überfordern wir unseren Körper und sind dadurch nicht mehr in der Lage, langfristig unsere körperliche Fitness und unsere Körperzusammensetzung zu verbessern.

Das hat im Wesentlichen zwei Gründe: Zum einen führt ein Training bei sehr hoher Belastungsintensität im Allgemeinen dazu, dass unser Körper den Fettverbrennungsofen abschaltet, der letztlich das Körperfett verbrennen soll, das die meisten von uns gern loswerden wollen. Zum anderen wird – wenn wir ständig im oberen Herzfrequenzbereich trainieren – kontinuierlich unser urzeitliches genetisches Programm in Gang gesetzt, das ausschließlich dafür konzipiert ist, uns bei der Bewältigung von Stress- und Gefahrensituationen zu helfen, indem es Stresshormone freisetzt – das zentrale Stress-System. Dieses System ist aber nicht dafür ausgelegt, dass es ständig aktiviert wird. Denn wenn Sie es über Gebühr beanspruchen, fühlen Sie sich irgendwann erschöpft und ausgelaugt, weil Ihre Energiereserven immer weiter abnehmen. Und wenn diese Situation eintritt, wissen Sie genau, was passiert – es fällt Ihnen von Mal zu Mal schwerer, sich zum Training aufzuraffen.

Eine Überlastung dieses Stress-Systems durch eine zu hoch gewählte Trainingsbelastung führt wiederum zu Störungen in unserem Immunsystem, weshalb wir öfter krank werden. Doch selbst wenn wir nicht körperlich krank werden, führt die ständige Aktivierung unseres „Kampf- oder Fluchtmechanismus" dazu, dass wir nicht mehr in der Lage sind, gute Gefühle wie Lebensfreude zu empfinden, die unsere Seele so dringend braucht. Ein Mangel an guten Gefühlen kann wiederum zu Erregbarkeit und Depressionen führen, wodurch letztlich unsere allgemeine Leistungsfähigkeit beeinträchtigt wird, unsere ganz normalen alltäglichen Pflichten zu bewältigen. Außerdem steigt das Risiko einer Herzerkrankung oder eines Herzinfarktes deutlich an. Doch diese Begleiterscheinungen einer zu intensiven Trainingsbelastung sind nicht mit den Zielen unseres Fit Soul – Fit Body-Programms vereinbar, das Ihnen schließlich den Weg zu Gesundheit und Wohlbefinden weisen will.

Ein hoch intensives Intervalltraining hat als Trainingsmethode durchaus seine Berechtigung, wenn es dazu dient, den guten Fitness-Level eines Sportlers weiter zu verbessern und seinen Körper ganz gezielt auf eine Wettkampfsituation vorzubereiten. Denn diese Methode wird oft eingesetzt, um die Schnelligkeitsausdauer zu trainieren, aber darauf werden wir gleich noch zu sprechen kommen. Darüber hinaus ist ein hoch intensives Intervalltraining wesentlicher Bestandteil der meisten Trainingsprogramme, die darauf abzielen, schnell sichtbare Erfolge zu erzielen, zumindest im kurzfristigen Bereich über wenige Monate. Allerdings ist es keine geeignete

Trainingsmethode, um eine nachhaltige körperliche Fitness aufzubauen, und zwar unabhängig davon, welche Fitness-Ziele Sie verfolgen – ob Sie nur Ihren Körperfettanteil reduzieren oder ein internationaler Spitzensportler werden wollen. Damit Sie Ihren Körper nicht überlasten, sollten Sie unbedingt darauf achten, dass Ihr Fitness-Programm verschiedene Trainingsschwerpunkte und Übungen beinhaltet – das heißt Ausdauertraining und Krafttraining. Außerdem sollten Sie Ihre Herzfrequenz genau im Auge behalten, denn nur so ist auch gewährleistet, dass Sie mit der richtigen Belastungsintensität trainieren, um einen effektiven Trainingserfolg zu erzielen.

Und wie Sie dieses Wissen nun in die Praxis umsetzen, werden wir Ihnen in diesem Kapitel zeigen: Es soll Ihnen als Orientierungshilfe dienen, damit Sie sich ein umfassendes und ausgewogenes Fitness-Programm zusammenstellen können, das genau auf Ihre körperlichen Bedürfnisse und Ihren Fitness-Level zugeschnitten ist. Wir nennen es das „Fit-Body-Konditionsprogramm". Zunächst geben wir einen kurzen Überblick über dieses Programm, stellen dann verschiedene Übungen vor und weihen Sie detailliert in das Geheimnis ein, wie Sie am besten von einem kombinierten Ausdauer- und Krafttraining profitieren können. Danach zeigen wir Ihnen, wie Sie – ausgehend von Ihrem Fitness-Level und Ihren Fitness-Zielen – Ihr ganz persönliches Trainingsprogramm zusammenstellen können.

Ein guter Rat vor dem Start

Wenn Sie bei der Zusammenstellung Ihres persönlichen Fitness-Programms noch Fragen haben oder zusätzliche Unterstützung benötigen, insbesondere falls Sie gesundheitliche Probleme haben sollten, sprechen Sie bitte mit Ihrem Hausarzt oder Facharzt. Denn Ihr Arzt kann Sie ausführlich beraten und umfassend informieren, was gut für Sie ist. Außerdem empfehlen wir Ihnen, unbedingt Ihren Arzt zu konsultieren, wenn Sie über längere Zeit sportlich nicht aktiv waren und jetzt vorhaben, mit einem Sportprogramm zu beginnen. Denn da jeder Mensch anders auf dieses Programm reagiert, sind auch die Trainingsergebnisse bei jedem anders.

Das Fit-Body-Konditionsprogramm im Überblick

Das Fit-Body-Konditionsprogramm ist hervorragend geeignet für Sportanfänger, die erst den Einstieg in ein Sporttraining finden müssen, um konsequent an ihrer körperlichen Fitness zu arbeiten. Es ist aber genauso gut geeignet für diejenigen, die bereits Sport treiben und mit ihrem aktuellen Übungs- und Sportprogramm ihre Kondition und Fitness weiter verbessern möchten. Jeder Mensch hat aufgrund seiner allgemeinen körperlichen Fitness natürlich seine eigenen Trainingsziele. Um dieser Tatsache gerecht zu werden, haben wir unser Fit-Body-Konditionsprogramm entsprechend in drei verschiedene Fitness-Kategorien unterteilt.

- **1. Das Einsteiger-Programm** ist ideal geeignet für Sportneulinge und für Wiedereinsteiger, die nach einer längeren Sportpause wieder mit dem Training beginnen wollen.
- **2. Das Basis-Programm** eignet sich für alle, die bereits ein regelmäßiges moderates Sportprogramm absolvieren, die ihr Training aber systematischer und zielgerichteter gestalten wollen.
- **3. Das Intensiv-Programm** richtet sich speziell an Sportler mit einem hohen Fitness-Level und hoher sportlicher Leistungsfähigkeit, die sich intensiv auf Wettkampfsituationen vorbereiten wollen.

Wir werden (ab Seite 217) alle drei Programme sehr ausführlich erläutern und die Kernelemente jeweils in einem übersichtlichen Wochentrainingsplan zusammenfassen. Die Bandbreite der aufgelisteten sportlichen Aktivitäten mag vielleicht groß erscheinen, aber wir werden Ihnen hier zeigen, dass – egal, für welche Sportart Sie sich auch entscheiden – die Entwicklung einer soliden Grundlagenausdauer, das heißt einer guten Ausdauerleistungsfähigkeit, unerlässlich ist. Natürlich erfordert jede Sportart – wenn man darin erfolgreich sein will – andere sportliche Fertigkeiten, doch bevor Sie diese überhaupt entwickeln können, müssen Sie sich zuerst mithilfe eines kombinierten Kraft- und Ausdauertrainings eine gute Grundlagenausdauer erarbeiten. Dazu erläutern wir ausführlich, wie Sie mithilfe eines gesundheitsorientierten aeroben Ausdauertrainings (bei dem Ihr Körper optimal mit Sauerstoff versorgt wird) Ihr Herz-Kreislauf-System stärken können, damit Ihnen bei Ihrem Fitness-Programm nicht die Luft ausgeht. Außerdem zeigen wir Ihnen, wie Sie mithilfe von Krafttraining Muskeln aufbauen können, damit Sie kräftiger und leistungsfähiger werden. Dazu haben wir Ihnen ein komplettes Trainingsprogramm mit Kraft-übungen zusammengestellt, die sich nicht nur sehr leicht nachmachen lassen, sondern auch äußerst effektiv sind. Krafttraining und aerobes Ausdau-ertraining, auch Herz-Kreislauf-Training genannt, sind zwei absolut wichtige Komponenten des Fit-Body-Konditionsprogramms, und zwar unabhängig von Ihrem aktuellen Fitness-Level und auch unabhängig von der Sportart, für die Sie sich entscheiden.

Die dritte und absolut einzigartige Komponente unseres Fit-Body-Konditionsprogramms umfasst Fit-Soul-Übungen, die Ihnen dabei helfen sollen, Körper und Seele miteinander in Einklang zu bringen. Denn kein Fitness-Programm ist nachhaltig, wenn Körper und Seele nicht zu einer Einheit verschmelzen können.

Sie lernen in diesem Kapitel, wie Sie sich ein Fit Soul – Fit Body-Trainingsprogramm zusammenstellen, das Sie ein Leben lang begleiten kann, weil es aufgrund der vielfältigen und unterschiedlich anspruchsvollen Trainingseinheiten, die wir hier vorstellen, nie langweilig wird. Der entscheidende Unterschied des Fit-Body-Konditionsprogramms gegenüber anderen Fitness-Programmen liegt in seiner Nachhaltigkeit. Viele andere Fitness-Programme zielen darauf ab, schnelle Resultate vorzuweisen, indem sie den Körper einer extrem starken Belastung aussetzen und damit riskieren, dass der Trainierende den Anforderungen nicht über längere Zeit standhalten kann. Erinnern Sie sich noch daran, was wir im vorangegangenen Kapitel über langfristige Ziele gesagt haben? Es sind Ziele, die nur durch langfristige Anstrengungen erreicht und gehalten werden können, und genau dadurch zeichnet sich unser Fit-Body-Konditionsprogramm aus.

Vielleicht sind Kraft- oder Schnelligkeitssportler ja der Meinung, dass sie gar kein aerobes Herz-Kreislauf-Training brauchen. Und umgekehrt werden Sportler, die aerobe Ausdauersportarten wie Laufen oder Schwimmen ausüben, vielleicht kein Krafttraining machen, weil sie es nicht für notwendig erachten. Doch beide irren sich ganz gewaltig. Denn nur, indem Sie in Ihrem Trainingsprogramm auf ein ausgewogenes Herz-Kreislauf- und Krafttraining achten, sind Sie auch in der Lage, Ihren Fitness-Level und Ihre sportliche Leistungsfähigkeit sehr viel schneller zu verbessern. Außerdem legen Sie mit diesem Training den Grundstein für eine erfolgreiche Reduktion Ihres Körperfettanteils, eine bessere Gesundheit und eine deutlich höhere Lebenserwartung.

Sport als Anti-Aging-Mittel

Das Geheimnis für ein jüngeres Aussehen, Gesundheit und Wohlbefinden liegt in einer sportlich-aktiven Lebensweise. Sport ist nicht nur etwas für junge Leute oder für Menschen, die nach dem perfekten Body streben, wie er auf Werbeplakaten zu bewundern ist. Wenn Sie kein Krafttraining machen, müssen Sie darauf gefasst sein, dass Ihr Körper ab 35 in jedem weiteren Lebensjahr mindestens ein Prozent an reiner Muskelmasse verliert. Der Anteil der Muskelmasse ist einer von vielen Biomarkern – eine wichtige Messgröße – für die Bestimmung des biologischen Alters eines Menschen (im Gegensatz zu dem Alter, das in seinem Personalausweis steht). Denn durch gezieltes Muskelaufbautraining wirken Sie jünger, und das in jedem Alter. Und wie Forschungsergebnisse aus den letzten fünf Jahren beweisen, lassen sich durch ein regelmäßiges Krafttraining zur Erhaltung der Muskelmasse sogar Alterungsprozesse auf Zell-Ebene rückgängig machen.

2007 hat ein Team von kanadischen und amerikanischen Forschern analysiert, wie sich ein sechsmonatiges Krafttraining auf den Körper von Probanden auswirkte, die 65 Jahre und älter waren. Die Forscher entnahmen den Versuchspersonen vor und nach der Trainingsphase kleine Gewebeproben mit Muskelzellen aus dem Oberschenkel und verglichen diese mit den Muskelzellen von 26 Vergleichspersonen, die im Durchschnitt 22 Jahre alt waren. Die Wissenschaftler hofften, den Nachweis führen zu können, dass sich durch das Trainingsprogramm die Maximalkraft der Senioren deutlich verbessert hatte – was auch der Fall war, und zwar um 50 Prozent. Aber es gab auch ein Ergebnis, mit dem sie überhaupt nicht gerechnet hatten – mit dramatischen Veränderungen auf genetischer Ebene. Denn bei den Senioren, die an diesem Versuchsprogramm teilgenommen hatten, wurde der genetische Code in den Muskelzellen umgekehrt, sodass er nahezu identisch war mit dem der jüngeren Vergleichspersonen. In anderen Worten, das genetische Profil ihrer Muskelzellen glich dem der jüngeren Gruppe. Die Huichol-Indianer sind der lebende Beweis dafür. Denn ihr Lebensstil spiegelt auf natürliche Weise unser Fit-Body-Programm wider und die Erfolge sprechen Bände: Gemessen an ihrem tatsächlichen Alter sehen die Huichol-Indianer nicht nur viel jünger aus, sondern sie sind auch bis ins hohe Alter leistungsfähig; Don José hat sogar bis zum Alter von 108 Jahren schwere Bündel mit Feuerholz einen steilen Berghang hinaufgetragen!

Zu Beginn der sechsmonatigen Trainingsphase stellten die Forscher in den Muskelzellen der älteren und jüngeren Probanden jeweils große Unterschiede in der Aktivität von 600 Genen fest, die mit zunehmendem Alter offensichtlich abnahm. Gegen Ende der Trainingsphase hatte sich der Aktivitätszustand, das heißt die Genexpression, von einem Drittel dieser Gene verändert, und bei genauerer Betrachtung erkannten die Forscher, dass sich diejenigen Gene verändert hatten, die die Funktionsweise der Mitochondrien betrafen. Mitochondrien sind die Kraftwerke der Zellen; in ihnen wird die Energie in Form von ATP (Adenosintriphosphat) – ein wichtiger Energielieferant für fast alle energieverbrauchenden Prozesse im Körper – bereitgestellt und bei Bedarf wieder freigesetzt. Die Tatsache, dass diese Gene wieder aktiviert werden konnten, liefert den eindeutigen Beweis dafür, dass das wahre Alter eines Menschen an der Aktivität seiner Gene abgelesen werden kann!

Es gibt aber noch einen Grund, warum es wichtig ist, die Muskelmasse des Körpers zu erhalten. Ab 30 verlieren wir im Durchschnitt etwa ein Pfund Muskelmasse pro Jahr. Ein Pfund Muskelmasse verbrennt ungefähr 35-50 Kalorien pro Tag. Ein Pfund Körperfett dagegen verbraucht nur zwei bis fünf Kalorien pro Tag. Muskeln verbrennen Kalorien; Fett speichert sie.

Eine bekannte Studie, die über 20 Jahre lang an Marathonläufern durchgeführt wurde, beweist ebenfalls, wie wichtig das Krafttraining für den

Körper ist, wenn man älter wird. Dabei wurden über zwei Jahrzehnte hinweg zwei Versuchsgruppen genau analysiert. Beide Gruppen haben jedes Jahr für den Boston Marathon trainiert und auch an ihm teilgenommen. Die erste Gruppe hat sich ausschließlich durch Lauftraining vorbereitet, also kein Krafttraining gemacht. Die zweite Gruppe dagegen hat sowohl Lauftraining als auch Krafttraining gemacht. Bei beiden Gruppen wurde zu Beginn der Studie der Anteil reiner Muskelmasse ermittelt, weil man beobachten wollte, ob sich dieser Wert im Laufe der Zeit verändert.

Die erste Gruppe (nur Lauftraining) verlor im Verlauf von 20 Jahren wie prognostiziert ein Prozent an reiner Muskelmasse pro Jahr, obwohl sie regelmäßig ihr Lauftraining absolvierte. Bei der zweiten Gruppe (Lauf- und Krafttraining) blieb der Anteil reiner Muskelmasse während des gesamten Studienverlaufs unverändert. Das Ergebnis der Studie war eindeutig: Ausdauertraining allein reicht nicht aus, um einem Abbau von reiner Muskelmasse vorzubeugen. Nur mit Krafttraining ist es möglich, mit 50 noch dieselbe Muskelmasse zu haben wie mit 30.

WIE EFFEKTIV IST IHR FITNESS-TRAINING? IHRE HERZFREQUENZ KENNT DIE ANTWORT.

Wie wir bereits zu Beginn des Kapitels erläutert haben, sollten Sie bei einem gesundheitsorientierten, aeroben Ausdauertraining Ihre Herzfrequenz mithilfe einer Pulsuhr überwachen, damit Sie in der optimalen Belastungszone bleiben, um ein effektives Trainingsergebnis zu erzielen. Denn nur so ist gewährleistet, dass Sie immer mit der richtigen Belastungsintensität trainieren, um Fett zu verbrennen und Ihre Herz-Kreislauf-Leistung optimal zu steigern, und zwar ohne dabei Ihren Körper zu überlasten und das zentrale Stress-System zu aktivieren. Für die Huichol-Indianer ist es wichtig, auf ihr Herz und ihren Körper zu hören, denn dadurch findet ihre Seele den Weg zur Erkenntnis. Hören auch Sie auf die Sprache Ihres Körpers, denn mit seinem Herzschlag sagt er Ihnen, wie Sie richtig trainieren müssen.

Bei einem Training im aeroben Stoffwechselbereich erfolgt die muskuläre Energiebereitstellung über die Verbrennung von Fett und Kohlenhydraten.

Wenn Sie bei einer sehr niedrigen bis moderaten Herzfrequenz trainieren, das heißt im aeroben Bereich und bei geringer Belastung, machen Sie ein gezieltes Fettstoffwechseltraining, denn in diesem Herzfrequenzbereich ist der Anteil der Fettverbrennung an der muskulären Energiegewinnung am größten. Mit zunehmender Belastungsintensität, das heißt bei höherer Herzfrequenz, verschiebt sich jedoch das Mischverhältnis der für die Energiegewinnung herangezogenen Brennstoffe – der Fettanteil nimmt ab und der Kohlenhydratanteil nimmt zu –, bis irgendwann ein Punkt erreicht wird, an dem der Körper nicht mehr ausreichend mit Sauerstoff versorgt wird, um die Fettverbrennung in einem größeren Umfang aufrechtzuerhalten. Damit ist die Grenze des rein aeroben Stoffwechsels erreicht. Der Muskel greift dann für die Energiebereitstellung verstärkt auf den anaeroben Stoffwechsel zurück und verbrennt überwiegend Kohlenhydrate, um den Energiebedarf für das Training zu decken. Die Trainingsherzfrequenz, ab der Sie die Grenze dieses aerob-anaeroben Übergangsbereichs erreichen, markiert die größtmögliche aerobe Belastungsintensität – die sogenannte anaerobe Schwelle. Sie ist eine wichtige Größe, die Sie unbedingt kennen und als Untrainierter nicht überschreiten sollten. Denn wenn Sie sich ein langfristig gesundheitsorientiertes Trainingsprogramm zusammenstellen wollen, müssen Sie zuerst eine solide Grundlagenausdauer aufbauen, und das gelingt am besten im moderaten Belastungsbereich mit einem Fettstoffwechseltraining, bei dem Sie sich an Ihrer Zielherzfrequenz orientieren.

Ermitteln Sie Ihre Zielherzfrequenz

Die Zielherzfrequenz markiert die Obergrenze des idealen Herzfrequenzbereichs für ein optimales Fettstoffwechsel- und Ausdauertraining. Diese Obergrenze ist von Mensch zu Mensch verschieden, da sie jeweils abhängig ist vom Alter und vom Fitness-Level des Einzelnen. In der Vergangenheit war es in der Regel so, dass man zuerst die maximale Herzfrequenz nach der Faustformel 220 minus Lebensalter ermittelt und dann von diesem Wert einen bestimmten Prozentsatz (zwischen 65 und 85 Prozent) als maximale Belastungsgrenze zugrunde gelegt hat. Doch diese Formel liefert nicht wirklich präzise Werte. Es gibt eine weitaus bessere Möglichkeit, wie Sie die für Sie optimale Zielherzfrequenz berechnen können.

- Nehmen Sie als Grundlage 180 minus Lebensalter.
- Wenn Sie aufgrund einer schweren Erkrankung oder Verletzung über ein Jahr lang keinen Sport gemacht haben, ziehen Sie nochmals zehn Punkte ab.
- Wenn Sie kaum Bewegung haben, wenn Sie alle zwei bis drei Wochen mit Erkältung und grippalen Infekten kämpfen, ziehen Sie fünf Punkte ab.
- Wenn Sie zwei- bis viermal pro Woche etwa 30 Minuten lang Sport treiben, bleibt der oben ermittelte Wert als Grundlage unverändert.
- Wenn Sie in den letzten zwölf Monaten kontinuierlich viermal oder öfter pro Woche jeweils mehr als 30 Minuten lang trainiert haben oder wenn Sie pro Woche mindestens fünf Stunden lang trainiert haben, rechnen Sie fünf Punkte dazu.
- Wenn Sie über 55 oder unter 25 sind, rechnen Sie fünf Punkte dazu.

Der so ermittelte Wert ergibt dann die Obergrenze Ihres idealen Herzfrequenzbereichs – Ihre Zielherzfrequenz. Wenn Sie bei dieser Herzfrequenz oder bis zu 20 Schlägen darunter trainieren, können Sie Ihr Herz-Kreislauf-System nachhaltig stärken, ohne Ihren Körper zu überfordern. Dies gilt sowohl für den größten Bewegungsmuffel wie auch für den besten Ausdauersportler.

Lassen Sie uns die Berechnung des richtigen Belastungsbereichs an einem konkreten Beispiel demonstrieren. Für eine Person, die 40 Jahre alt ist und weniger als zweimal pro Woche Sport treibt, lässt sich folgende Zielherzfrequenz als Belastungsobergrenze ermitteln:

Grundlage ist 180 minus 40 = 140

Da die Person weniger als zweimal pro Woche Sport treibt, ziehen wir noch einmal 5 Punkte ab.

Die Zielherzfrequenz liegt dann bei 135 Schlägen pro Minute.

nen gut erkennen, wie sich die Zielherzfrequenz je nach Alter
ness-Level verändert: So ist zum Beispiel bei einem Sechzigjährigen
elherzfrequenz niedriger als bei einem Zwanzigjährigen. Selbst bei
gleichaltrigen Personen kann die Zielherzfrequenz variieren: Denn
e Person mit der besseren Grundlagenausdauer kann bei einer höheren
Herzfrequenz länger im aeroben Fettstoffwechselbereich trainieren, bevor
sie in den aerob-anaeroben Übergangsbereich gelangt, in dem der Körper
überwiegend Kohlenhydrate verbrennt.

8 Werden Sie langsamer, damit Sie schneller werden

Ein Trainingsprogramm im idealen Herzfrequenzbereich, bei dem die
Zielherzfrequenz nicht überschritten wird, trägt wesentlich zur optimalen
Steigerung der aeroben Ausdauerfähigkeit und Fitness bei (und damit natürlich auch zu Glück und Zufriedenheit!). Werden Sie langsamer, damit
Sie schneller werden – das mag vielleicht widersinnig klingen, aber es funktioniert. Denken Sie doch nur daran, wie Mark es geschafft hat, durch ein
Training im niedrigen Herzfrequenzbereich nicht nur seine Trainingsleistung kontinuierlich zu verbessern, sondern auch sein Lauftempo erheblich
zu steigern.

Viele Menschen, mit denen wir gesprochen haben, gaben an, dass sie nur
aus einem einzigen Grund mit ihrem Training aufgehört haben: Weil es
schlichtweg zu anstrengend war. Aber bei unserem Fit Body Programm
wird das nicht der Fall sein. Denn wenn Sie innerhalb des idealen Belastungsbereichs oder auch bis an Ihre Zielherzfrequenz trainieren, tut das
dem Körper gut und ist keineswegs unangenehm oder strapaziös. Sie werden sich nach dem Training erfrischt und nicht erschöpft fühlen und Sie
werden sich von Tag zu Tag immer schneller vom Training erholen. Eine
moderate Trainingsbelastung im aeroben Bereich hat unter anderem deshalb einen so positiven Effekt, weil dadurch DHEA freigesetzt wird – ein
Hormon, das für die gute Laune verantwortlich ist. Das positive Gefühl,

das durch ein Training bei der richtigen Herzfrequenz entsteht, trägt viel dazu bei, dass das Training auch Spaß macht. Denn auf diese Weise schaffen Sie es auch, mit Begeisterung bei der Sache zu bleiben.

Wenn Sie jedoch permanent bei einer viel zu hohen Herzfrequenz trainieren, reagiert Ihr Körper mit Stress, indem er sein Kampf-oder-Flucht-Programm aktiviert und Stresshormone ausschüttet. Aufgrund der hohen Konzentration an Stresshormonen im Blut, fühlen Sie sich dann extrem erschöpft und benötigen eine viel längere Erholungsphase, bis Sie wieder bereit sind, die nächste Trainingseinheit in Angriff zu nehmen. Außerdem führt die kontinuierliche Ausschüttung von Cortisol als Folge körperlicher Überlastung mit der Zeit auch zu emotionalem Stress. Wird Cortisol dagegen in geringen Mengen freigesetzt, fühlt man sich stark wie Superman. Doch wenn der Cortisolspiegel über einen längeren Zeitraum erhöht ist, hat das zur Folge, dass die Leistungsfähigkeit abnimmt, die Motivation schwindet, Konzentrationsstörungen einsetzen und Muskelgewebe abgebaut wird. Denn wenn die Trainingsbereitschaft nachlässt, liegt das meistens daran, dass jemand zu lange über seiner Zielherzfrequenz, das heißt bei einer zu hohen Belastungsintensität, trainiert hat.

Wenn es Ihr Fitnessziel ist, Ihren Körperfettanteil zu reduzieren und so Ihre Körperzusammensetzung zu verändern, dann schaffen Sie dies ganz sicher nicht, indem Sie bei einer zu hohen Herzfrequenz trainieren, und zwar aus einem einfachen Grund: **Sobald der Muskel für die Energiegewinnung zunehmend auf die Verbrennung von Kohlenhydraten umsteigen muss, kann er sich die nächsten sieben bis neun Stunden nicht mehr auf eine überwiegende Fettverbrennung umstellen.**

So benutzt man eine Pulsuhr

Am besten lässt sich die Herzfrequenz während des Trainings mit einem ganz einfachen Gerät kontrollieren, das man in fast jedem Sportgeschäft kaufen kann – mit einer Pulsuhr. Sie besteht normalerweise aus einer High-tech-Uhr, auf der Sie beim Training fortlaufend Ihren Puls ablesen können.

Es gibt diese Pulsmesser in ganz verschiedenen Ausführungen – von ganz einfachen Modellen bis hin zu hochkomplexen Minicomputern.

Einige zeigen nur die Herzfrequenz an, andere dagegen können Ihre Herzfrequenz über den gesamten Trainingsverlauf aufzeichnen, wobei sich diese Trainingsdaten auch auf einen Computer herunterladen lassen und später analysiert werden können. Manche zeichnen sogar die zurückgelegte Laufstrecke und überwundenen Höhenmeter auf. Die meisten dieser Pulsmessgeräte bestehen aus einem verstellbaren Brustgurt und einer Pulsuhr. Der Gurt wird unterhalb der Brust angelegt und misst die Herzfrequenz, die er dann an die Pulsuhr überträgt. Einige Firmen haben speziell für Personen mit kleinem Brustumfang (Frauen und Jugendliche) Sondermodelle entwickelt, die eine bessere Passform gewährleisten als die gängigen Brustgurtmodelle. Probieren Sie ruhig verschiedene Modelle im Sportgeschäft an, damit Sie das richtige für Ihren Körper finden.

Eine Pulsuhr lässt sich aber nicht nur für die traditionelle Trainingssteuerung über die Herzfrequenz einsetzen. Sie ist auch ein ideales Hilfsmittel im Kampf gegen die Fettpolster. Denn mit ihrer Hilfe können Sie genau ablesen, ob Sie noch im optimalen Fettverbrennungsbereich trainieren oder ob Sie aufgrund Ihrer Trainingsherzfrequenz bereits mehr Kohlenhydrate als Fett verbrennen. Und genau das war auch der Grund, warum Brant auf seiner eigenen Fit-Body-Reise das Training mit der Pulsuhr so überaus hilfreich fand:

Der Lebensstil in Amerika ist so ganz anders als der Lebensstil in einer landwirtschaftlich geprägten Gesellschaft, wo die Menschen sehr viel Zeit im Freien verbringen – sie legen weite Strecken zu Fuß zurück, sammeln Feuerholz und bestellen ihre Felder. Als ich wieder in unsere moderne Welt zurückgekehrt war, habe ich durch meinen vollen Terminkalender – ich bin ständig in der ganzen Welt unterwegs, um Seminare und Workshops abzuhalten – im Laufe der Jahre nach und nach fast 25 Kilo Übergewicht angesammelt. Mark hatte mich 1997 nach Hawaii eingeladen, weil er in die Ironman Hall of Fame aufgenommen werden sollte. Und als ich auf Big Island, Hawaii, ankam, war ich umgeben von 1.500 perfekt durchtrainierten Körpern. Dieses Erlebnis war der Auslöser dafür, dass ich prompt mein persönliches Training mit Mark begonnen und sein Trainingsprogramm genutzt habe. Ich fing mit dem Laufen an, was mir mittlerweile sogar richtig

Spaß macht. Der Trainingsplan war so konzipiert, dass ich ihn gut durchhalten konnte; ich nutzte die Pulsuhr und verringerte mein Lauftempo, um möglichst viel Fett zu verbrennen. Außerdem fing ich mit Krafttraining im Fitnessstudio an, und in etwas mehr als einem halben Jahr hatte ich die knapp 25 Kilo Übergewicht wieder abtrainiert.

Am Anfang wundern sich die meisten, wie einfach sie das Training bewältigen können, wenn sie in einem Belastungsbereich unterhalb ihrer Zielherzfrequenz bleiben. Denn gerade bei Menschen mit einem untrainierten Herz-Kreislauf-System reicht ein zügiger Spaziergang meist schon aus, um ihre Herzfrequenz in die optimale Belastungszone zu treiben. Bei diesem langsamen Tempo sieht es vielleicht so aus, als ob die Trainingsintensität viel zu gering wäre, um etwas zu bewirken. Aber das stimmt nicht! Wir brauchen am Anfang einfach nur etwas Geduld, bis unsere Fitness irgendwann mit unserer Vorstellung Schritt halten kann, in welchem Tempo wir uns bewegen sollten. Widerstehen Sie der Versuchung, schneller zu gehen. Denn wenn Sie schneller werden, liegt Ihre Herzfrequenz über dem idealen Belastungsbereich, der Ihnen ein optimales Trainingsergebnis garantiert: Das heißt, für diese Trainingseinheit wird nicht nur der Fettstoffwechsel, sondern auch die beabsichtigte Stärkung des Herz-Kreislauf-Systems erheblich beeinträchtigt.

Werden Sie langsamer, damit Sie schneller werden – auch im täglichen Leben!

Werden Sie langsamer, damit Sie schneller werden: Dieser Leitsatz ist nicht nur im Sport von Bedeutung, um die körperliche Leistungsfähigkeit zu optimieren, sondern er lässt sich praktisch genauso gut auf alle anderen Lebensbereiche übertragen. Insbesondere die Fit-Soul-Übungen sollen Ihnen dabei helfen, mental und emotional einen Gang zurückzuschalten, um Stress und Hektik besser zu bewältigen. Nehmen wir zum Beispiel die Übung *Bringen Sie Ihre Gedanken zum Schweigen* (Seite 76): Wenn Sie diese Übung in Stress-Situationen oder in schwierigen Lebensphasen anwenden, fällt es Ihnen viel leichter, diese zu bewältigen. Probleme erscheinen nicht mehr so bedrohlich und Lösungsmöglichkeiten werden leichter erkennbar.

Außerdem gehen Sie fast automatisch motivierter und entschlossener vor, um einen Ausweg zu finden. Damit ist der Leitsatz *Werden Sie langsamer, damit Sie schneller werden* in der Tat ein wichtiges Bindeglied zwischen den Fit-Soul- und Fit-Body-Übungen. Dabei spielt es keine Rolle, ob Sie körperlichen oder seelischen Stress haben: Diese Übung hilft Ihnen garantiert immer, Ihre Bedürfnisse zu erkennen (darunter das Grundbedürfnis, innezuhalten und einmal tief durchzuatmen) und mit der notwendigen Entschlossenheit an der Verwirklichung Ihrer Ziele zu arbeiten und den gewünschten Erfolg zu erzielen.

Wir wollen Sie hier aber nicht nur mit einer Auswahl von Fit-Body-Übungen vertraut machen, sondern Ihnen gleichzeitig auch Anregungen geben, wie Sie geeignete Fit-Soul-Übungen in Ihr Trainingsprogramm integrieren können. Doch bevor wir im Einzelnen darauf zu sprechen kommen, wollen wir noch erläutern, wie Sie verschiedene Trainingsübungen richtig miteinander kombinieren können, um sich Ihr ganz individuelles Fitness-Programm zusammenzustellen.

Die Grundelemente für ein ausgewogenes Fit-Body-Konditionsprogramm

WÄHLEN SIE EINE GEEIGNETE SPORTART FÜR IHR HERZ-KREISLAUF-TRAINING

Für ein Herz-Kreislauf-Training ist jede sportliche Aktivität geeignet, die mit einer erhöhten Herzfrequenz über einen Zeitraum von mindestens 20 Minuten durchgeführt wird. Dazu bieten sich unter anderem Sportarten an, die man im Freien ausübt, wie Walken, Joggen, Schwimmen und Radfahren, oder aber die Nutzung von Stepper, Laufband, Rudergerät oder Fahrradergometer als Trainingsmöglichkeiten im Fitnessstudio. Wenn das Training im optimalen aeroben Zielherzfrequenzbereich absolviert wird, wird dadurch nicht nur der Fettstoffwechsel effektiv trainiert, sondern gleichzeitig eine solide Grundlagenausdauer oder aerobe Kapazität aufgebaut – das heißt, wie lange man ein bestimmtes Lauftempo im aeroben Stoffwechsel-bereich durchhalten kann. Denn schließlich entscheidet die aerobe Kapazi-tät in hohem Maße über die Ausdauerleistung und damit über den Wett-kampferfolg von Ausdauersportlern. Aber auch Kraftsportler profitieren von einem gemäßigten Herz-Kreislauf-Training, weil es die Kapillarisie-rung der Muskulatur verbessert, indem es verstärkt die Bildung kleinerer Blutgefäße in den Muskeln anregt. Dadurch werden die Muskeln in der Trainings- und Erholungsphase besser durchblutet und auch besser mit Sauerstoff und Nährstoffen versorgt. Denn mit einem starken gut trainier-ten Herz-Kreislauf-System steigen nicht nur die Herzleistung, sondern auch die Trainingsleistung, und das auch im Kraftbereich.

Mit jeder aeroben Trainingseinheit, die Sie absolvieren, läuft nicht nur Ihre Fettverbrennung immer effizienter, bis sie fast so gut ist wie bei un-seren Vorfahren aus der Steinzeit, sondern Sie verbessern damit auch kon-tinuierlich Ihre aerobe Kapazität und sind dadurch in der Lage, bei der-selben Herzfrequenz Ihr Lauftempo kontinuierlich zu steigern. Wenn Mark in Bestform war, konnte er eine Meile in 5:20 Minuten laufen, und zwar ohne seine Zielherzfrequenz von 155 Schlägen pro Minute zu über-schreiten. Das war jedoch nur möglich, weil sein Fettstoffwechsel so effi-zient gearbeitet hat, dass die muskuläre Energiebereitstellung beim Wett-kampf sehr lange über die Fettverbrennung laufen konnte, was nicht nur seiner Langzeitausdauerfähigkeit als Triathlet sehr zugute kam, sondern ihm auch ermöglichte, eine höhere Laufgeschwindigkeit scheinbar mühe-los zu bewältigen.

Diese Art des optimierten Herz-Kreislauf-Trainings macht aber nicht nur unseren Fettstoffwechsel effizienter, sondern gleichzeitig auch schlan-ker, indem es unsere Körperzusammensetzung verändert und damit un-seren Körperfettanteil auf natürliche Weise senkt. Ganz gleich, ob das ei-nes Ihrer Fitness-Ziele war oder nicht, es ist immerhin ein schöner Neben-effekt einer guten aeroben Fitness. Außerdem ist diese aerobe Fitness auch der ausschlaggebende Faktor, warum die Trainingsbereitschaft mit dem Fit-Body-Programm konstant bleibt, während sie bei anderen Fitness-Programmen mit sehr starken Schwankungen verbunden ist. Gerade für

Ausdauersportler (alle Sportler, die Wettkämpfe bestreiten, die länger als vier Minuten dauern) ist ein gezieltes Fettstoffwechsel- und Herz-Kreislauf-Training besonders wichtig, weil es aus physiologischer Sicht den größten Einfluss auf ihre Wettkampfleistung hat. Dennoch konzentrieren sich viele Sportler verstärkt auf ihr hoch intensives Schwellentraining im aerob-anaeroben Übergangsbereich.

Nachfolgend haben wir eine Liste sportlicher Aktivitäten zusammengestellt, auf die Sie für Ihr Herz-Kreislauf-Training zurückgreifen können. Dabei handelt es sich um ganz gewöhnliche sportliche Aktivitäten, die jeweils ihre besonderen Stärken haben, aber alle für ein gesundheitsorientiertes Fitness-Programm sehr gut geeignet und äußerst effektiv sind.

Walking. Diese universelle Trainingsübung sollte unter keinen Umständen vernachlässigt werden, auch nicht von Spitzensportlern. Für jemand, der nach einer Trainingsmöglichkeit im niedrigen Belastungsbereich sucht, ist Walking die beste Alternative. Denn es lässt sich fast überall durchführen und verbrennt unabhängig von der Laufgeschwindigkeit etwa 100 Kalorien pro Meile. Personen, die bereits ein strammes Sportprogramm absolvieren, können durch Walking den Regenerationsprozess unterstützen. Denn auf diese Weise können die durch das Training entstandenen Stoffwechsel-Abbauprodukte in den Muskeln besser abtransportiert und Nährstoffe für den Muskelaufbau leichter resorbiert werden – ein großer Vorteil für die Regeneration von Muskel und Gewebe. Außerdem eignet sich das Walken hervorragend, um es mit Fit-Soul-Übungen zu kombinieren (mehr dazu auf Seite 194).

Wandern. Diese erweiterte Form des Walkens kann einen größeren Zeitraum umfassen, von einigen Stunden bis hin zu mehreren Tagen. Einmal abgesehen von den positiven Auswirkungen auf das Herz-Kreislauf-System, bietet das Wandern auch eine wunderbare Möglichkeit, mit der spirituellen Kraft der Natur in Verbindung zu treten. Mittlerweile wird in Studien genau analysiert, welche Auswirkungen es auf uns hat, wenn wir uns in der freien Natur aufhalten. Die aktuellen Forschungsergebnisse belegen das, was Schamanen seit Tausenden von Jahren schon sagen:

Ein Aufenthalt in der Natur bringt unseren Körper ins Gleichgewicht, gute Gedanken in unseren Kopf und inneren Frieden in unsere Seele.

Laufen, Radfahren oder Schwimmen bei niedriger bis mittlerer Belastung. In welchem Herzfrequenzbereich Sie „bei niedriger bis mittlerer Belastung" trainieren müssen, können Sie anhand Ihres idealen aeroben Belastungsbereichs ablesen. (Dieser beginnt bei 20 Schlägen unterhalb Ihrer Zielherzfrequenz, die die Obergrenze markiert und für ein effektives Trainingsergebnis nicht überschritten werden sollte.) Wenn Sie jedoch eine höhere Belastungsintensität wählen, liegt Ihr Trainingspuls deutlich über der optimalen aeroben Zielherzfrequenz. Falls Sie daran gewöhnt sind, bei einer höheren Trainingsintensität zu trainieren – selbst wenn Sie sich dabei relativ wohl fühlen –, dürfen Sie eines nicht vergessen: Wenn Sie mit Ihrem Trainingspuls unterhalb der Zielherzfrequenz bleiben, kann Ihnen das am Anfang durchaus das Gefühl vermitteln, dass Ihnen diese Art von Training nichts bringt. Aber da irren Sie sich, denn ein Training in diesem Belastungsbereich kann Ihre Grundlagenausdauer und damit Ihre allgemeine Gesundheit und Leistungsfähigkeit deutlich verbessern.

Skilanglauf im niedrigen bis mittleren Belastungsbereich. Diese Wintersportart ist ebenso wie Schneeschuhwandern und Eislaufen eine ideale Alternative zu Ihren Sportaktivitäten im Sommer.

Aquajogging. Dazu brauchen Sie eine spezielle Aquajogging-Weste oder einen Gürtel, der Ihnen Auftrieb gibt und Ihren Körper über Wasser hält. So ausgerüstet, können Sie mit ganz normalen Laufbewegungen durch das Wasser schweben. Diese schonende Trainingsmethode ist nicht nur perfekt geeignet für alle, die beim Sport an Land unter Gelenk- oder Rückenschmerzen leiden, sondern auch ideal als Rehabilitationsprogramm für diejenigen, die sich nach einer Laufverletzung oder anderen Verletzungen des Stütz- und Bewegungsapparates schonen müssen.

Low-Impact Aerobic, Cardio-Geräte, Fahrradergometer und Laufbänder. Manchmal – je nach Wetter, Tageszeit oder Laune – ist der Besuch im Fitnessstudio oder eines Fitness-Kurses, wo man in der Gruppe trainiert, eine gute Alternative zum Herz-Kreislauf-Training im Freien.

Walking ist ein Sport für Jedermann

Walking ist eine sehr wirksame Methode, mit der jeder – der Bewegungs-muffel ebenso wie der Sportfreak – etwas für seine Gesundheit und sein Wohlbefinden tun kann. Man kann es mit beliebig hoher Intensität be-treiben, indem man entweder eine längere Walking-Strecke wählt oder eine anspruchsvollere Strecke, bei der viele Höhenunterschiede zu be-wältigen sind, oder indem man Minihanteln oder Gewichtsmanschetten benutzt. Walking ist eine der wenigen Sportarten, die nicht nur extrem vielfältig ist, sondern auch sehr kostengünstig.

Beim Walken werden sehr viele Muskeln trainiert, die für die Feinmotorik zuständig sind und beim Joggen oder Laufen überhaupt nicht beansprucht werden. Deshalb sorgt diese Art der Muskelbeanspruchung für eine sehr effiziente Verbesserung der Feinmotorik und Koordination, wie sie durch schnellere Bewegungsabläufe nicht erreicht werden kann. Außerdem för-dert das Walken den schnellen Abtransport von Stoffwechsel-Abbaupro-dukten aus dem Muskelgewebe, wodurch die Regenerationsfähigkeit des Körpers von Tag zu Tag verbessert wird. Es kurbelt den Fettstoffwechsel an, sorgt für eine bessere Durchblutung und Sauerstoffversorgung jener Körperareale, die bei mangelnder Bewegung nur unzureichend versorgt werden und kann für die zahlreichen Stubenhocker in unserer modernen Gesellschaft eine höchst willkommene Abwechslung sein.

Wenn Sie Walking zu Ihrer bevorzugten sportlichen Aktivität machen, empfehlen wir Ihnen, eine Laufstrecke von etwa fünf Kilometern pro Tag zu absolvieren, damit Sie einen größtmöglichen gesundheitlichen Nut-zen erzielen können. Wenn Sie es als Methode der aktiven Regeneration nach dem Training nutzen – selbst wenn Sie nur fünf Minuten am Tag walken – kann es den Regenerationsprozess erheblich beschleunigen.

Walking kann auch Ihrer Seele neue Kraft schenken. Sie haben sicher schon selbst die Erfahrung gemacht, wie gut man sich fühlt, wenn man an die frische Luft gehen und einen schönen Spaziergang machen kann, ins-besondere, wenn man längere Zeit in den vier Wänden zubringen musste. Selbst wenn Sie nur fünf Minuten walken, kann Ihnen diese kurze Pause dabei helfen, den Kopf wieder frei zu bekommen und neue Energie für

Körper und Geist zu tanken – und das mitten in einem stressigen Arbeitstag. Es kann Ihnen dabei helfen, sich von allem Negativen zu befreien, was zu Hause oder im Büro auf Sie wartet, damit Sie mit neuer Entschlossenheit die Herausforderungen angehen können, die vor Ihnen liegen. Denn wenn Sie sich nicht länger in Ihren vier Wänden verschanzen, sondern hinausgehen in die Natur, ermöglicht Ihnen das moderate Tempo beim Walken, die Eindrücke aus Ihrer Umgebung ganz bewusst in sich aufzunehmen. Jetzt ist der perfekte Augenblick, um Ihre Gedanken anzuhalten, damit sich Ihr überstrapazierter Geist wieder regenerieren kann und damit Sie sich Ihre Ziele und Träume wieder vor Augen führen können, indem Sie sich wieder bewusst machen, was Ihnen wichtig ist.

Die Huichol-Indianer sind das lebende Beispiel einer Kultur, in der das Zufußgehen eine lange Tradition hat. Sie pilgern zu heiligen Stätten, sie müssen weit gehen, um zu ihren Maisfeldern zu gelangen, um Brennholz zu sammeln und Trinkwasser aus heiligen Quellen herbeizutragen. Ich habe viele Pilgerreisen zu heiligen Stätten in der Natur unternommen, die mindestens eine Tagesreise entfernt waren und eine weitere Tagesreise erforderten, um wieder ins Heimatdorf zurückzugelangen – dazwischen lag eine Nacht, erfüllt von einem tiefen und erholsamen Schlaf! Ein gesunder erholsamer Schlaf, das passt genau zu unserer Vorstellung von Fit Soul – Fit Body. Als Don José mit mir in Amerika war, fiel ihm als Erstes auf, dass keiner meiner Landsleute draußen auf der Straße zu Fuß unterwegs war. Jeder fuhr mit dem Auto. Deshalb wollte er von mir wissen, wo die Menschen alle sind. „Gehen sie denn nicht zu Fuß, um von einem Ort zum anderen zu gelangen?", fragte er mich verwundert. Immerhin ist Gehen doch etwas, was für uns alle sehr wichtig ist, denn indem wir gehen, nehmen wir durch unsere Schritte eine Verbindung zu unserer Umgebung und zur Erde auf, die uns Kraft gibt für unser Leben.

Tanzen. Es bringt drei sehr wichtige Faktoren ins Spiel, die für unsere Gesundheit insgesamt von großer Bedeutung sind. Ein Faktor ist die körperliche Bewegung. Der zweite Faktor ist die Entwicklung einer Gemeinschaft, in der man gemeinsam mit anderen aktiv ist. Und der dritte Faktor ist das Erlernen neuer Schritte. Es ist wissenschaftlich erwiesen, dass alle drei Faktoren zusammen bestimmte Erkrankungen positiv beeinflussen; so wird zum Beispiel das Auftreten von Alzheimer hinauszögert und die Symptomatik bei Parkinson verbessert. Außerdem bewirkt das Tanzen eine Verbesserung der allgemeinen Fitness bei Personen, die sich für traditionelle sportliche Aktivitäten wenig begeistern können.

Gartenarbeit. Einer der bekanntesten Faktoren für Langlebigkeit ist das Arbeiten mit Erde in der freien Natur. Dadurch steigt zwar Ihre Herzfrequenz nicht so stark an, aber die Vorteile sind allgemein bekannt und nicht von der Hand zu weisen.

KRAFTTRAINING IST EIN MUSS –
ABER INS KRAFTSTUDIO MÜSSEN SIE NICHT

Während die Huichol-Indianer selbst bis ins hohe Alter fit und vital sind, verlieren die meisten Menschen in unserer modernen Welt mit dem Alter immer mehr an Muskelkraft. Dadurch wird ihre Gleichgewichtsfähigkeit stark beeinträchtigt, sodass nicht nur die Sturzgefahr steigt, sondern auch das Risiko für Knochenbrüche und andere Verletzungen. Allerdings kann man dieser Entwicklung durch ein gezieltes Krafttraining entgegenwirken. Dazu muss man den für die Kraft zuständigen Muskelfasertyp (Fast Twitch oder FT-Faser) aktiv trainieren, denn er ermöglicht sehr schnelle und kräftige Kontraktionen, um plötzliche Veränderungen in der Körperhaltung – zum Beispiel verursacht durch Stolpern – auszugleichen. Denn wenn wir ein konsequentes Krafttraining absolvieren, sind wir auch im Alter besser in der Lage, einen Sturz abzufangen.

Der erste Schritt zum Krafttraining ist der allerwichtigste …, dass Sie überhaupt damit anfangen. Das fällt manchen Menschen leicht, anderen dagegen schwer. Manche Menschen sind von Fitness-Studios so sehr begeistert, dass sie fast schon ein zweites Zuhause für sie sind. Andere dagegen zahlen zwar brav ihre monatlichen Studiobeiträge, aber nutzen das Studio nie, weil diese Studioatmosphäre mit all ihren Gerätschaften für sie eine ganz und gar fremde Welt ist. Denn wenn man mit all dem nicht vertraut ist, kann ein Fitness-Studio am Anfang durchaus Furcht einflößend wirken.

Doch die gute Nachricht ist: Sie müssen nicht unbedingt ins Fitness-Studio gehen oder sich eine teure Ausrüstung zulegen, um ein vernünftiges Krafttrainingsprogramm durchzuführen. Wir empfehlen Ihnen ohnehin, dass Sie sich professionellen Rat bei einem Personal Trainer holen, wenn Sie mit den gängigen Kraftübungen, wie wir sie hier vorstellen, nicht vertraut sind. Sie können sich aber auch zu Hause Ihr eigenes kleines Fitnessstudio einrichten, indem Sie sich Hanteln und Übungsbänder mit unterschiedlicher Widerstandsstärke zulegen (dazu gleich mehr). Später können Sie sich dann immer noch anspruchsvollere Geräte anschaffen, wenn Sie das wollen.

Machen Sie sich auch bewusst, dass Krafttraining viele Vorteile hat. Nur einer davon – und diese simple Tatsache können wir gar nicht oft genug betonen – ist eine verbesserte Fettverbrennung. Denn schließlich ist der Anteil reiner Muskelmasse ein entscheidender Faktor für die Berechnung des Grundumsatzes: Das heißt, je mehr Muskelmasse Sie haben, desto mehr Kalorien verbrennen Sie pro Tag, und zwar ganz unabhängig von ihrer körperlichen Aktivität (sogar beim Schlafen!) Doch die Fettverbrennung ist nur der Anfang einer ganzen Reihe positiver gesundheitlicher Aspekte, die das Krafttraining bewirken kann. Wir haben hier noch ein paar weitere gute Gründe aufgelistet, die Sie vielleicht von einem Besuch im Kraftraum überzeugen können:

- Eine Kombination aus Krafttraining und aerobem Ausdauertraining stimuliert das Immunsystem und verbessert nachweislich das Sehvermögen.
- Gelenke und Sehnen werden belastbarer, wodurch die Verletzungsgefahr durch chronisch mechanische Überlastung bei wiederkehrenden Bewegungsabläufen deutlich sinkt.
- Starke Muskeln tragen außerdem dazu bei, das Risiko von Sportverletzungen erheblich zu reduzieren. Denn oft lassen sich typische Verletzungen wie Verstauchungen, Zerrungen oder eine

mechanische Überlastung bei wiederkehrenden Bewegungsabläufen durch geeignetes Krafttraining vermeiden.

- Durch das Training mit Gewichten werden vermehrt zwei wichtige Hormone für den Muskelaufbau – Testosteron und das menschliche Wachstumshormon (HGH) – freigesetzt. Beide Hormone unterstützen nicht nur den Muskelaufbau und sorgen dafür, dass Muskeln und Gelenke stark und geschmeidig werden, sondern sie beschleunigen auch die Muskelregeneration. Das sind Vorteile, die jedem Sportler beim Training – egal auf welchem Fitness-Level – zugute kommen.

Zuletzt noch eine gute Nachricht für alle Frauen, die Angst vor „Muskelbergen" haben: Da Frauen – anders als Männer – nur geringe Mengen Testosteron produzieren, können Sie in der Regel nicht die gleichen „Muskelberge" aufbauen wie Männer. Genau genommen wirkt der Körper einer Frau, die Krafttraining macht, durchtrainiert und sehr schön definiert – keinesfalls jedoch massig. Außerdem sorgt die gewonnene Muskelmasse dafür, dass der Stoffwechsel erhöht wird und hilft auf diese Weise dabei, das Idealgewicht zu halten.

Suchen Sie das richtige Fitness-Studio
... oder bauen Sie sich Ihr eigenes

Nicht alle Fitness-Studios sind gleich. Wenn Sie sich nicht vorstellen können, zusammen mit einer ganzen Kompanie Gewichte stemmender Muskelprotze zu trainieren, ist das kein Problem. Gehen Sie auf die Suche, bis Sie das passende Studio finden. Die meisten Fitness-Studios bedienen eine ganz bestimmte Zielgruppe. Es gibt Studios speziell für Frauen. Es gibt Studios, in denen die ganze Familie trainieren kann. Natürlich gibt es auch Studios speziell für Junge und Junggebliebene: Und dort konkurriert eben das laute Gedröhne der Musik mit dem lauten Gestöhne der Jungs beim Eisen biegen. Wichtig ist nur, dass Sie ein Studio finden, wo Sie sich wohlfühlen und wo die Studio-Mitarbeiter Ihnen mit Rat und Tat zur Seite stehen, falls Sie Hilfe brauchen. Schließlich ist keiner von uns mit dem notwendigen Wissen über Krafttraining und Trainingstechniken auf die Welt gekommen. Wenn Sie sich, speziell am Anfang, von einem Personal Trainer unterstützen lassen, können Sie mit Ihrem Krafttraining nicht nur maximale Erfolge erzielen, sondern Sie erlernen auch gleichzeitig die richtige Technik, um eine mögliche Verletzungsgefahr durch falsche Bewegungsausführung von vornherein zu vermeiden. Und denken Sie immer daran: Es ist noch kein Meister vom Himmel gefallen!

Die andere Alternative ist, dass Sie sich zu Hause Ihr eigenes Fitnessstudio einrichten – wir werden Ihnen gleich sagen, was Sie alles dafür brauchen. Falls es Ihnen unangenehm ist, ins Studio zu gehen, um sich dort von einem Personal Trainer bei der Zusammenstellung Ihres Trainingsprogramms helfen zu lassen, telefonieren Sie doch die Studios in Ihrer Nähe ab und erkundigen Sie sich nach einem Personal Trainer, der auch zu Ihnen nach Hause kommt. Die meisten können Ihnen dabei behilflich sein, sich Ihren eigenen Kraftraum einzurichten (oder bringen Hanteln und andere tragbare Geräte mit), um Sie mit den wichtigsten Grundlagen vertraut zu machen. Wenn Sie einen Personal Trainer finden, mit dem Ihnen das Training richtig Spaß macht, könnten Sie ihn sogar engagieren, damit er regelmäßig zum Training zu Ihnen nach Hause kommt.

Das Krafttrainingsprogramm für ein gesundes Leben

Die Vielfalt an Übungen, mit denen Sie Muskeln und Kraft aufbauen können, ist schier unerschöpflich. Allerdings haben wir für unser Fit-Body-Konditionsprogramm vorwiegend Kraftübungen ausgesucht, die uns dabei helfen, die wichtigsten Bewegungsabläufe im Alltag besser zu bewältigen – angefangen beim Ausladen der Einkäufe aus dem Kofferraum bis hin zu langen Dauerläufen oder zu ausgedehnten Wanderungen im Gebirge. Das Trainingsprogramm ist so konzipiert, dass alle großen Muskelgruppen des Körpers angesprochen werden, damit Sie – gemessen am Zeitaufwand für diesen Bereich des Konditionstrainings – den größtmöglichen Trainingserfolg und gesundheitlichen Nutzen daraus ziehen können. Es gibt im Krafttraining auch Isolationsübungen, die darauf abzielen, jeweils bestimmte Muskeln isoliert zu trainieren. Doch diese Übungen sind nicht Bestandteil des Fit-Body-Programms. Denn unser Übungsprogramm basiert auf einer ganzheitlichen Methode, die sich auf das altüberlieferte Wissen stützt, dass unser Körper eine Einheit ist und dass alle Körperfunktionen miteinander verbunden sind.

Mit dem Krafttraining verhält es sich genauso wie mit allen anderen Dingen im Leben – man sollte es maßvoll betreiben, also auf gar keinen Fall übertreiben. **Das Krafttrainingsprogramm für ein gesundes Leben ist am effektivsten, wenn man es zweimal pro Woche macht, wobei zwischen den einzelnen Trainingseinheiten eine Regenerationszeit von zwei bis drei Tagen liegen sollte.** Wenn Sie zum Beispiel an einem Montag Krafttraining machen, dann sollten Sie die zweite Trainingseinheit in dieser Woche frühestens am Donnerstag, aber nicht später als Freitag machen, denn nur so können Sie sicherstellen, dass Sie bis zum nächsten Montag zwei Tage zur Regeneration haben. Ihr aerobes Ausdauertraining können Sie dagegen – je nachdem, wie oft Ihr Lebensstil und Ihre körperliche Verfassung es zulassen – beliebig oft in der Woche machen, weil sich der Körper bei diesem Training in aller Regel über Nacht regeneriert. Doch beim Krafttraining sehen die Regenerationszeiten anders aus. Viele, die dreimal oder öfter pro Woche ein Krafttraining absolvieren, erzielen im Vergleich zur investierten Trainingszeit nur einen sehr geringen Trainingseffekt, weil die zu häufige Trainingsbelastung die Regerationsfähigkeit der Muskeln übersteigt – das heißt im Klartext, dass man durch diese Art des Trainings mit der Zeit „schwächer" wird und Kraft abbaut anstatt aufbaut. Der Körper braucht etwa zwei volle Tage, um sich von einer angemessenen Trainingseinheit wieder zu erholen.

Wenn man beim Krafttraining drei oder mehr Sätze einer Übung macht, wirkt sich das ebenfalls negativ auf den Prozess des Muskelaufbaus aus. Denn wenn man in der Lage ist, drei oder mehr Sätze einer bestimmten Übung zu machen, verwendet man mit Sicherheit ein viel leichteres Gewicht als man verwenden müsste, um den gewünschten Trainingsreiz für das Muskelwachstum auszulösen. In diesem Fall macht man kein Muskelaufbautraining, sondern ein Kraftausdauertraining.

DAS ÜBUNGSPROGRAMM FÜRS FITNESSSTUDIO

Wir haben hier zwölf Übungen für ein Trainingsprogramm im Fitness-Studio zusammengestellt. Viele dieser Übungen werden an Geräten durchgeführt, wie sie in den meisten Fitness.Studios zu finden sind. Wie gerade schon gesagt, empfehlen wir Ihnen, zwei Trainingseinheiten pro Woche zu machen, und zwar jeweils im Abstand von zwei bis drei Tagen. Sie sollten diese Trainingseinheiten nie an zwei aufeinanderfolgenden Tagen machen.

Am Anfang sollten Sie für jede Übung nur einen Satz mit 12 bis 15 Wiederholungen machen. Das Gewicht für die Übung sollte jeweils so gewählt werden, dass es schwer genug ist, damit Sie die letzte Wiederholung gerade noch schaffen, jedoch nicht so schwer, dass Sie mit maximaler Kraftanstrengung trainieren müssten. Idealerweise sollten Sie am Ende eines Trainingssatzes das Gefühl haben, Sie hätten noch eine, vielleicht auch noch eine zweite Wiederholung schaffen können. Wenn Sie am Ende der Übung den Eindruck haben, Sie hätten noch drei oder mehrere Wiederholungen schaffen können, sollten Sie beim nächsten Trainingstermin das Gewicht ein klein wenig erhöhen, aber nur so viel, dass Sie am Ende der Übung das Gefühl haben, Sie hätten gerade noch eine oder zwei Wiederholungen stemmen zu können.

Jede Kraftübung am Gerät sollte so ausgeführt werden, dass Sie beim Anheben bis zwei zählen und beim Absetzen bis vier. Denn durch langsame, fließende Bewegungen können Sie den Bewegungsablauf besser kontrollieren und eine schnelle „ruckartige" Bewegungsausführung vermeiden. Beim Anheben des Gewichtes sollten Sie aus- und beim Absetzen einatmen. Sie sollten beim Anheben auch nie die Luft anhalten. Am Tag nach dem Krafttraining sollten Sie einen leichten bis mittleren Muskelkater spüren. Sobald Sie bei Ihrem Ein-Satz-Training für alle zwölf Übungen den Punkt erreichen, dass Sie am Tag nach dem Training keinen Muskelkater mehr haben, können Sie Ihr Trainingsprogramm auf zwei Sätze zu je 12 bis 15 Wiederholungen ausdehnen.

Die folgenden zwölf Kraftübungen sind in der Reihenfolge aufgelistet, in der sie gemacht werden sollten.

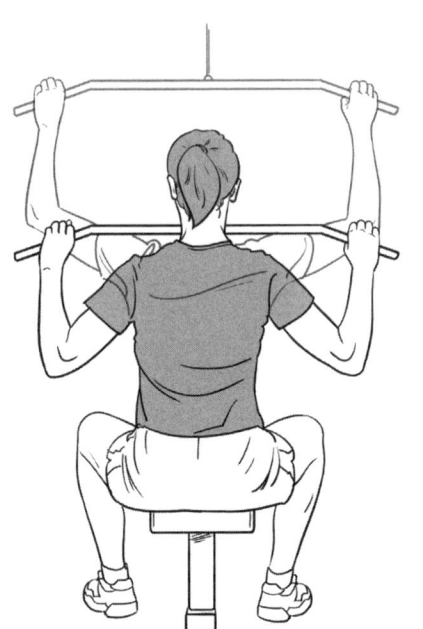

1. Latissimus-Zug Frontziehen

Umfassen Sie die Stange im gleichen Abstand mit beiden Händen etwas breiter als Ihre Schultern; die Arme sind leicht gebeugt, die Ellenbogen bilden einen rechten Winkel mit den Schultern. Das Becken ist fixiert, der Oberkörper leicht nach hinten geneigt – kein Hohlkreuz machen. Dann den Lat-Zug langsam und gleichmäßig herunterziehen in Richtung Schultern bis kurz über das Kinn.

2. Beinstrecken

Sitzen Sie mit angewinkelten Beinen auf der Sitzfläche; der Oberkörper ist gerade, die Hände umfassen die Haltegriffe; Gesäßmuskulatur und Rücken sind fest an die Rückenlehne gedrückt – kein Hohlkreuz. Die Rückenlehne so einstellen, dass das Kniegelenk mit dem Drehgelenk der Beinstreckermaschine übereinstimmt und das Fußpolster über dem Fuß platzieren.
Dann beide Unterschenkel komplett strecken, sodass eine gerade Linie entsteht; die Oberschenkelmuskulatur sollte in dieser Position immer angespannt bleiben, um das Knie nicht zu überlasten.

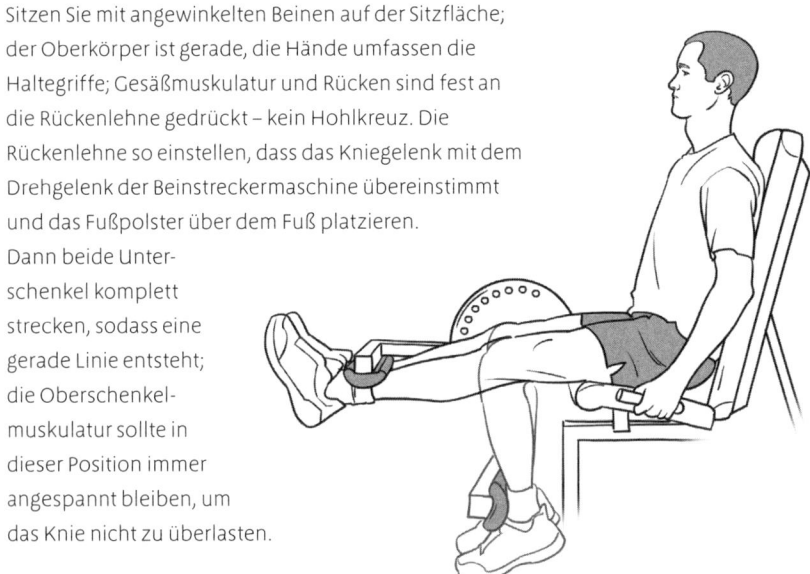

3. Beinbeugen liegend

Legen Sie sich mit dem Gesicht nach unten auf die Gerätebank und halten Sie sich an den Griffen fest. Die Rollen sind zwischen Fußgelenk und Wadenmuskel platziert, die Beine leicht gebeugt. Führen Sie die Unterschenkel gegen den Widerstand so weit wie möglich in Richtung Oberschenkel. Dabei müssen Hüften und Oberkörper stets stabil auf der Gerätebank ruhen.

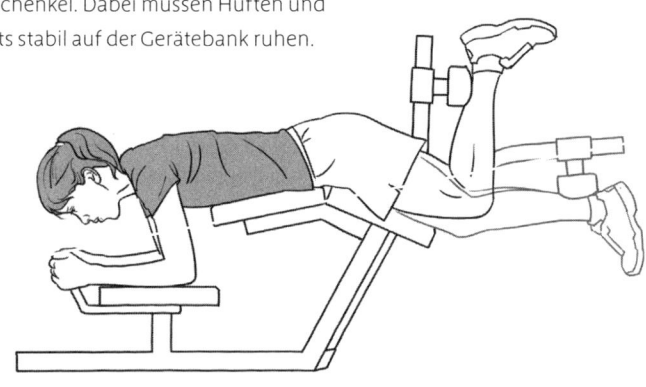

4. Bankdrücken mit Langhantel

Legen Sie sich mit dem Rücken auf die Gerätebank, die Füße sind fest am Boden. Umfassen Sie die Langhantel auf Brusthöhe etwas mehr als schulterbreit mit beiden Händen; die Arme sind dabei im Ellenbogen leicht gebeugt. Senken Sie die Hantel langsam bis etwa eine Handbreit über der Brust und achten Sie darauf, dass Rücken und Kopf fest auf der Gerätebank ruhen – kein Hohlkreuz machen.

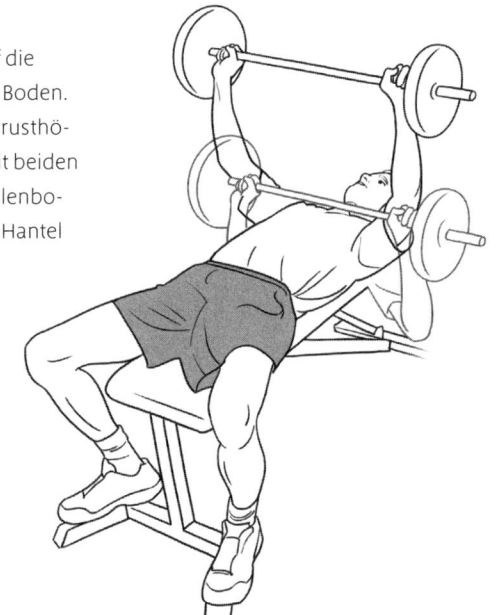

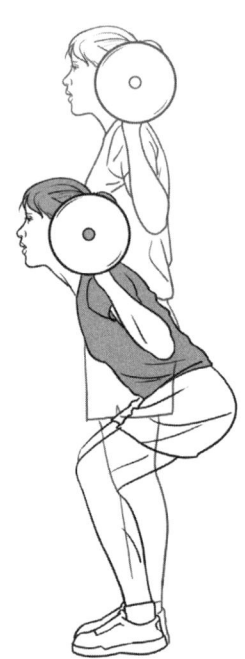

5. Kniebeugen mit Langhantel

Stellen Sie die Füße schulterbreit auseinander und legen Sie die Langhantel auf den oberen Rücken – auf keinen Fall in den Nacken. Der Rücken ist dabei gerade, der Blick geradeaus, die Knie leicht gebeugt. Gehen Sie langsam in die Knie und schieben Sie das Gesäß nach hinten, so als wollten Sie sich hinsetzen, bis die Oberschenkel eine Parallele zum Boden bilden. Der Rücken bleibt gerade, die Füße fest am Boden. Ganz wichtig: Die Knie dürfen dabei *niemals* über die Fußspitzen hinausragen.

6. Schrägbankdrücken

Legen Sie sich auf die Schrägbank; Rücken und Kopf liegen dabei fest auf der Unterlage, die Füße stehen auf dem Boden. In jeder Hand halten Sie eine Kurzhantel auf Schulterhöhe; die Ellenbogen sind dabei gebeugt und bilden einen rechten Winkel, die Handflächen zeigen nach vorn. Nun drücken Sie das Gewicht senkrecht nach oben und führen die Kurzhanteln über der Brust zusammen, bis sie einander berühren.

7. Ausfallschritt nach vorn

Sie stehen aufrecht, die Füße parallel und hüftbreit auseinander; Sie halten eine Stange bequem im oberen Rücken. Machen Sie einen Schritt nach vorn und gehen Sie dabei mit dem vorderen Bein so weit in die Knie, bis der Oberschenkel parallel zum Boden ist und das Knie des hinteren Beines fast den Boden berührt – der Rücken bleibt gerade. Dann richten Sie sich wieder auf, indem Sie die Zehen des hinteren Beines über den Boden ziehen, bis Sie wieder aufrecht in der Ausgangsposition stehen.

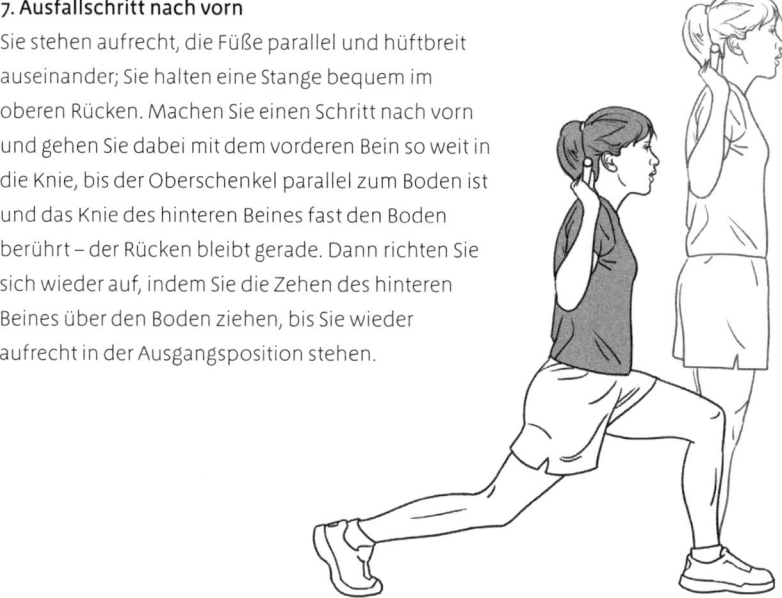

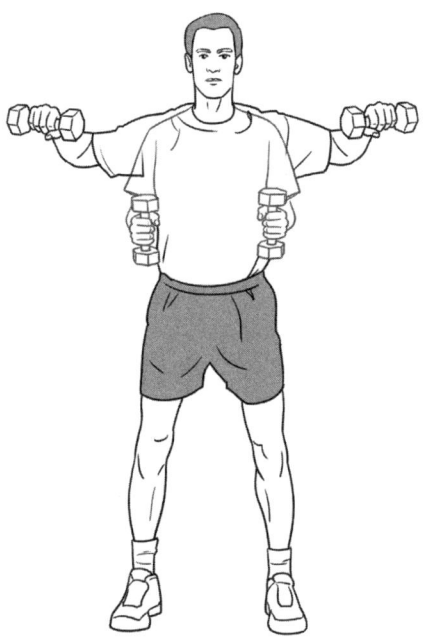

8. Seitheben mit Kurzhanteln

Halten Sie mit leicht angewinkelten Armen in jeder Hand eine Kurzhantel senkrecht vor Ihrem Oberkörper; die Handflächen zeigen zueinander. Sie stehen aufrecht; die Knie sind leicht gebeugt. Heben Sie die Hanteln seitlich, aus der Schulter heraus an, bis sie auf Schulterhöhe und damit parallel zum Boden sind; die Ellenbogen sind während der Übung leicht gebeugt, der Rücken bleibt gerade.

9. Wadenheben mit Kurzhanteln

Stellen Sie sich mit dem rechten Fußballen so auf ein Stepboard, dass Sie die Ferse gut nach oben und unten bewegen können; den linken Fuß heben Sie an und klemmen ihn hinter den Knöchel des rechten Fußes; in der rechten Hand halten Sie eine Kurzhantel. Senken Sie nun die Ferse so weit wie möglich in Richtung Boden, bis Sie eine mittelstarke Dehnung spüren; dann heben Sie die Ferse wieder so weit wie möglich an. Dann Seitenwechsel: Linker Fußballen und Hantel in der linken Hand.

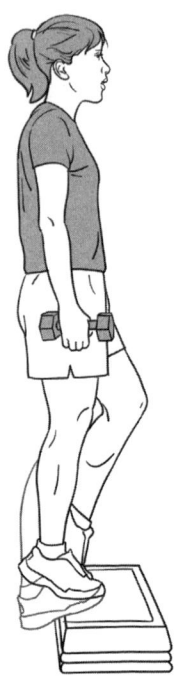

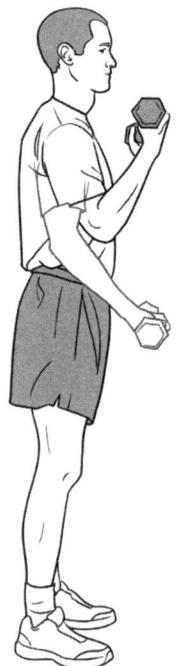

10. Bizeps-Curls mit Kurzhanteln

Sie stehen aufrecht, Füße hüftbreit auseinander. In beiden Händen halten Sie Kurzhanteln; die Handflächen zeigen nach oben; die Ellenbogen sind leicht gebeugt und liegen senkrecht eng am Oberkörper an. Aus dieser Ausgangsposition beugen Sie die Arme und führen die Hanteln in Richtung Schultern, bis das Gewicht vom Bizeps getragen wird. Die Ellenbogen bleiben eng am Körper und auch beim Zurückführen leicht gebeugt.

11. Trizeps-Kick-Back

Stützen Sie sich mit dem linken Knie und der linken Hand auf einer Flachbank ab. Das rechte Bein steht fest auf dem Boden; in der rechten Hand halten Sie eine Kurzhantel (die Hantel befindet sich immer auf der Körperseite, die *nicht* abgestützt wird); die Handfläche zeigt zur Bank, der Ellenbogen ist leicht gebeugt und liegt eng am Körper an. Führen Sie nun das Gewicht eng am Körper so weit nach hinten, bis der Oberarm gestreckt und parallel zum Boden ist. Die Schultern nicht hochziehen; der Rücken bleibt gerade.

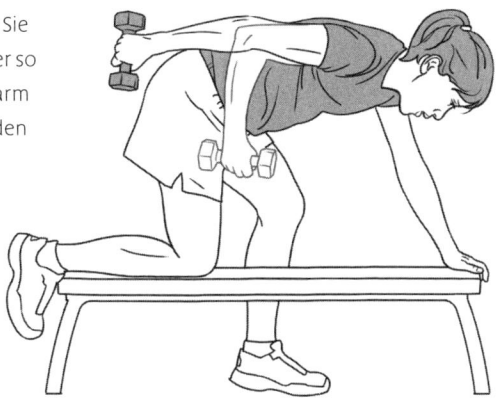

12. Beinpresse

Setzen Sie sich auf die Schrägbank; die Knie sind angewinkelt, die Füße stehen auf der Fußplatte knapp schulterbreit auseinander. Rücken und Gesäß sind fest an die Rückenlehne gedrückt; beide Hände umfassen die Haltegriffe. Nun strecken Sie die Beine langsam gegen den Widerstand, ohne dabei die Kniegelenke ganz durchzudrücken.

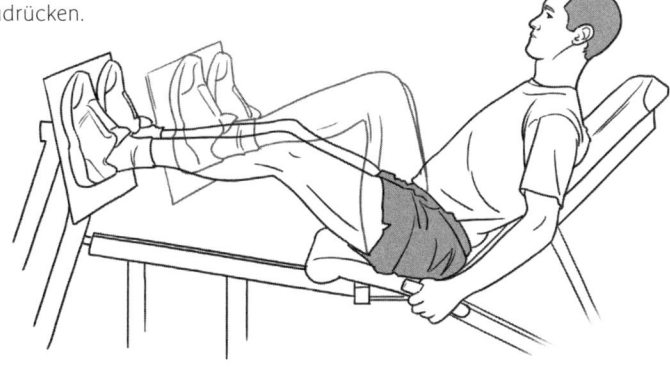

Zum Trainingsabschluss machen Sie dann folgende Übungen:

- **Rückenwaage – Übung zur Kräftigung des Rückenaufrichte-muskels:** Legen Sie sich auf den Bauch. Heben Sie ein Bein und den gegenüberliegenden Arm leicht vom Boden an und halten Sie diese Position für etwa 15 bis 30 Sekunden. Dann wechseln Sie die Seite und machen dasselbe mit dem anderen Bein und Arm. Machen Sie jeweils zwei Wiederholungen, pausieren Sie zehn Sekunden und heben dann beide Arme und Beine gleichzeitig vom Boden und halten diese Spannung für etwa 15 bis 30 Sekunden. Diese Übung hilft Ihnen, die untere, tiefe Rückenmuskulatur zu stärken.
- **Sit-ups – Übung zur Kräftigung der Bauchmuskeln:** Mit Sit-ups lassen sich alle vier Bereiche der Bauchmuskeln trainieren – die unteren, mittleren und oberen ebenso wie die seitlichen beziehungsweise die schrägen Bauchmuskeln. Allerdings sollten Sie bei diesem Bauchmuskeltraining auf keinen Fall mehr als 15 Wiederholungen pro Bauchmuskelbereich machen. Denn wenn Sie Hunderte von Sit-ups machen, können Sie sich dadurch nicht nur Bauchmuskeln aus Stahl antrainieren; vielmehr führen die extrem überentwickelten Muskeln um das Zwerchfell zu einer flachen Atmung und einer unzureichenden Sauerstoffversorgung. Außerdem riskieren Sie durch dieses Trainingsverhalten, dass Ihr Laktatspiegel stark ansteigt, weil Sie in den anaeroben Trainingsbereich abgleiten und damit an die Fettstoffwechselgrenze (anaerobe Schwelle) kommen.
- **Liegestütz-Variante – Übung zur Dehnung des unteren Rückens:** Diese abgewandelte Form der Liegestütze basiert auf dem Bewegungsablauf der normalen Liegestütz-Technik, allerdings mit einer Ausnahme: Das Becken bleibt bei dieser Übung auf dem Boden. Auf diese Weise werden die Muskeln des unteren Rückens stark gedehnt, die durch langes Sitzen verkürzt werden und Rückenschmerzen verursachen können. Sie drehen sich also wieder zurück auf den Bauch und machen insgesamt acht dieser abgewandelten Liegestütze,

indem Sie dreimal den Kopf gerade nach oben richten, zweimal nach links, zweimal nach rechts und abschließend noch einmal nach oben.

DAS ÜBUNGSPROGRAMM FÜR ZU HAUSE

Nicht jeder will oder kann es sich – aus Finanz- oder Zeitgründen – leisten, in das nächste Fitnessstudio zu marschieren, um Gewichte zu stemmen. Doch viele der Geräte-Übungen im Studio lassen sich durchaus auch zu Hause mit einer minimalen Ausstattung nachahmen. Dazu brauchen Sie folgende Hilfsmittel:

- Elastische Übungsbänder (Thera-Bänder) oder Seile (Tubings mit Griffen) mit unterschiedlicher Widerstandsstärke und einen Türanker
- Fausthanteln (mit unterschiedlichem Gewicht, etwa von 1,5 Kilogramm bis 10 Kilogramm)
- Gewichtsmanschetten für das Fußgelenk
- Einen stabilen Stuhl
- Eine flache, leichte Trainingsbank (optional)

Mit diesen Hilfsmitteln – sie sind in jedem Sportgeschäft erhältlich – können Sie die Kraftübungen aus dem Fitnessstudio nachahmen. Sie können die jeweiligen Übungen entweder nur mit Übungsbändern machen oder aber Übungsbänder und Hanteln kombiniert einsetzen. Daher noch einmal unsere Empfehlung: Wenn Sie mit Hanteln trainieren wollen, sollten Sie sich einen Hantelsatz mit unterschiedlichen Gewichten – etwa ab 1,5 Kilo aufwärts – zulegen. Achten Sie beim Kauf darauf, dass sie angenehm und gut in der Hand liegen, denn mittlerweile haben die meisten Hanteln im Griffbereich eine Beschichtung oder einen speziellen Überzug, wodurch ein hoher Griffkomfort garantiert wird.

Sie können die nachfolgenden Übungen genauso ausführen, als wären Sie in einem Fitnessstudio. Das heißt: Sie können genauso häufig trainieren und genauso viele Sätze mit Wiederholungen machen.

1. Latissimus-Zug Frontziehen

Mithilfe eines Türankers können Sie das Übungsband oder das Tubing mit Griffen an einer Tür fixieren und so den Latissimus-Zug nachahmen.

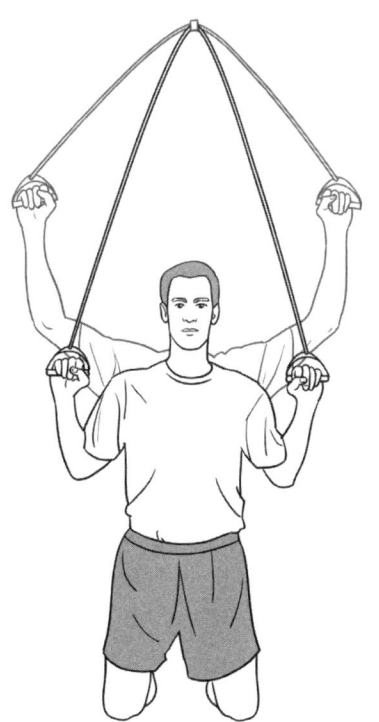

2. Beinstrecken

Machen Sie die Beinstreck-Übung im Sitzen mithilfe von Gewichtsmanschetten fürs Fußgelenk. Falls Sie stattdessen ein Übungsband oder Tubing verwenden, befestigen Sie das eine Ende am Stuhl und das andere Ende an Ihrem Knöchel. Dann heben Sie dieses Bein an und strecken es in die Waagerechte; danach machen Sie dasselbe mit dem anderen Bein.

3. Beinbeugen

Diese Übung funktioniert ähnlich wie
das Beinstrecken, allerdings im Stehen.
Sie stehen hinter dem Stuhl und halten
sich an der Stuhllehne fest, damit Sie
beim Beugen des Unterschenkels
einen stabilen Stand haben.

4. Bankdrücken

Legen Sie sich rücklings auf eine flache Bank. Nehmen Sie
in jede Hand eine Hantel; Ihre Arme sind seitlich im
rechten Winkel angewinkelt; Ihr Rücken liegt fest auf der
Unterlage. Dann heben Sie die Hanteln mit ausgestreckten
Armen nach oben, sodass sich die Hanteln dabei fast
berühren. Sie können diese Übung auch mit einem
Übungsband machen: Legen Sie sich mit dem Rücken auf
das Band, greifen mit jeder Hand ein Ende und führen die
Armbewegung genauso aus wie mit den Hanteln.

5. Kniebeugen

Nehmen Sie in jede Hand eine Kurzhantel und machen Sie die Kniebeugen wie oben unter Übung Nr. 5 fürs Fitnessstudio beschrieben. Falls Sie ein Übungsband oder Tubing benutzen, legen Sie es um Ihren Nacken und stellen Sie sich mit den Füßen auf die Enden des Bandes beziehungsweise in die Griffe des Tubings, um so den Widerstand beim Aufrichten zu erhöhen.

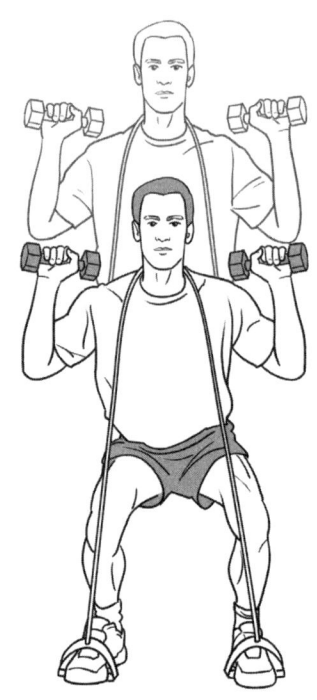

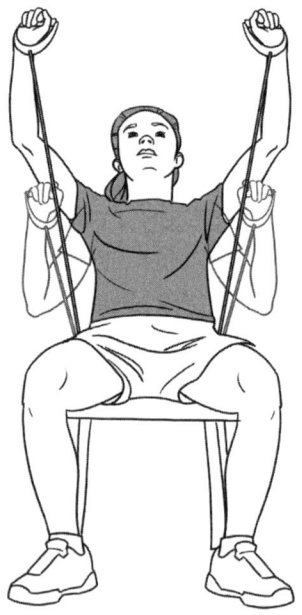

6. Schrägbankdrücken

Legen Sie sich auf eine Bank mit einer schräg gestellten Rückenlehne oder setzen Sie sich schräg zurückgelehnt auf einen Stuhl. Diese Übung können Sie entweder mit Kurzhanteln machen, oder indem Sie sich auf ein Übungsband oder Tubing setzen und die Armbewegung so ausführen wie oben unter Übung Nr. 6 fürs Fitnessstudio beschrieben.

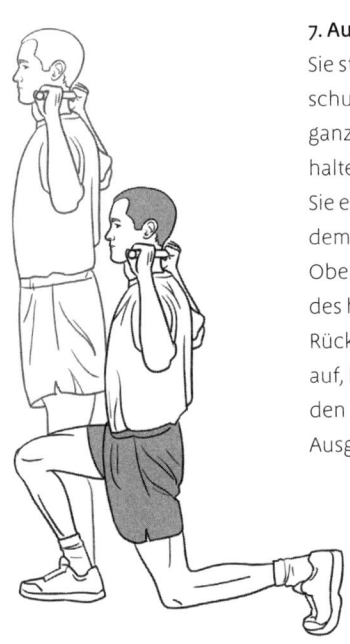

7. Ausfallschritt nach vorn

Sie stehen aufrecht, die Füße parallel und schulterbreit auseinander. Halten Sie entweder ganz bequem eine Stange im oberen Rücken oder halten Sie in jeder Hand eine Kurzhantel. Machen Sie einen Schritt vorwärts und gehen Sie dabei mit dem vorderen Bein so weit in die Knie, bis der Oberschenkel parallel zum Boden ist und das Knie des hinteren Beines fast den Boden berührt – der Rücken bleibt gerade. Dann richten Sie sich wieder auf, indem Sie die Zehen des hinteren Beines über den Boden ziehen, bis Sie wieder aufrecht in der Ausgangsposition stehen.

8. Seitheben

Wenn Sie die Übung mit Kurzhanteln machen, verfahren Sie wie oben in Übung Nr. 8 fürs Fitness-Studio beschrieben. Falls Sie ein Übungsband oder Tubings verwenden, stellen Sie sich mit den Füßen auf das Band beziehungsweise in die Griffe, ergreifen dann mit jeder Hand ein Bandende oder einen Griff und heben dann die Arme seitlich aus der Schulter nach oben.

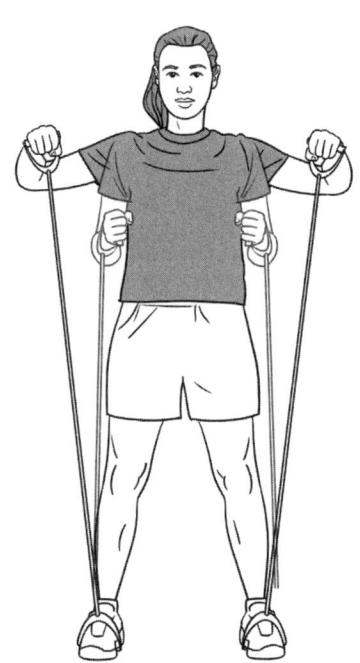

9. Wadenheben

Für diese Waden-Übung können Sie eine
Treppenstufe zu Hilfe nehmen und
verfahren dann wie oben in Übung Nr. 9
fürs Fitness-Studio beschrieben.

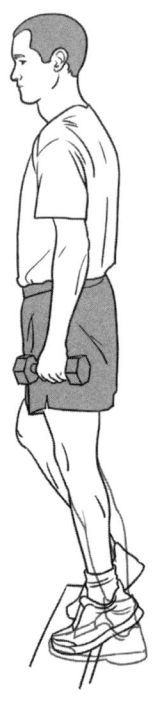

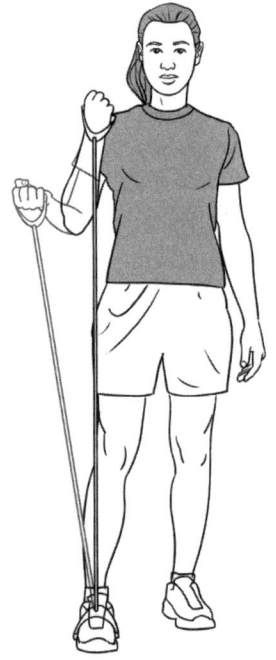

10. Bizeps-Curls

Diese Übung können Sie entweder, wie
oben unter Übung Nr. 10 fürs Fitness-
Studio erläutert, ausführen oder auch im
Sitzen auf einem Stuhl oder auf einer
Trainingsbank. Wenn Sie ein Übungsband
oder Tubings verwenden, stellen Sie sich
mit beiden Füßen auf das Band beziehungsweise in die Griffe; ergreifen Sie mit
jeder Hand ein Bandende beziehungsweise einen Griff und beugen die Unterarme
jeweils abwechselnd, indem Sie sie in
Richtung Schultern führen.

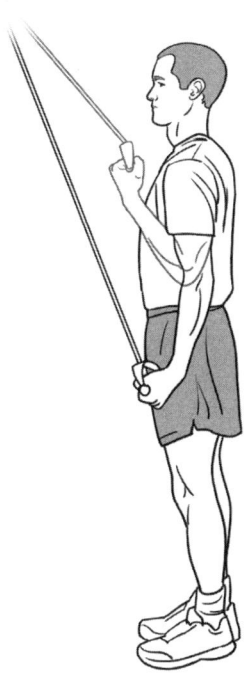

11. Trizeps-Kick-Back

Wenn Sie Gewichte verwenden, knien Sie
sich auf eine Trainingsbank oder auf den
Boden und verfahren Sie wie oben unter
Übung Nr. 11 fürs Fitness-Studio beschrieben.
Wenn Sie ein Übungsband oder Tubing
verwenden, machen Sie die Übung im
Stehen: Das Band ist mithilfe des Türankers
an der Tür befestigt und sie ergreifen mit
jeder Hand ein Ende. Während Sie die eine
Hand mit dem einen Ende fest an den
Oberkörper drücken, ziehen Sie das andere
Ende mit dem anderen Arm nach unten.

12. Beinpresse

Nehmen Sie für diese Übung ein Tubing.
Legen Sie sich auf den Boden, indem Sie sich
mit dem unteren Rücken fest auf das Tubing
legen und die Füße in die Griffe stellen.
Dann strecken Sie die Beine senkrecht nach
oben, ohne dabei die Kniegelenke ganz
durchzustrecken.

So stellen Sie sich Ihr individuelles Trainingsprogramm zusammen

Die Frage, wie häufig und mit welcher Intensität Sie trainieren sollen, lässt sich nicht pauschal beantworten, denn die Antwort ist jeweils abhängig von Ihren persönlichen Fitness-Zielen und dem Fitness-Level, bei dem Sie starten. Deshalb haben wir für das Fit-Body-Konditionsprogramm verschiedene Trainingsprogramme erarbeitet, die sich aufgrund ihres Trainingsumfangs und ihrer Belastungsintensität in drei Fitness-Kategorien einteilen lassen.

Die erste Kategorie ist das **Einsteiger-Programm.** Es eignet sich am besten für Personen, die zum ersten Mal mit einem regelmäßigen Trainingsprogramm beginnen; ebenso für Personen, die schon lange kein regelmäßiges Sporttraining mehr gemacht haben oder machen konnten sowie für Personen, denen die nächsten beiden Kategorien zu anspruchsvoll erscheinen, die aber dennoch eine gewisse Grundfitness aufrechterhalten wollen.

Die zweite Kategorie ist das **Basis-Programm.** Es richtet sich an alle, die zwar regelmäßig sportlich aktiv sind, aber keinen systematischen und zielgerichteten Trainingsplan haben. Dank des Basis-Programms können Sie – ohne Ihren randvollen täglichen Terminplan extrem zu strapazieren – Ihren Fitness- und Gesundheitsfaktor optimal steigern. Sie können das Programm auch gezielt als Wettkampfvorbereitung nutzen, falls Sie sich gern hin und wieder einmal mit anderen Sportlern messen wollen.

Die dritte Kategorie ist das **Intensiv-Programm.** Es erfordert eine deutlich größere Leistungsbereitschaft als die anderen beiden Programme, da es speziell auf Sportler zugeschnitten ist, die sich intensiv auf einen Wettkampf vorbereiten wollen. Denn das Intensiv-Programm ermöglicht eine größtmögliche Verbesserung der muskulären Stoffwechselkapazität und der intermuskulären Koordination für eine maximale Fitness. Deshalb basiert es nicht nur auf einem höheren täglichen Trainingsumfang, sondern enthält auch Trainingseinheiten mit einer höheren Trainingsherzfrequenz in Form von Intervalltraining.

DAS EINSTEIGER-PROGRAMM

Wenn Sie schon lange darauf warten, dass das Leben Ihnen eine Einladung zum Sport schenkt, damit Sie einige Dinge ändern können, die Sie an sich nicht mögen – hier ist sie. Jetzt geht's los! Wir laden Sie hier herzlich dazu ein, aktiv an Ihrer Fitness und Ihrem Wohlbefinden zu arbeiten. Dies ist eine klare Handlungsaufforderung! Jetzt ist exakt der richtige Zeitpunkt, dass Sie selbst aktiv etwas für eine gute Gesundheit, gute Gedanken und ein gutes Selbstwertgefühl tun – die wesentlichen Grundlagen dafür sind bereits in Ihren Genen verankert und warten nur darauf, aktiviert zu werden. Vergessen Sie alle Bedenken und Hindernisse, die Sie in der Vergangenheit davon abgehalten haben. Machen Sie sich keine Sorgen darüber, was vielleicht in der Zukunft passiert. Denn wie sagen die Huichol-Indianer so treffend: Der einzige Augenblick, dessen wir sicher sein können, ist jetzt und hier.

Das Einsteiger-Programm ist perfekt für alle, die mehrere Monate und länger keinen Sport machen konnten – oder vielleicht auch ihr ganzes Leben noch keinen gemacht haben. Es ist so konzipiert, dass der Körper sich langsam an Bewegung und ein regelmäßiges Trainingsprogramm gewöhnen kann. Das Training stärkt nicht nur Ihre Lunge, sondern auch Ihr Herz – einen Muskel, der fortan nicht mehr unauffällig im Hintergrund arbeiten wird.

Darüber hinaus ist das Einsteiger-Programm auch ideal für diejenigen geeignet, die zwar mit einer gewissen Regelmäßigkeit sportlich aktiv sind, die ihre Trainingsintensität aber noch nie mithilfe einer Pulsuhr kontrolliert haben. Absolvieren Sie sechs Wochen lang Ihr normales Trainingsprogramm, indem Sie sich nicht wie bisher am Trainingstempo, sondern an Ihrer Zielherzfrequenz – dem idealen Herzfrequenzbereich für ein optimales aerobes Ausdauertraining – orientieren und dann beobachten Sie, was passiert. Es ist sehr gut möglich, dass Sie in dieser Zeit, in der Sie die Pulsuhr benutzen, langsamer trainieren müssen, damit Sie Ihre Zielherzfrequenz nicht überschreiten. Sie werden feststellen, wie positiv sich das Training in diesem moderaten Belastungsbereich auf Ihre Trainingsleistung auswirkt: Denn mit der Zeit wird nicht nur Ihr Herz-Kreislauf-System –

Ihre aerobe Ausdauerfähigkeit – optimal gestärkt, sondern auch Ihr Fett-stoffwechsel effizienter, weil die muskuläre Energiegewinnung primär über die Verbrennung von Körperfett erfolgt. Wir empfehlen, dieses Training mindestens sechs Wochen durchzuführen. Denn so kann sich Ihr Körper allmählich an das Training anpassen, ohne dass Sie Gefahr laufen, den größten Fehler zu machen, den die meisten Menschen machen, wenn Sie mit einem Sporttraining anfangen: Sie machen viel zu schnell viel zu viel.

Der Trainingsplan in Tabelle 5.1 basiert auf einem Energieverbrauch durch sportliche Aktivität (Leistungsumsatz) von etwa 1.000 Kalorien pro Woche. Wenn Sie Ihr Gewicht – besser gesagt, Ihren Körperfettanteil – reduzieren wollen, sollten Sie zusätzlich zu diesem Sportprogramm Ihre tägliche Energiezufuhr um 300 Kalorien senken. Auf diese Weise können Sie etwa ein Pfund Körperfett pro Woche verlieren! (Spezielle Ernährungs-tipps hierzu finden Sie in Kapitel 6). Eine wichtige Anmerkung: Wir haben verschiedene Trainingsoptionen für ein Herz-Kreislauf-Training (Cardio-training) vorgesehen, sodass Sie abwechselnd an Cardio-Geräten im Fit-nessstudio und dann wieder in der freien Natur trainieren können. Suchen Sie sich die Trainingsmöglichkeiten ruhig danach aus, wo Sie gern trainie-ren möchten. Natürlich raten wir Ihnen, so oft wie möglich draußen im Freien zu trainieren. Wenn Sie in der Großstadt wohnen, ist das vielleicht keine realistische Alternative. Wenn Zeitmangel, Wetterbedingungen oder persönliche Vorlieben der Grund dafür sind, dass Sie Ihr Training größten-teils drinnen absolvieren, ist es umso wichtiger, dass Sie dazu einen Aus-gleich schaffen, indem Sie ergänzend zu Ihrem Sportprogramm die Fit-Soul-Übungen machen.

Fit-Soul-Übungen für das Einsteiger-Programm

In den ersten Kapiteln haben wir eine Reihe verschiedener Fit-Soul-Übungen erläutert. Bauen Sie diese Übungen in Ihr Fit-Body-Konditions-programm ein, denn auf diese Weise können Sie die Kraft und Energie Ih-rer Seele mit den Anstrengungen Ihres Körper vereinen und in Einklang zu bringen, was sich nicht nur positiv auf Ihre Begeisterung und Motivation für das Sportprogramm auswirkt, sondern auch gewährleistet, dass Sie es erfolgreich durchhalten. Nachfolgend haben wir ein paar Übungen zusammengestellt, die sich sehr gut für die sportliche Einstiegsphase eignen. Machen Sie jeden Tag eine Übung, um sich mit positiven Gedanken und voller Dankbarkeit auf Ihr Vorhaben zu konzentrieren in der festen Überzeugung, dass Sie das Sportprogramm schaffen können. Wie viel Zeit Sie für diese Übungen – genauso wie auch für die Fit-Body-Übungen – aufwenden, hängt ganz allein von Ihnen ab. Allerdings sollten Sie sie mindestens so lange machen, bis Sie eine Veränderung in Ihrer Einstellung, Ihren Denkmustern, Ihren Gedanken und Ihrem Lebensgefühl bemerken.

Hier ist eine kleine Auswahl geeigneter Übungen:

- *Nutzen Sie die Kraft der Natur, um Ihre Angst zu besiegen* (Seite 104), *Vertreiben Sie die Angst durch das Licht der Sonne* (Seite 105) und *Heilen Sie negative Gefühle mit dem Licht des Feuers* (Seite 109): Diese Übungen helfen Ihnen dabei, Zweifel an der eigenen Leistungsfähigkeit zu zerstreuen, insbesondere wenn Sie zum ersten Mal einer sportlichen Betätigung nachgehen und sehr unsicher sind, welche Anstrengungen Sie bewältigen müssen, um eine gute körperliche, emotionale und seelische Gesundheit zu entwickeln.

- *Geben Sie pessimistischen Denkmustern den Laufpass* (Seite 110) und *Schöpfen Sie Kraft aus dem Nierika* (Seite 115). Auch mit diesen Übungen können Sie Ihre pessimistische Grundhaltung und Versagensängste in den Griff bekommen: Befreien Sie sich von dem Gedanken, dass Sie es nicht schaffen, positive Veränderungen herbeizuführen und das negative Körperbild umzukehren, das Sie in der Vergangenheit möglicherweise immer davon abgehalten hat, sich sportlich zu betätigen und so den gewünschten Erfolg zu erzielen.

- *Vertrauen schenkt positive Energie* (Seite 163). Sie beginnen Ihr Sportprogramm in dem festen Vertrauen darauf, dass die Ziele, die Sie sich gesteckt haben, wertvoll und sinnvoll sind. Diese Übung hilft Ihnen dabei, Ihre Anstrengungen weiter zu intensivieren, denn sie schenkt Ihnen das Vertrauen und die Zuversicht, dass Sie die anvisierten Veränderungen mit der Zeit verwirklichen können.

TABELLE 5.1: DAS EINSTEIGER-PROGRAMM

Tag	Sportliche Aktivität	Trainingszeit insgesamt
Montag (Training im Freien)	Wählen Sie eine Aktivität aus: Walken, Schwimmen, Radfahren oder eine andere Sportart, die in einem gleichmäßigen Tempo ausgeführt werden kann	20 Minuten
Dienstag (Training im Studio)	Wählen Sie ein Gerät aus: Fahrradergometer, Stepper, Ellipsentrainer oder Laufband.	30 Minuten
	Krafttraining: 1 Trainingssatz mit 12-15 Wiederholungen für jede Übung aus dem Krafttrainingsprogramm für ein gesundes Leben (siehe Seite 199)	30 Minuten
Mittwoch (Training im Freien)	Wählen Sie eine Aktivität aus: Walken, Schwimmen, Radfahren oder eine andere Sportart, die in einem gleichmäßigen Tempo ausgeführt werden kann. Nach Möglichkeit sollten Sie eine andere Aktivität wählen als am Montag.	30 Minuten
Donnerstag	Frei	
Freitag (Training im Studio)	Wählen Sie ein Gerät aus: Fahrradergometer, Stepper, Ellipsentrainer oder Laufband.	20 Minuten
	Krafttraining: 1 Trainingssatz mit 12-15 Wiederholungen für jede Übung aus dem Krafttrainingsprogramm für ein gesundes Leben (siehe Seite 199)	30 Minuten
Samstag (längeres Training im Freien)	Wählen Sie eine Aktivität aus: Wandern, Power Walking im Gelände, Mountainbike fahren, Schwimmen oder eine andere gelenkschonende Sportart	45 Minuten
Sonntag	Freiwillige Aktivität nach Wahl	30 Minuten

DAS BASIS-PROGRAMM

Das Basis-Programm baut auf dem Fitness-Level auf, den Sie sich durch die Übungen im Einsteiger-Programm antrainiert haben. Dabei ist es so konzipiert, dass Sie es nicht nur langfristig durchhalten können, sondern auch den größtmöglichen gesundheitlichen Nutzen aus diesem Sportprogramm ziehen können, ohne dass es Ihren täglichen Zeitplan zu sehr beeinträchtigt. Sie können es entweder für den Rest Ihres Lebens beibehalten oder aber nur ein paar Monate nutzen, um sich damit auf den Einstieg in das Intensiv-Programm – für leistungsorientierte Sportler – vorzubereiten. Mithilfe des Basis-Programms sind Sie in der Lage, einen sportlichen Wettkampf mit kleiner Laufstrecke zu bewältigen, ein regelmäßiges Training in der Gruppe in einem etwas höheren Belastungsbereich zu absolvieren oder eine Sportart Ihrer Wahl auszuüben. Mit dem Basis-Programm trainieren Sie konsequent im rein aeroben Belastungsbereich (im Gegensatz zu einem Schwellentraining im aerob-anaeroben Übergangsbereich). Das heißt: Die Trainingsintensität ist so gewählt, dass der Körper mit ausreichend Sauerstoff versorgt wird, damit die Energiebereitstellung ausschließlich aerob erfolgen kann und die Fettverbrennung immer aktiv ist. Deshalb sorgt diese Art des Trainings für ein starkes Herz-Kreislauf-System und damit für einen sehr positiven Effekt auf die allgemeine Gesundheit und Fitness. Die Intervall-Trainingseinheiten sind ausschließlich Bestandteil des Intensiv-Programms, da diese auf einer sehr hohen Belastungsintensität im aerob-anaeroben Übergangsbereich basieren: Das heißt der Körper wird in dieser Belastungszone nicht mehr mit ausreichend Sauerstoff versorgt, sodass er für die Energiebereitstellung überwiegend auf Kohlenhydrate zurückgreifen muss. Doch bevor Sie zum Intensiv-Programm wechseln können, müssen Sie sicherstellen, dass Sie eine solide aerobe Grundlagenausdauer entwickelt haben – dazu sollten Sie das Basis-Programm mindestens zwei bis drei Monate durchhalten.

Mit dem Trainingsplan in Tabelle 5.2 verbrennen Sie pro Woche etwa 2.000 Kalorien – das ist ein Wert, der uns nach aktuellen Forschungserkenntnissen die höchste Lebenserwartung beschert. Beachten Sie aber, dass Ihr tatsächlicher Energieverbrauch sich nach der Geschwindigkeit richtet, in der Sie Ihr Training absolvieren. Eine Stunde Walken verbrennt im Allgemeinen etwa 400 Kalorien. Eine Stunde Joggen kann doppelt so viele Kalorien verbrauchen. In Kapitel 6 geben wir ausführliche Ernährungsempfehlungen, die dieses Sportprogramm abrunden und die Ihnen dabei helfen, Ihre Kalorienzufuhr entsprechend auf Ihr Fit-Body-Konditionsprogramm zuzuschneiden. (siehe dazu Seite 271)

Genauso wie für das Einsteiger-Programm haben wir auch für das Basis-Programm verschiedene Trainingsmöglichkeiten im Studio und im Freien zusammengestellt, damit Sie sehen, wie man beide miteinander kombinieren kann. Unsere Empfehlung lautet zwar, so viele Trainingseinheiten in der freien Natur zu machen wie nur möglich, aber wir wissen auch, dass aus vielerlei Gründen manchmal die Trainingseinheiten im Studio überwiegen können. Allerdings sollten Sie daran denken, dass wir genetisch so programmiert sind, dass wir uns immer am wohlsten fühlen und gesundheitlich in Bestform sind, wenn wir uns im Einklang mit der Natur befinden. Die Fit-Soul-Übungen, die wir für jedes der drei Fit-Body-Programme zusammengestellt haben, helfen Ihnen dabei, diesen Gleichklang mit der Natur zu erleben.

Fit-Soul-Übungen für das Basis-Programm

Sollten Sie im Basis-Programm zusätzlich mentale Unterstützung brauchen, können Sie alle Fit-Soul-Übungen machen, die wir für das Einsteiger-Programm aufgelistet haben. Sie helfen Ihnen dabei, Ihre Anstrengungen aufrechtzuerhalten und noch weiter zu verstärken. Mit den Fit-Soul-Übungen ist es genauso wie mit den sportlichen Übungen – je größer die Vielfalt, desto abwechslungsreicher das Training. Nachfolgend möchten wir Ihnen als Anregung noch ein paar zusätzliche Fit-Soul-Übungen zeigen, mit denen Sie Ihr Sportprogramm zu einem ganzheitlichen Fit Body – Fit Soul-Erlebnis machen können.

- *Stellen Sie eine Verbindung her zur Liebe von Mutter Erde*, Seite 123. Wenn Sie die Liebe von Mutter Erde in sich spüren, empfinden Sie eine große Dankbarkeit und Zuversicht bei allem, was Sie tun. Außerdem wirkt diese Übung gleich zweifach: Sie schenkt Ihnen eine positive Lebenseinstellung, die Sie bei all Ihren Bemühungen unterstützt, und sie bringt Sie in Kontakt mit der Natur und mit Ihrer unmittelbaren Trainingsumgebung. Außerdem vermittelt Sie Ihnen das Gefühl, dass Sie ein wichtiger Bestandteil der Natur sind, ein Teil des großen Ganzen und damit Teil allen Lebens.

- *Heilen Sie negative Gefühle mit dem Licht des Feuers*, Seite 109. Um dieses Basis-Programm ein Leben lang durchzuhalten, kann es sein, dass Sie zuerst lernen müssen, das Leben zu meistern, bevor Sie voll in das Training einsteigen können. Wenn die drei negativen Gefühle Wut, Neid oder Angst Sie regelmäßig am Trainieren hindern, nutzen Sie diese Übung, um sie in positive Gefühle wie Liebe, Freude und Dankbarkeit zu verwandeln, die Sie bei Ihrem Vorhaben unterstützen.

- *Konzentrieren Sie sich ganz auf Ihre Ziele*, und zwar auf Ihre Fit-Body- und Ihre Fit-Soul-Ziele, Seite 154. Nehmen Sie sich ein paar Minuten, um sich noch einmal den tieferen Sinn und Zweck Ihres Vorhabens ins Gedächtnis zu rufen, welche Vision und welche Träume Sie dazu veranlasst haben, mit diesem Programm zu beginnen. Dadurch sind Sie in der Lage, über kurzfristige Rückschläge oder Plateaus hinwegzusehen und sich stattdessen ganz auf Ihre Motivation und das Vertrauen in die eigene Leistungsfähigkeit zu konzentrieren.

- *Vertreiben Sie die Angst durch das Licht der Sonne*, Seite 105. Das Licht verdrängt die Dunkelheit und die negativen Gedanken. Licht ist unverzichtbar für das Leben, und indem Sie Licht in Ihr Leben bringen, sorgen Sie dafür, dass Körper und Seele miteinander im Gleichgewicht sind, damit Sie das Basis-Programm durchhalten können.

TABELLE 5.2: DAS BASIS-PROGRAMM

Tag	Sportliche Aktivität	Trainingszeit insgesamt
Montag (Training im Freien)	Wählen Sie eine Aktivität aus: Walken, Joggen, Schwimmen, Radfahren oder eine andere Ausdauersportart	45 Minuten
Dienstag (Training im Studio)	Wählen Sie eine Aktivität aus: Ausdauertraining im Fitnessstudio an einem Cardio-Gerät, Low-Impact Aerobic, Spinning (Achten Sie dabei auf Ihre Zielherzfrequenz).	45 Minuten
	Krafttraining: 2 Trainingssätze mit je 12-15 Wiederholungen für jede Übung aus dem Krafttrainingsprogramm für ein gesundes Leben (siehe Seite 199)	45 Minuten
Mittwoch (Training im Freien)	Wählen Sie eine Aktivität aus: Radfahren, Schwimmen, Langlauf (im Winter versteht sich!) oder Joggen.	60 Minuten
Donnerstag	Frei	
Freitag	Entscheiden Sie selbst, ob Sie lieber eine Trainingseinheit im Studio oder draußen machen wollen.	45 Minuten
	Krafttraining: 2 Trainingssätze mit je 12-15 Wiederholungen für jede Übung aus dem Krafttrainingsprogramm für ein gesundes Leben (siehe Seite 199)	45 Minuten
Samstag (längeres Training im Freien)	Wählen Sie eine Aktivität aus: Wandern, Power Walking oder Joggen im Gelände, Radfahren, Schwimmen oder eine andere gelenkschonende Sportart	75 Minuten
Sonntag	Freiwillige Aktivität nach Wahl oder einen Tag frei. Bei schönem Wetter sollten Sie sich für einen Trainingstag in der freien Natur entscheiden, insbesondere wenn Sie durch Ihren Job unter der Woche die meiste Zeit drinnen verbringen müssen.	30 Minuten

Wer regelmäßig Sport treibt, ist gesünder

In einer aktuellen Studie wurde untersucht, ob die gesündesten Amerikaner möglicherweise Gemeinsamkeiten in ihrem Sportverhalten aufweisen. Die Forscher fanden heraus, dass alle Personen an fünf Tagen in der Woche etwa eine Stunde lang Sport machten. Dieses Ergebnis deckt sich mit der jüngsten Empfehlung des US-Gesundheitsministeriums, wonach sich 30 bis 90 Minuten körperliche Bewegung pro Tag positiv auf die Gesundheit auswirken. Das entspricht so ziemlich genau dem Trainingsumfang, den Sie mithilfe des Basis-Programms absolvieren.

DAS INTENSIV-PROGRAMM

Ein wesentlicher Bestandteil dieses Trainingsprogramms sind die hoch intensiven Trainingseinheiten, die sehr gezielt und wohl dosiert eingesetzt werden, um eine bereits gute Grundlagenausdauer noch weiter zu steigern – etwa in der Art, wie unsere Vorfahren sie besaßen, um ihre Angreifer erfolgreich abzuhängen. Der folgende Trainingsplan ermöglicht nicht nur Ausdauersportlern ihre Ausdauerleistungsfähigkeit entscheidend zu verbessern, sondern er hilft auch Kraft- und Schnelligkeitssportlern, ihre Kraft- beziehungsweise ihre Schnelligkeitsausdauer ganz gezielt zu optimieren. Das Intensiv-Programm ist als Trainingsmethode äußerst effektiv, denn es sorgt für maximale Trainingsergebnisse. Deshalb lässt es sich unter anderem besonders gut zur Leistungssteigerung bei folgenden Sportarten und sportlichen Aktivitäten einsetzen:

- Wettkampforientiertes Lauf-, Rad-, Schwimm- und Triathlon-Training
- Basketball
- Handball
- Sprint-Training in der Leichtathletik
- High-Impact Aerobic
- Spinning mit hoher Belastungsintensität

TABELLE 5.3: DAS INTENSIV-PROGRAMM

Tag	Sportliche Aktivität	Trainingszeit insgesamt
Montag	6,5 Kilometer Laufen oder Walken oder 45 Minuten lang Radfahren, Schwimmen oder eine andere Ausdauersportart machen.	45 Minuten
	Krafttraining: 2 Trainingssätze mit je 15 Wiederholungen für jede Übung aus dem Krafttrainingsprogramm für ein gesundes Leben (Seite 199)	45 Minuten
Dienstag	10 Minuten Aufwärmen, 40 Minuten Cardio-Training, 10 Minuten Abwärmen	60 Minuten
Mittwoch	Schnelligkeitstraining. 10 Minuten Aufwärmen. 15-20 Minuten intensives Schwellentraining im aerob-anaeroben Übergangsbereich (Laufen, Schwimmen, Radfahren, Skilanglauf und so weiter) bei einem Trainingspuls, der über Ihrer Zielherzfrequenz liegt. Diese Übung können Sie entweder kontinuierlich über den gesamten Zeitraum durchhalten oder in Belastungsintervalle von jeweils 1-5 Minuten Dauer aufteilen. Darauf folgt eine Erholungsphase bei langsamem Tempo und niedrigerer Herzfrequenz, die jedoch nur halb so lang dauert wie die Belastungsphase. (Wenn Sie also drei hochintensive Belastungsintervalle à 5 Minuten machen, müssen Sie dazwischen 2,5 Minuten lang bei niedriger Belastungsintensität weitertrainieren.) 10 Minuten Abwärmen.	50 Minuten
Donnerstag	5 Kilometer Laufen oder 40 Minuten lang Regenerationstraining in einer Ausdauersportart Ihrer Wahl	40 Minuten
Freitag	10 Minuten Aufwärmen, 30 Minuten Cardio-Training im Studio, 5 Minuten Abwärmen.	45 Minuten
	Krafttraining: 2 Trainingssätze mit je 15 Wiederholungen für jede Übung aus dem Krafttrainingsprogramm für ein gesundes Leben (Seite 199)	45 Minuten

Samstag	Langer Geländelauf über 10-13 Kilometer oder 75-105 Minuten lang eine andere Ausdauersport-art an der frischen Luft ausüben (Walken, Mountainbike fahren, Wandern, Skilanglauf und so weiter)	75 – 105 Minuten
Sonntag	Schnelligkeitstraining. Diese Trainingseinheit sollte ähnlich aufgebaut sein wie am Mittwoch. Allerdings können Sie die Belastungsdauer variieren. Wenn Sie am Mittwoch längere Belastungsphasen gewählt haben, können Sie heute kürzere machen oder umgekehrt. Tipp: Anstatt ein Intervalltraining zu machen, können Sie diese Trainingseinheit auch durch die Teilnahme an einem echten Wettkampf oder einem anderen Sport-Event ersetzen.	45 Minuten

- Ausgedehnte Wander- und Klettertouren
- Ski-Abfahrt und hoch intensiver Ski-Langlauf
- Zirkeltraining

Doch bevor Sie sich an den Wochentrainingsplan in Tabelle 5.3 heran-wagen, sollten Sie sicherstellen, dass Sie zuvor mindestens sechs bis zwölf Wochen lang das aerobe Ausdauertraining aus dem Basis-Programm unter Einhaltung Ihrer Zielherzfrequenz absolviert haben. Denn nur wenn Sie eine sehr gute aerobe Grundlagenausdauer und ein leistungsstarkes Herz-Kreislauf-System aufgebaut haben, sind Sie auch in der Lage, Trainingsein-heiten mit hoher Belastungsintensität gut zu verkraften, in denen Ihr Trai-ningspuls über Ihre Zielherzfrequenz hinausgeht.

Ein Training bei einer höheren Belastungsintensität kann sich sehr po-sitiv auf verschiedene Körperbereiche und die Gesundheit insgesamt aus-wirken, vorausgesetzt, es wird korrekt durchgeführt. Durch das hoch inten-sive Schwellentraining wird die Freisetzung eines äußerst wirkungsvollen Hormons angeregt – das menschliche Wachstumshormon (HGH) –, das für den Muskelaufbau von großer Bedeutung ist. Im Kindesalter und später als Jugendliche haben wir einen erhöhten HGH-Spiegel – in diesen beiden Phasen unseres Lebens werden wir von Natur aus kräftiger. Doch wir sind in der Lage, in jedem Alter die Freisetzung einer größeren Menge dieses Hormons zu stimulieren, und zwar indem wir zusätzlich zu intensiven Intervalltrainingseinheiten, bei denen unser Trainingspuls deutlich über der Zielherzfrequenz liegt, auch Krafttraining machen.

Achten Sie auf Anzeichen für ein Übertraining

Mangelnde Motivation oder Langeweile können dazu führen, dass Sie Ihr Fitness-Programm nicht durchhalten; aber auch ein übersteigerter Ehrgeiz hat seine Schattenseiten und kann Ihr Trainingsprogramm und damit Ihren Trainingserfolg sabotieren. Denn wenn man zu lange bei zu hoher Belastungsintensität trainiert, kann dies zu Depressionen, allgemeiner Unruhe und Gereiztheit, zu Abgeschlagenheit und Muskelschwäche sowie zu einer verminderten Gedächtnisleistung führen. Dieses Übertraining kann außerdem zur Folge haben, dass die LDL-Werte (das schlechte Cholesterin) und die Triglyzerid-Konzentration im Blut ansteigen, was sich wiederum negativ auf Herz und Herz-Kreislauf-System auswirkt.

Wenn Sie mit einem hoch intensiven Training beginnen, sollten Sie anhand der folgenden Kriterien sicherstellen, dass Sie nicht übertrainieren, das heißt Ihren Körper nicht chronisch überlasten.

- Ihr Schlafrhythmus ist normal.
- Sie wachen morgens erholt auf.
- Sie leiden nicht unter einem anhaltenden oder ungewöhnlich starken Muskelkater nach einem intensiven Schwellentraining im aerob-anaeroben Übergangsbereich.
- Ihre Stimmung ist gut und im Allgemeinen stabil.
- Ihr Appetit ist ganz normal – sie essen regelmäßig und ausreichend; Sie essen keinesfalls zu wenig, sodass Sie ein ständiges Hungergefühl hätten.

- Sie absolvieren Ihr Training regelmäßig und es fällt Ihnen nicht schwer, die nötige Trainingsmotivation aufzubringen.
- Sie waren in den letzten beiden Wochen weder krank noch verletzt.
- Sie haben mindestens zwei Monate lang ein regelmäßiges Ausdauertraining im idealen aeroben Herzfrequenzbereich unter Einhaltung Ihrer Zielherzfrequenz absolviert, bevor Sie mit Ihrem hoch intensiven Trainingsprogramm begonnen haben.

Sie sollten mindestens sechs dieser acht Kriterien erfüllen, anderenfalls haben Sie ein Trainings-Plateau erreicht. Der einzige Weg, wie Sie dieses Plateau überwinden und Ihre Fitness und Gesundheit weiter verbessern können, führt über ein streng aerobes Ausdauertraining für etwa drei bis zwölf Wochen – dasselbe Training, das Sie im Basis-Programm absolviert haben. Diese Zeitspanne ist deshalb relativ groß gewählt, weil sie altersabhängig ist. Junge Menschen sind – anders als ältere Menschen – in der Lage, ihre Leistungsfähigkeit bei einem Training im höheren Herzfrequenzbereich über längere Zeit zu steigern. Das liegt ganz einfach in der Natur der Sache, am natürlichen Rhythmus des Lebens. Denn junge Menschen (etwa 25 und darunter), die mehrmals pro Woche ein Training im aerob-anaeroben Übergangsbereich (hoch intensives Training) absolvieren, können ihre Fitness kontinuierlich über einen Zeitraum von zwölf bis sechzehn Wochen steigern. Ältere Menschen dagegen (etwa 55 und darüber) erreichen schon nach drei oder vier Wochen hoch intensivem Training eine maximale Steigerung ihrer Fitness. Sobald beide Altersgruppen den maximal erzielbaren Trainingseffekt durch die intensive Belastung erreicht haben, kommt es zu einer allgemeinen Verschlechterung ihrer Gesundheit und Fitness, wenn sie dieses Training weiter fortführen.

Umgekehrt verhält es sich bei einem Training im aeroben Bereich: Ältere Menschen können ihre Fitness durch ein rein aerobes Training über einen langen Zeitraum stetig verbessern, während Jüngere den größtmöglichen Trainingseffekt bereits in einem deutlich kürzeren Zeitraum erreichen.

Fit-Soul-Übungen für das Intensiv-Programm

Dies gilt für alle Fit-Soul-Übungen: Wenn Sie bestimmte Übungen besonders hilfreich finden, dann machen Sie diese Übungen unbedingt, damit Sie Körper und Seele vollkommen miteinander in Einklang bringen können. Nachfolgend haben wir einen wichtigen Leitsatz (sozusagen als Gedächtnisstütze) und einige Übungen für Sie zusammengestellt, die gerade bei einem Training mit höherer Belastungsintensität sehr gut sind, um Körper und Seele ins Gleichgewicht zu bringen.

- *Passen Sie Ihre Lebensweise an Ihre Ziele an*, Seite 164. Diesen Leitsatz sollten Sie sich immer dann ins Gedächtnis rufen, wenn ein intensives kraftzehrendes Training ansteht und Ihre Motivation zu bröckeln beginnt. Wenn Sie sich zum Ziel gesetzt haben, eine Spitzenleistung in einem Wettkampf oder bei einem anderen Sport-Event zu erzielen, dann müssen Sie Ihre Lebensweise an Ihr Ziel anpassen. Das ist einfach die Grundvoraussetzung, um eine außergewöhnliche Leistung zu erbringen.

- *Schöpfen Sie Kraft aus dem Nierika*, Seite 115. Lernen Sie, Ihre Aufmerksamkeit auf die Mitte jener kreisförmigen Öffnung zu konzentrieren, die in Ihrer bildlichen Vorstellung die Verbindungstür Ihres Herzens und Ihrer Seele zur Außenwelt darstellt. Erkennen Sie in Ihrer inneren Mitte Ihr höheres Selbst, jene spirituelle Kraft des Hirsches, die Sie mit Frieden erfüllt. Nutzen Sie dieses Gefühl des inneren Friedens, um zur Ruhe zu kommen und sich mental zu sammeln und Ihre Gedanken wieder auf Ihr Ziel zu konzentrieren. Denn das ist der Punkt, an dem sich in kritischen Augenblicken eines Wettkampfs eine gute von einer erstklassigen Leistung unterscheidet.

- *Bringen Sie Ihre Gedanken zum Schweigen*, Seite 76. Alle Gedanken und alle Stimmen aus dem Unterbewusstsein können Ihnen nicht die Vorteile bieten, die Ihnen das Training bringt. Wenn dieses ständig sich drehende Gedankenkarussell Sie daran hindert, Ihre Trainingsziele zu erreichen, müssen Sie es mithilfe dieser Übung zum Stillstand bringen. Denn nur so können Sie Körper, Geist und Seele miteinander in Einklang bringen, um mit ganzheitlicher Kraft an der Verwirklichung Ihres Zieles zu arbeiten. Diese Übung kann Ihnen dabei helfen, Ihr Training durchzuziehen. Sie können Sie jeden Tag machen, denn so wird sie zu einer selbstverständlichen Routine, von der Sie in Wettkampfsituationen profitieren und aus der Sie Kraft schöpfen können.

SORGEN SIE FÜR AUSREICHEND LANGE ERHOLUNGSPHASEN

Ein Training nützt Ihnen sehr wenig, wenn Sie sich nicht davon erholen können. Denn jedes Mal, wenn Sie walken, joggen, ein Gewicht heben oder auch nur Ihren Körper bewegen, wird nicht nur eine gewisse Menge an Energie für diese Bewegung benötigt, sondern Ihre Muskeln können durch diese Bewegung auch geringfügig Schaden nehmen. Unsere Energiespeicher füllen wir ganz einfach wieder auf, indem wir essen; und nachts, während wir schlafen, werden dann die durch das Training verursachten Muskelschäden auf wundersame Weise repariert, indem neues Muskelgewebe gebildet wird, wodurch wir nach jedem Training stärker werden. Bei den meisten Trainingsformen regeneriert sich der Körper über Nacht. Doch bei einem Training mit sehr hoher Belastungsintensität braucht der Körper zwei oder mehr Nächte, bis dieser Regenerationsprozess vollständig abgeschlossen ist. Die Huichol-Indianer haben ein zusätzliches Regenerations-Programm in ihr Leben eingebaut – die weltberühmte Siesta. Die Botschaft ist klar: Ein sehr wichtiger Faktor in Ihrem Fit-Body-Trainingsprogramm ist, dass Sie ausreichend Schlaf bekommen, damit die Trainingsreize auch tatsächlich in Trainingserfolge umgewandelt werden können. Falls Sie mit zunehmender sportlicher Aktivität feststellen, dass Ihnen ein Mittagsschläfchen ganz guttun würde, sollten Sie unbedingt eins machen, sofern Sie die Möglichkeit dazu haben. Denn wenn Ihr Körper Ihnen signalisiert, dass er Schlaf und Erholung braucht, dann hat das auch seinen Grund.

TRAININGSAUSFÄLLE

In jedem Trainingsprogramm kann es einmal zu Unterbrechungen kommen – entweder kann ein Training gar nicht stattfinden oder es muss aufgrund anderer terminlicher Verpflichtungen verkürzt werden. Das ist ganz normal. Das Leben ist eben nicht vorhersehbar und es richtet sich auch nicht zwingend nach Ihrem optimalen Trainingsplan. Wenn Sie feststellen, dass Ihnen immer weniger Zeit fürs Training bleibt, sollten Sie zumindest ein minimales Fitness-Programm einschieben. Denn auf diese Weise können Sie sicherstellen, dass Ihr aktueller Fitness-Level auch über einen längeren Zeitraum weitestgehend erhalten bleibt.

Energieumsatz: Ein 20-minütiges Training, bei dem sich Ihr Trainingspuls in Ihrem optimalen Zielherzfrequenzbereich bewegt, sorgt schon dafür, dass Ihr Fettstoffwechsel aktiv bleibt. Wenn Ihre Zeit also knapp ist, versuchen Sie zumindest eine kurze Trainingseinheit von nur 20 Minuten einzuschieben, damit Ihr Fettstoffwechsel auf Trab gehalten wird und nicht einschläft.

Kraft: Wenn Sie zweimal pro Woche einen Trainingssatz mit zwölf Wiederholungen machen, können Sie Ihre aktuelle Muskel-Fitness auf einem relativ hohen Niveau halten, auch wenn es vielleicht ursprünglich Ihr Ziel war, dass Sie zwei Trainingssätze mit je 15 Wiederholungen schaffen wollten.

Kompletter Stillstand: Nach zwei Tagen ohne Bewegung, nimmt Ihre Fitness langsam ab. Wenn Sie also zwei Tage lang kein Training gemacht haben, sollten Sie daher versuchen, am dritten Tag zu trainieren, um einer weiteren Verschlechterung Ihres Fitness-Levels entgegenzuwirken. Sollte auch das nicht möglich sein, lassen Sie dennoch nicht den Kopf hängen. Der Fitness-Verlust hält sich bis zu einer Trainingspause von etwa zwei Wochen noch relativ in Grenzen. Diese Tatsache soll natürlich kein Freibrief dafür sein, dass es ausreicht, nur einmal alle zwei Wochen zu trainieren; wohl aber soll sie ein tröstlicher Lichtblick für Sie sein, damit Sie wissen, dass Sie selbst nach einer oder zwei Wochen Trainingspause nicht wieder ganz bei Null anfangen müssen.

Nutzen Sie die Vorteile aller drei Trainingsprogramme – die Kombination macht's

Sie können alle drei Fit-Body-Trainingsprogramme das ganze Jahr über nutzen, je nachdem, welche Fitness-Ziele Sie haben. Wenn Sie sich für Sportarten entscheiden, in denen Sie einen kurzen Sprint hinlegen müssen (Basketball, Skifahren und so weiter), dürfte der Trainingsplan des Einsteiger-Programms für Sie das ganze Jahr über eine perfekte Orientierungshilfe sein, was den täglichen Trainingsumfang angeht. Allerdings können Sie – was die Trainingsintensität angeht – pro Woche zusätzlich noch eine Intervall-Trainingseinheit nach dem Intensiv-Programm einschieben. Wenn Sie bereits eine gute Grundlagenausdauer haben, werden Sie sich wahrscheinlich die meiste Zeit des Jahres vom Trainingsumfang her eher in Richtung Intensiv-Programm bewegen; allerdings sollten Sie in diesem Fall das hoch intensive Intervalltraining wirklich nur gelegentlich machen. Das sind nur zwei Beispiele, wie Sie die verschiedenen Programme miteinander kombinieren können, um Ihre anvisierten Fit-Body-Ziele zu erreichen. Und auch hier gilt: Alle Fit-Soul-Übungen sind optimal geeignet, um Ihre Fit-Body-Trainingspläne unterstützend zu begleiten.

Um den Übergang von einem Trainingsprogramm zum nächsten zu schaffen, müssen Sie Ihre Gesamttrainingsdauer kontinuierlich über mehrere Monate hinweg langsam steigern, bis Sie merken, dass Sie für ein effektives Training einen höheren Belastungsreiz brauchen. Wir zeigen Ihnen hier an einem Beispiel, wie Sie Ihre wöchentliche Trainingsdauer aufstocken können, indem Sie eine zusätzliche längere Trainingseinheit in Ihren Trainingsplan einbauen und so Ihre Gesamttrainingsdauer über neun Wochen Schritt für Schritt steigern:

Woche 1: 30 Minuten
Woche 2: 35 Minuten
Woche 3: 40 Minuten
Woche 4: 35 Minuten
Woche 5: 45 Minuten
Woche 6: 50 Minuten

Woche 7: 45 Minuten
Woche 8: 55 Minuten
Woche 9: 60 Minuten

Auf diese Weise muss Ihr Körper eine Trainingseinheit mehr pro Woche verkraften, deren Dauer in der zweiten und dritten Woche zusätzlich noch verlängert wird. In der vierten Woche kann er sich dann bei einer leicht verkürzten Trainingszeit relativ erholen und lernt dadurch ganz gut, sich an längere Trainingseinheiten anzupassen.

Sie können jedoch den gleichen Trainingseffekt erzielen, wenn Sie eine lange Trainingseinheit aus Ihrem Fitness-Programm, das Sie ohnehin schon absolvieren, ganz einfach verlängern, ohne dass Ihr täglicher Zeitplan dadurch extrem beeinträchtigt wird. Vielleicht können Sie aber auch die zusätzliche Trainingseinheit nach der Arbeit einschieben, bevor Sie nach Hause fahren. Oder vielleicht haben Sie in der Mittagspause Zeit dazu, oder Sie tun sich mit anderen Eltern zusammen und gründen eine Trainings-Initiative, wo die einen auf die Kinder aufpassen, während die anderen ihr Sportprogramm absolvieren. Kreativität und Entschlossenheit ist alles, was Sie brauchen, um Ihr Sportprogramm durchziehen zu können.

ALLE SCHRITTE ZUSAMMEN – OB GROSS ODER KLEIN – FÜHREN ZUM ZIEL

Mit den Übungen aus diesem Kapitel haben Sie neue Instrumente an der Hand, die Ihnen dabei helfen, die nächste Etappe auf Ihrer Fit Soul – Fit Body-Reise zu erreichen. Kontrollieren Sie mithilfe der Pulsuhr, ob Sie im richtigen Herzfrequenzbereich trainieren, damit Sie Ihre Grundlagenausdauer verbessern können, die für die Ausübung aller Sportarten von Bedeutung ist, damit das Glückshormon DHEA freigesetzt wird und damit mögliche Überlastungsreaktionen ausgeglichen werden können, die durch ein Übertraining bei zu hoher Trainingsintensität entstanden sind. Betreiben Sie zusätzlich auch Krafttraining, um Muskeln aufzubauen und den Stoffwechsel anzukurbeln, damit Sie Ihr biologisches Alter über viele Jahre erhalten und Verletzungen vermeiden können.

Wenn Sie Ihre Fitness immer weiter steigern und vermehrt hoch intensive Trainingseinheiten in Ihren Trainingsplan einbauen, kann das eine weitere Etappe auf Ihrer Fit Soul – Fit Body-Reise sein. Allerdings müssen Sie nicht immer etwas Neues oder zusätzliche Übungen machen, um das nächste Etappenziel zu erreichen. Manchmal reicht es sogar aus, wenn Sie einfach dem Weg weiter folgen, auf dem Sie sich gerade befinden.

Nutzen Sie die Fit-Soul-Übungen, um zu einer positiven Lebenseinstellung zu gelangen, um Freude und Motivation für die bevorstehende Aufgabe zu entwickeln und um Dankbarkeit zu empfinden für das, was Sie schon erreicht haben. Bleiben Sie mental eng mit Ihren Träumen und Zielen verbunden und nutzen Sie die Kraft der Natur, um Ihre Fit-Soul- und Fit-Body-Anstrengungen miteinander zu vereinen.

Wir haben zwar schon betont, wie wichtig Wiederholung und Veränderung sind, aber wir möchten Sie trotzdem noch einmal darauf hinweisen, dass Sie mit jedem einzelnen Schritt, den Sie tun – egal ob groß oder klein – bereits an Ihrem nächsten Fit Soul – Fit Body-Etappenziel arbeiten: An einem gesunden Körper und einer gesunden Seele, die erfüllt ist mit positiver Energie. Sie haben vielleicht nicht die Zeit, jeden Tag eine Stunde lang zu trainieren oder Sie können nicht jeden Tag die Energie aufbringen, wirklich tief in jene Fit-Soul-Übung einzutauchen, um das Licht der Sonne in sich aufzunehmen.

Wenn Sie dieses Programm nicht jeden Tag schaffen, dann machen Sie so viel Sie eben können. Wenn Sie einen Fußmarsch von 20 Minuten absolvieren, um ins Büro zu kommen und wieder nach Hause, ist das doch ein guter Anfang. Und selbst indem Sie nur an das Licht der Sonne denken, stellen Sie schon eine Verbindung zum Licht her, und es spielt auch keine Rolle, wo Sie sich gerade befinden, wenn Sie daran denken. Schließlich entscheidet allein die Summe Ihrer Anstrengungen darüber, ob Sie Ihre Fit Soul – Fit Body-Reise fortsetzen können. Denn letztlich ist es die Gesamtheit aller Schritte – die großen und die kleinen –, die Sie Ihrer Zielvorstellung von einer ganzheitlichen Gesundheit für Körper und Seele näherbringt.

Huichol-Gebet oder Affirmation zum Durchhalten

Mutter Erde, Vater Sonne, ich danke Euch dafür, dass ich am Leben bin und Euch laut zurufen kann. Schenkt meinem Körper und meiner Seele die Entschlossenheit und die Energie, die ich brauche, um durchzuhalten. Erfüllt mein Inneres mit Liebe und Licht, damit ich die nächsten Schritte auf meiner Reise gehen kann.

KAPITEL 6

Gesunde Ernährung – das ultimative Lebenselixier für Fit Body und Fit Soul

Essen müssen wir alle, denn Essen ist lebensnotwendig; allerdings müssen wir nicht alles essen, was unser heutiges, überaus vielfältiges Lebensmittelangebot bereithält. Denn nur wenn wir das Richtige essen, ist unsere Nahrung Lebenselixier für einen gesunden Körper und eine gesunde Seele.

Im Vergleich zu den meisten Menschen mit einer passiven Lebensweise, besitzt ein Leistungssportler einen sehr entscheidenden Vorteil: Er weiß ganz genau, was sein Körper ernährungsphysiologisch braucht, um bei einer hohen Belastungsintensität trainieren und Wettkämpfe bestreiten zu können. Denn nur, wenn er auf eine ausreichende Nahrungs- und Wasserzufuhr achtet, kann er seine Leistungsfähigkeit aufrechterhalten, seine schwer arbeitenden Muskeln mit der notwendigen Energie versorgen und seinem Körper dabei helfen, sich schnell zu regenerieren. Bei einem Ausdauerwettkampf kann man zum Beispiel sehr gut spüren, welche Auswirkungen die Ernährung auf die Leistungsfähigkeit hat, wenn der enorme Energieschub aus Kohlenhydraten den Hunger der Muskeln stillt und wahre Begeisterungsstürme („Danke schön!") im Gehirn auslöst. Die richtige Ernährungsweise in Wettkampfsituationen ist zwar durchaus wichtig, aber weitaus wichtiger ist es, dass wir an unseren täglichen Ernährungsgewohnheiten arbeiten, und das geht umso leichter, je gesünder die Lebensmittelauswahl ist, die wir treffen.

Als ich mich auf meinen ersten Ironman-Wettkampf vorbereitete, fiel es mir sehr schwer, auf meine heiß geliebten Chocolate Chip Cookies zu verzichten. Ich war verrückt nach diesen Schokoladenkeksen und konnte ein halbes Dutzend davon verputzen, ohne mit der Wimper zu zucken. Nach einem langen Trainingstag bin ich auf dem Nachhauseweg immer an einer Bäckerei vorbeigefahren, um mir fünf oder sechs von diesen leckeren Keksen zu holen und habe mir dann eingeredet, dass mir dieser Vorrat die nächsten fünf oder sechs Tage reichen würde, bis zu meiner nächsten langen Trainingsübung. Sie ahnen sicher schon, was passiert ist. Als ich zu Hause ankam, hatte ich mir bis auf einen oder zwei schon alle einverleibt. Und um jeder weiteren Versuchung aus dem Weg zu gehen, habe ich den Rest gleich auch noch vertilgt – das war ganz sicher keine disziplinierte Ernährungsweise für jemand, der den Ironman gewinnen will.

Doch irgendwann musste es schließlich sein. Ich habe meinen Kekskonsum schlagartig eingestellt. Keinen einzigen Keks wollte ich mehr anrühren, bevor der Ironman nicht vorbei war – bis dahin waren es immerhin fast sechs lange Monate. Aber von diesem Augenblick an ist etwas ganz

Erstaunliches passiert! Wohin ich auch ging, überall gab es Chocolate Chip Cookies zu kaufen – an der Tankstelle, im Fachgeschäft für Bürobedarf, am Flughafen, im Supermarkt, einfach überall. Es war so, als hätte sich das ganze Universum gegen mich verschworen. Oder vielleicht wollte es mich auch nur auf die Probe stellen, um zu sehen, ob ich tatsächlich in der Lage war, an meinen Zielen festzuhalten und meine Lebensweise entsprechend darauf einzustellen.

Es dauerte ungefähr sechs Wochen, bis mein Blick nicht länger auf all die Kekse in meiner Umgebung fixiert und ich endlich in der Lage war, bei meiner Ernährung auf gesündere Alternativen auszuweichen, die auch im Einklang mit meinem Ziel waren. In diesem Jahr konnte ich meinen ersten Ironman-Sieg auf Hawaii feiern. Das soll jetzt nicht heißen, dass ich meinen Sieg der Tatsache verdanke, dass ich eine meiner heiß geliebten, aber schlechten Ernährungsgewohnheiten aufgegeben habe, doch mit Sicherheit hat sich dies unterm Strich für mich ausgezahlt.

Nahrungsmittel sollen unseren Körper stärken und nähren – Brant erzählt

Es ist sehr wichtig, dass wir ein Bewusstsein für unsere Nahrungsmittel entwickeln – eine Erkenntnis, die ich erst durch meinen Aufenthalt in Mexiko gewonnen habe. Don José hat mir während meiner Ausbildungszeit immer wieder eingeschärft, dass wir uns stets bewusst machen müssen, dass die Hauptaufgabe unserer Nahrungsmittel darin besteht, unseren Körper zu nähren, ihm Kraft zu geben, damit wir den täglichen Anforderungen in unserem Leben gewachsen sind. Ich kann mich noch gut an meine Anfangszeit bei den Huichol-Indianern erinnern, denn das, was mir am meisten Schwierigkeiten bereitete, war das Essen. Ich war schließlich mit einer ganz anderen Esskultur groß geworden. Die Huichol-Indianer essen in erster Linie, um sich zu ernähren. Natürlich haben auch sie Spaß am Essen, doch das Essen ist meistens das Gleiche: Bohnen und Tortillas, Tortillas und Bohnen, Bohnen und Tortillas … und etwas scharfe Soße.

Mit der Zeit erkannte ich allerdings, wie gut diese sehr einfache, aber eiweißreiche Ernährung meinem Körper bekam. In unserer modernen Welt ernähren wir uns natürlich nicht nur von Bohnen und Tortillas, und gerade deshalb sollten wir diesen wesentlichen Grundsatz über Ernährung auch nicht vergessen. Es spricht überhaupt nichts dagegen, dass wir uns hin und wieder eine gehaltvolle Schlemmerei gönnen, allerdings sollten wir mit unserer täglichen Ernährung gewährleisten, dass wir unseren Körper auch mit ausreichend Nährstoffen versorgen, damit wir gesund bleiben. Und dafür benötigen wir verschiedene Arten von Eiweiß – dieselben, die Naturvölker und Volksstämme überall auf der Welt zu sich nehmen, um gesund und stark zu bleiben.

Als ich nach meiner Zeit bei den Huichol-Indianern in Mexiko wieder in die Vereinigten Staaten zurückkehrte, musste ich mich sehr anstrengen, um die neu entdeckte Beziehung zu meiner Nahrung aufrechtzuerhalten. Es hatte mir großen Spaß gemacht, Gemüse für unser Dorf anzupflanzen, denn es war mir wichtig, auf den Feldern mitzuhelfen und ein Teil dieses gesamten Lebensprozesses zu sein. Die Huichol-Indianer beobachten voller Bewunderung, wie ihre Mais- und Bohnenpflanzen wachsen und gedeihen. Sie sagen, dass ein Maiskolben aussieht wie ein Mensch – die Seidenfäden stellen die Haare und die Deckblätter Arme und Beine dar. Es ist schön, einen Maiskolben anzuschauen. Es ist schön, an ihn zu denken. Und natürlich ist es auch schön, ihn zu essen.

In den Vereinigten Staaten angekommen, konnte ich zwangsläufig die enge Beziehung zu meinem Essen nicht aufrechterhalten, weil ich hier meine Lebensmittel nicht selbst angebaut habe (und noch immer nicht selbst anbaue). Ich musste aber trotzdem mit dem gesamten Lebensprozess in Verbindung bleiben, ohne direkt in diesen Prozess eingebunden zu sein. Das habe ich geschafft, indem ich einfach das getan habe, worauf wir in diesem Kapitel noch ausführlich zu sprechen kommen – dankbar zu sein für das Essen auf meinem Teller. Denn angesichts der Fülle an Lebensmitteln in den Supermärkten konnte diese Dankbarkeit leicht in Vergessenheit geraten. Sie erinnern sich doch noch an die Geschichte, wie ich durch meine immer häufigeren Aufenthalte in den Vereinigten Staaten schließlich mit der Zeit 25 Kilo an Gewicht zugelegt und dann mit Marks Unterstützung wieder zu meinem Normalgewicht zurückgefunden habe. Denn diese Geschichte belegt sehr anschaulich, warum wir uns nicht nur bewusst ernähren sollten, sondern auch warum wir eine enge Beziehung zu unseren Nahrungsmitteln aufbauen sollten – sie nähren uns und deshalb sollten sie uns heilig sein.

Essen ist lebenswichtig

Wir alle müssen essen, ganz unabhängig von unserer Kultur und Religion, von unserem Körpertyp oder Fitness-Level. Es gibt Menschen, die machen keinen Sport und es gibt Menschen, die können nichts mit einer spirituellen Reise anfangen. Aber es gibt keinen einzigen Menschen, der das Thema Essen in die „Darauf könnte ich auch verzichten"-Kategorie einordnet. Ob wir nun in einer Höhle in den Bergen oder in einem Penthouse in Uptown Manhattan zu Hause sind, essen müssen wir alle, denn Essen ist lebensnotwendig.

Und wie wir essen! Wir Amerikaner führen mittlerweile als absoluter Spitzenreiter die Weltrangliste der Fettleibigkeit an. Es gibt Wettbewerbe, die sollte man wohl besser nicht gewinnen – dies ist einer davon. Selbst für diejenigen, die regelmäßig Sport treiben, bleibt das Thema gesunde Ernährung ein Buch mit sieben Siegeln: Denn wir haben nicht nur den Bezug zu unseren Lebensmitteln als Lebenselixier für Körper und Seele verloren, sondern es kursieren auch ständig neue und widersprüchliche Informationen – ob es dabei um Modediäten geht oder um Erkenntnisse aus wissenschaftlichen Studien, die regelmäßig aufs Neue widerlegt werden.

Wir wollen Sie wieder mit einer einfachen Ernährungsweise vertraut machen, die sich exakt an dem seit Urzeiten in uns verankerten genetischen Programm orientiert. Denn schließlich konnten unsere Vorfahren mit dieser Ernährungsweise Jahrtausende überleben, weil ihr Stoffwechsel alle zugeführten Nährstoffe auch verarbeiten konnte. Allerdings hat seither in unserem Körper keine nennenswerte evolutionäre Anpassung stattgefunden, dank derer wir in der Lage wären, uns mit Fast Food gesund zu ernähren oder gar mit einer täglichen Kalorienzufuhr, die in früheren Zeiten für die Bewohner eines ganzen Dorfes gereicht hätte. Erst durch die Rückbesinnung auf eine traditionellere Ernährungsweise können wir langfristig gesünder und auch leistungsfähiger werden.

Unser Fit Body – Fit Soul-Ernährungsprogramm zeichnet sich insbesondere dadurch aus, dass es auf drei verschiedenen Ernährungsplänen basiert und sich daher flexibel an die jeweils individuellen Ernährungsbedürfnisse anpassen lässt. Mithilfe dieses Programms werden Sie lernen, Ihren Körper optimal und ausgewogen mit Nährstoffen zu versorgen. Wir werden Ihnen zeigen, wie Sie sich Ihren ganz persönlichen Ernährungsplan zusammenstellen, damit Sie sich konsequent für gesunde Lebensmittel in der für Ihren Körper richtigen Portionsgröße entscheiden. Wenn Sie sich genau an den auf Ihre Bedürfnisse zugeschnittenen Ernährungsplan halten, sind Sie nicht nur in der Lage, Ihren Körperfettanteil zu reduzieren und Ihr Wunschgewicht zu halten, sondern haben auch ausreichend Energie für Ihr Sportprogramm und fühlen sich rundum gesund und leistungsfähig.

Das zentrale Element dieses Ernährungsprogramms besteht darin, dass Sie zunächst anhand der folgenden vier Schritte den für Sie geeigneten Fit Body – Fit Soul-Ernährungsplan finden:

1. Schritt Eins: Bestimmen Sie Ihr Ernährungs- und Bewegungsverhalten.
2. Schritt Zwei: Ermitteln Sie das korrekte Verhältnis der Hauptnährstoffe.
3. Schritt Drei: Berechnen Sie Ihren Gesamtenergiebedarf.
4. Schritt Vier: Achten Sie auf die richtige Portionsgröße.

Wir werden auf die einzelnen Schritte gegen Ende dieses Kapitels (siehe Seite 271) noch genauer zu sprechen kommen. Ebenso wie beim Konditionsprogramm gibt es auch beim Ernährungsprogramm keinen Einheitsplan. Deshalb haben wir drei verschiedene Ernährungspläne entwickelt, die einem individuell unterschiedlichen Ernährungsverhalten (BMI und

Bauchumfang) und Bewegungsverhalten (Fitness-Level) Rechnung tragen, und die Ihnen als Orientierungshilfe dienen sollen bei der Zusammenstellung des für Sie geeigneten Ernährungsplans. Denn wenn Sie die Hauptnährstoffe im richtigen Verhältnis verzehren, den Gesamtenergiebedarf und die Portionsgröße nicht überschreiten, werden Sie nicht nur satt, sondern unterstützen Ihren Körper auch gleichzeitig bei der Gewichtsregulierung und beim Muskelaufbau. Eine ausgewogene Ernährung sorgt außerdem für ein reines Hautbild und beschleunigt den natürlichen Regenerations- und Muskelaufbauprozess nach dem Training; sie wirkt stabilisierend auf den Hormon- und Blutzuckerspiegel; sie verbessert die Blutfettwerte und trägt dazu bei, dass Sie länger leben und körperlich sowie geistig fit und gesund sind bis ins hohe Alter.

Mit unserem ausgewogenen Fit Body – Fit Soul Ernährungsplan können Sie die gängigen Begleitsymptome einer ungesunden Ernährung verhindern: Stimmungsschwankungen, die durch eine übermäßige Kalorienzufuhr und den Verzehr von raffinierten Kohlenhydraten verursacht werden; ein überstrapaziertes Hormonsystem, das durch eine unzureichende Zufuhr von gesunden Fette entsteht, sowie unkontrollierbare Heißhungerattacken. Doch notfalls lassen sich all diese Symptome mit einer entsprechenden eiweißreichen Ernährung – sie ist der ideale Appetitzügler – wieder korrigieren.

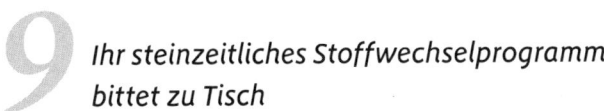

9 Ihr steinzeitliches Stoffwechselprogramm bittet zu Tisch

Der aktuell dramatische Anstieg von Übergewicht und Fettleibigkeit (Obesität) in der Bevölkerung hat dazu geführt, dass immer mehr Menschen an Typ-2-Diabetes erkranken. Für diese spezielle Form der Diabeteserkrankung, die hauptsächlich als Folge der Fettleibigkeit entsteht, haben wir in den Vereinigten Staaten das Schlagwort „Diobesity" geprägt. Die Hauptursache dieser Problematik liegt im Prinzip darin begründet, dass unser primitives steinzeitliches Stoffwechselprogramm nicht mit unserer heutigen Ernährungsweise Schritt halten kann. Das soll keineswegs heißen, dass unser Körper etwa „primitiv" ist; es ist nur so, dass er genetisch nicht dafür ausgestattet ist, sich an die veränderten Ernährungsbedingungen anzupassen, die unsere moderne Lebensmittelindustrie am laufenden Band produziert.

Genetisch betrachtet ist unser Körper nicht für das Überleben in einer Welt konzipiert, in der man auf Nahrungssuche geht, indem man sich ins Auto schwingt und in den nächsten Supermarkt fährt. Denn dieses urzeitliche Stoffwechselprogramm in unserem Körper hat sich über Jahrtausende hinweg nicht verändert. Folglich ist es nicht in der Lage, mit dieser Unmenge und enormen Vielfalt an Nahrungsmitteln umzugehen, die für die meisten von uns bequem in nur fünf Autominuten erreichbar sind. Damals, als die Menschen noch Jäger und Sammler waren und ihr Essen nicht einfach kaufen konnten, stand ihnen in jeder Jahreszeit nicht nur eine relativ begrenzte Auswahl an Nahrungsmitteln zur Verfügung, sondern auch die Menge dieser Nahrungsmittel schwankte im Jahresverlauf von sehr üppig bis eher kärglich. Und so kommt es, dass dieses steinzeitliche Stoffwechselprogramm uns zu Überlebens-Experten macht, die mit einem Überfluss an Nahrung ebenso zurechtkommen wie mit einem Mangel. Doch leider ist es heute so, dass die meisten von uns nur noch den Überfluss kennen!

Als unsere Vorfahren lebten, war im Herbst – also in der kurzen Zeit vor den langen und kalten Wintermonaten – das Nahrungsangebot besonders groß, und zwar vor allem in Form von Obst, Gemüse und Getreide, das nach einem langen Frühling und Sommer jetzt endlich reif war und geerntet werden konnte. Und im Prinzip ist das auch heute noch so. Wenn also die Jahreszeit der Ernte kam, war das für den Körper unserer Vorfahren das Signal, dass er Fettreserven anlegen musste, genauso wie Bären das tun, bevor sie sich zur Winterruhe zurückziehen. Wenn ihr Körper dann mit diesem Überangebot an Nährstoffen – insbesondere Zucker – konfrontiert wurde, stellte er den Fettstoffwechsel komplett ein, was natürlich als Überlebensmechanismus äußerst sinnvoll ist. Denn da dem Körper sehr viel Energie durch den übermäßigen Verzehr von Getreide und Obst zugeführt wurde, brauchte er kein Fett zu verbrennen, sondern konnte stattdessen seine Fettreserven für die mageren Wintermonate aufstocken. Warum sonst hätten unsere Vorfahren all diese Nahrungsmittel essen sollen, wenn die Fettspeicher nicht aufgefüllt worden wären?

In den Wintermonaten, wenn der Tisch nicht so reich gedeckt war, weil nur wenige Wildtiere erlegt werden konnten und es nur eingelagertes Wurzelgemüse gab, setzte dann eine Umkehr in der Körperchemie – das heißt im Stoffwechsel – ein und der Körper musste für die Energiegewinnung zunehmend auf das gespeicherte Körperfett zurückgreifen. Eine eiweißreiche und kohlenhydratarme Ernährung hat also zur Folge, dass der Körper seinen „Winterspeck" zur Energiegewinnung anzapfen muss (genau auf diesem Prinzip beruht auch das kurzfristige Erfolgserlebnis der aktuell angesagten High-Protein-Low-Carb-Diäten).

Wenn endlich der Frühling kam und das Nahrungsangebot langsam größer wurde, hatten unsere Vorfahren auch wieder reichlich zu essen. Dann gab es für ihren Körper keinen Grund mehr, den Energiestoffwechsel auf ein Minimum zu beschränken (Grundumsatz) und sparsam mit den restlichen Fettreserven umzugehen. Stattdessen kurbelte ihr Körper den Energiestoffwechsel wieder kräftig an, wodurch unsere Vorfahren zusehends schlanker wurden.

Ein kurzer Schwenk in unsere moderne Welt offenbart, dass wir heute zu fast allen erdenklichen Nahrungsmitteln Zugang haben, die ein Mensch je gesehen hat, darunter auch zu Essbarem, das unsere Vorfahren ganz gewiss niemals zu Gesicht bekommen haben. Denn Höhlenfrauen und Höhlenmänner saßen früher nicht herum und schlürften Softdrinks aus gigantischen Ein-Liter-Bechern oder stopften eine XXL-Portion Pommes in sich hinein. Immerhin verarbeitet der Stoffwechsel unseres Körpers alle Nahrungsmittel noch immer nach dem steinzeitlichen Überlebens-Programm. Wenn wir also eine Menge Kohlenhydrate essen, signalisieren wir unserem Körper, dass jetzt der Zeitpunkt gekommen ist, um ordentlich Fettreserven für einen langen Winter anzulegen und den Fettstoffwechsel komplett herunterzufahren, mit dem Ergebnis, dass unsere Mahlzeit direkt in Körperfett umgewandelt wird – und davon haben die meisten von uns ohnehin schon genug. Wenn wir uns allerdings eiweißreich ernähren und auf Nahrungsmittel verzichten, die unseren Blutzuckerspiegel rasant ansteigen lassen, glaubt unser Körper – aufgrund unseres steinzeitlichen Stoffwechselprogramms –, dass das Nahrungsangebot derzeit knapp ist und drosselt nicht nur seinen Energiebedarf, sondern greift für die Energiegewinnung überwiegend auf den Fettstoffwechsel zurück: Das heißt, er zapft dann unsere absolut ergiebigste Energiequelle an – unsere Fettreserven.

Auch wenn es vielleicht den Anschein hat, dass man Körperfett ganz bequem und effizient abbauen kann, indem man sich eiweißreich und überwiegend von Lebensmitteln mit geringem Zuckergehalt ernährt, so gibt es doch eine ganze Reihe anderer Faktoren, die den natürlichen Fettstoffwechsel unseres Körpers durcheinanderbringen können. Wenn wir zum Beispiel mit einer Mahlzeit übermäßig viele Kalorien (auch die guten) zu uns nehmen, signalisieren wir unserem Körper damit, dass das Nahrungsangebot in naher Zukunft knapp wird und wir deshalb Fettreserven anlegen müssen. Die Folge? Ganz einfach: Die Fettverbrennung wird komplett eingestellt. Aber auch wenn wir den ganzen Tag über nicht viel essen und nachts den Kühlschrank plündern, deutet unser Körper dieses Verhalten – aufgrund unseres steinzeitlichen Stoffwechselprogramms – als Nahrungsmangel und folglich fährt er seinen Energiebedarf herunter und hortet jede einzelne Kalorie, die wir zu uns nehmen, vorsorglich in seinem Fettspeicher, und der wächst und wächst und wächst. Auch wenn man die tägliche Kalorienzufuhr stark drosselt (wie es viele Ernährungspläne vorsehen), löst dies nur wieder unseren typischen Überlebensmechanismus bei Nahrungsmangel aus – der Stoffwechsel wird kräftig heruntergefahren, um möglichst viel Energie zu sparen.

Wenn wir jedoch kleinere Mahlzeiten mit einfachen und abwechslungsreichen Nahrungsmitteln zu uns nehmen, fühlt sich unser Körper gut, weil das ein klares Zeichen für ihn ist, dass ausreichend Nahrung vorhanden ist und dass er keine Fettreserven für schlechte Zeiten anlegen muss.

Heute sind wir daran gewöhnt, dass stets ein großes Nahrungsangebot zur Verfügung steht und wir allen möglichen Gelüsten nachgeben können. Am Anfang werden Sie vielleicht etwas Probleme haben, Ihre Ernährung so umzustellen, dass Ihr Fettstoffwechsel optimal läuft und Sie auch beim Sporttraining kräftig Körperfett verbrennen können.

So funktioniert das steinzeitliche Stoffwechselprogramm

- Eine kohlenhydratreiche Ernährung veranlasst den Körper, Fettreserven anzulegen.
- Eine eiweißreiche und kohlenhydratarme Ernährung kurbelt den Fettstoffwechsel an (auch wenn dadurch nicht zwingend der Energiestoffwechsel beziehungsweise der Grundumsatz erhöht wird).
- Eine erhöhte Kalorienzufuhr wird als Körperfett gespeichert.
- Eine verringerte Kalorienzufuhr wird als Körperfett gespeichert.
- Eine Vielzahl von Lebensmitteln wirkt appetitanregend und führt dadurch zu einer allgemein erhöhten Nahrungsaufnahme.
- Eine einigermaßen abwechslungsreiche Ernährung mit kleineren Mahlzeiten wirkt sich sehr positiv auf den Energiestoffwechsel, den Muskelaufbau und das allgemeine Wohlbefinden aus.

Doch bevor wir uns dem Fit Body – Fit Soul-Ernährungsplan zuwenden können, ist es wichtig, dass Sie die verschiedenen Nährstoffe und Lebensmittelgruppen kennen und verstehen, wie Ihr Körper die verschiedenen Nährstoffe verarbeitet.

Die Fit Body – Fit Soul-Hauptnährstoffe: Kohlenhydrate, Fett und Eiweiß

Kohlenhydrate, Fett und Eiweiß – das sind die drei Hauptnährstoffe, die Sie bei der Zusammenstellung all Ihrer Mahlzeiten berücksichtigen sollten. Jeder einzelne dieser Hauptnährstoffe ist für unseren Körper lebenswichtig; alle zusammen versorgen uns mit Energie und wichtigen Bausteinen, um unseren Körper gesund zu erhalten. Wenn Sie von einem dieser Hauptnährstoffe zu wenig zu sich nehmen, wirkt sich das negativ auf Ihre Gesundheit aus. Das gilt umgekehrt genauso, wenn Sie von einem Nährstoff zu viel konsumieren, hat auch das schwerwiegende Folgen für

Ihre Gesundheit. Wir zeigen Ihnen anhand von Menü-Vorschlägen, in denen diese Hauptnährstoffe in einem ausgewogenen Verhältnis berücksichtigt sind, wie Sie sich selbst einen ausgewogenen Ernährungsplan zusammenstellen können.

Gut aussehendes Essen sorgt für gutes Aussehen

Studien haben gezeigt, dass gut aussehende und appetitlich wirkende (das heißt verlockend präsentierte und angerichtete) Lebensmittel und Speisen vom Körper besser aufgenommen und genutzt werden als dieselben Lebensmittel und Speisen, die weniger ansprechend präsentiert werden. Das Auge isst schließlich mit – und wenn Sie sich bei der Auswahl Ihres Essens vom Aussehen inspirieren lassen (und wir sprechen hier nicht von einem großen Hamburger mit Pommes), wird Sie das auch dazu inspirieren, sich für eine gesunde Ernährung und damit für eine ganzheitliche Gesundheit von Körper und Seele zu entscheiden.

Kohlenhydrate sind unser Hauptenergielieferant – ohne sie geht nichts

Den ersten der drei Hauptnährstoffe kennen wir alle ziemlich gut – Kohlenhydrate. Man findet sie in verarbeiteten Lebensmitteln wie Brot, Nudeln und süßen Desserts, sie sind aber auch in naturbelassenen Nahrungsmitteln enthalten, wie zum Beispiel in Kartoffeln in Form von Stärke (Vielfachzucker) und in Obst in Form von Fruchtzucker (Einfachzucker). Kohlenhydrate sind ein wichtiger Energielieferant für die Muskeln und stellen – in Form von Glukose (Traubenzucker) – die einzige Energiequelle dar, mit der unser Gehirn funktioniert. Alle Kohlenhydrate aus stärke- und zuckerhaltigen Lebensmitteln werden in diesen Einfachzucker umgewandelt, bevor sie in unseren Blutkreislauf gelangen.

Kohlenhydrate sorgen aber nicht nur dafür, dass unser Gehirn gut funktioniert; sie sind auch ein wichtiger Energieträger für jede Art der Muskelbewegung – ganz egal, ob Sie nur vom Stuhl aufstehen oder an einem Wettrennen teilnehmen. Sogar bei einer leichten bis mittleren Belastungsintensität (bei Ihrem aeroben Ausdauertraining) werden Kohlenhydrate gebraucht, um den Fettverbrennungsmechanismus erst zu aktivieren, denn Fette verbrennen im Feuer der Kohlenhydrate. Und bei hoch intensiven Trainingseinheiten im Bereich des aerob-anaeroben Übergangsbereichs sind Kohlenhydrate sogar der Hauptenergieträger.

Durch die beliebten kohlenhydratarmen Low-Carb-Diäten sind Kohlenhydrate in letzter Zeit ziemlich in Verruf geraten. Doch jeder Mensch auf dieser Welt braucht Kohlenhydrate, damit Körper und Geist gut funktionieren und er ein gesundes Leben führen kann. Genau genommen sind Sie sogar auf Kohlenhydrate angewiesen, wenn Sie abnehmen wollen! Außerdem sollten Sie nicht jedes Mal ein schlechtes Gewissen haben, wenn Sie sich eine Nascherei gönnen, nur weil Sie gerade Lust auf etwas Süßes haben, oder wenn Sie mal ein Stück Brot essen, weil Sie sich dann rundum satt und zufrieden fühlen. Ihr Körper braucht schließlich Kohlenhydrate zum Überleben, doch der entscheidende Trick bei einer ausgewogenen Fit Body – Fit Soul-Ernährungsweise ist zu wissen, wie viel davon Sie in Ihren Ernährungsplan einbauen dürfen.

Die Menge an Kohlenhydraten, die Sie für eine gesunde Ernährung brauchen, ist jeweils abhängig von Ihrer Trainingsintensität (Fitness-Level) und Ihrer gesundheitlichen Verfassung (BMI und Bauchumfang). Auf den jeweils individuellen Bedarf werden wir unter dem Abschnitt „Ermitteln Sie das korrekte Verhältnis der Hauptnährstoffe" (siehe Seite 279) noch näher eingehen.

Die drei größten Lebensmittel-Irrtümer

Es gibt einige weit verbreitete Ansichten zum Thema gute Ernährung, die sich hartnäckig halten und Ihnen das Zusammenstellen eines wirklich ausgewogenen Ernährungsplans mitunter sehr schwer machen können. Hüten Sie sich vor falschen Informationen oder Trend-Diäten. Hier haben wir die größten Lebensmittel-Irrtümer für Sie entlarvt:

Mythos: Käse ist eine gute Eiweißquelle.

Wahrheit: Beim Käse ist der Fettgehalt – insbesondere an ungesunden, gesättigten Fettsäuren – meist deutlich höher als der Eiweißgehalt. Entsprechend hoch ist natürlich auch der Anteil an Fettkalorien, denn gemessen an den Gesamtkalorien beträgt er bei den meisten Käsesorten mindestens 75 Prozent. Der Anteil an Fettkalorien bei fettreduziertem Mozzarella ist mit 60 Prozent zwar leicht geringer, aber dennoch liefert er mehr Fett als Eiweiß. Die einzige Ausnahme bildet körniger Frischkäse: Eine Portion mit 250 Gramm enthält genauso viel Eiweiß wie ein Steak mit 120 Gramm. Auch wenn es sich um ein Milchprodukt handelt, können Sie mit einer Riesenportion Mozzarella dennoch nicht Ihren gesamten Eiweißbedarf decken.

Mythos: Salz ist schlecht.

Wahrheit: Es ist schon richtig, dass ein erhöhter Salzkonsum nicht gesund ist, wenn man unter Bluthochdruck leidet. Doch bei den meisten Menschen ist es so, dass das Salzdepot im Körper sehr schnell abgebaut wird, wenn sie unter großem Stress stehen oder regelmäßig Sport treiben. Das soll jetzt keineswegs heißen, dass Sie allzu großzügig mit dem Salzstreuer umgehen sollen; doch wenn Sie merken, dass Sie Appetit auf salzhaltige Lebensmittel haben und nicht an Bluthochdruck leiden, können Sie dem Verlangen Ihres Körpers durchaus nachgeben.

Mythos: Eine fettreduzierte Ernährung macht schlanker.

Wahrheit: Fett an sich macht nicht fett. Denn Fett als Hauptnährstoff ist nicht dasselbe wie gespeichertes Körperfett. Denn Ihr Körperfettanteil erhöht sich nur dann, wenn Sie mehr Kalorien zu sich nehmen, als Ihr Körper zur Aufrechterhaltung der Lebensfunktionen (Grundumsatz) und zur Energiebereitstellung für sportliche Aktivitäten (Leistungsumsatz) verbraucht. Tatsächlich wurde sogar in Studien nachgewiesen, dass Personen mit einer gezielt fettreduzierten Ernährung (Low-Fat-Diäten) oft sogar noch an Gewicht zulegten. Der Grund dafür ist, dass Fettkalorien bei diesen Diäten häufig durch Kohlenhydrat-Kalorien ersetzt werden, die dann in Körperfett umgewandelt und als Fettreserven gespeichert werden, wodurch der Fettstoffwechsel letztlich lahmgelegt wird. Denken Sie daran, dass Fett sättigend wirkt und dass dieses Sättigungsgefühl auch lange anhält. Deshalb sollte in jeder Mahlzeit auch eine gesunde Fettquelle als Sättigungsfaktor enthalten sein.

Der Glykämische Index

Ob Sie eine Kartoffel essen, ein Stück Brot oder einen Schokoriegel spielt eigentlich keine Rolle, denn Ihr Körper verarbeitet diese kohlenhydratreichen Lebensmittel alle nach demselben Prinzip: Die Kohlenhydrate werden durch Stoffwechselprozesse in Glukose aufgespalten, denn nur in dieser Form können sie als Nährstoffe in unseren Blutkreislauf gelangen. Doch die Geschwindigkeit, mit der die verschiedenen Arten von Kohlenhydraten in Glukose umgewandelt werden, ist der ausschlaggebende Faktor für die Auswahl der richtigen Nahrungsmittel, die auch gesund sind für Ihren Körper. Komplexe Kohlenhydrate (Vielfachzucker), wie sie in Süßkartoffeln, Vollkornbrot, Hülsenfrüchten (wie zum Beispiel Bohnen) und bestimmten Obstsorten vorkommen, gelangen langsamer in den Blutkreislauf, was sich positiv auf das körperlich-seelische Gleichgewicht auswirkt, das wir anstreben. Denn je langsamer ein Kohlenhydrat in Glukose umgewandelt wird und je langsamer es in die Blutbahn und in die Körperzellen gelangt, desto besser ist dies für Ihre Gesundheit.

Der Glykämische Index (GI oder GLYX) ist eine Maßeinheit, die angibt, wie schnell und wie stark ein kohlenhydrathaltiges Lebensmittel den Blutzuckerspiegel ansteigen lässt. Komplexe Kohlenhydrate, wie die oben genannten, zeichnen sich durch einen relativ niedrigen Glykämischen Index aus (55 oder weniger), weil sie aufgrund ihrer Struktur nur langsam in Glukose umgewandelt werden und daher auch nur langsam in den Blutkreislauf gelangen. Aus diesem Grund sollten überwiegend jene kohlenhydrathaltigen Lebensmittel auf Ihrem Speiseplan stehen, die einen niedrigen bis mittleren GLYX-Wert haben – also diejenigen, die Ihren Blutzucker nicht schlagartig in die Höhe treiben.

Kohlenhydrate, die dagegen schnell in Glukose umgewandelt werden und den Blutzuckerspiegel stark ansteigen lassen, haben einen hohen Glykämischen Index (70 und höher). Das heißt: Auch wenn dieses Lebensmittels in einer nicht allzu großen Menge verzehrt wird, führt dies zu einem starken Blutzuckeranstieg, auf den der Körper mit der Ausschüttung von Insulin reagiert, um ihn wieder zu senken – an sich eine gute Sache. Der Haken daran ist jedoch, dass durch die Wirkung des Insulins der Fettstoffwechsel eingestellt wird (eine weniger gute Sache). Haushaltszucker und Glukosesirup sind industriell verarbeitete Lebensmittel und gehören in unserer modernen Welt zu den am häufigsten verzehrten Lebensmitteln mit einem hohen Glykämischen Index. Andere Lebensmittel mit einem hohen Glykämischen Index sind industriell hergestellte Fruchtsäfte (naturbelassenes Obst dagegen ist völlig in Ordnung) und hoch verarbeitete Getreideprodukte wie zum Beispiel Weißbrot. Wenn Sie also Lebensmittel verzehren, die einen hohen GLYX-Wert haben, signalisieren Sie Ihrem Körper durch den hohen Blutzuckerspiegel, dass er nun Fettreserven für den bevorstehenden Winter anlegen und den Fettstoffwechsel einstellen muss.

Wenn Sie sich recht oft dem Genuss dieser sogenannten *einfachen Kohlenhydrate* hingeben, wird Ihr Körper alles daran setzen, Ihren stark erhöhten Blutzuckerspiegel durch die vermehrte Ausschüttung von Insulin möglichst schnell wieder auf Normalniveau zu senken. Denn die Hauptaufgabe des Insulins besteht darin, den Blutzuckerspiegel zu senken, indem es einerseits die überschüssige Glukose in Glykogen umwandelt, das in Leber und Muskeln gespeichert wird (was gut ist für die Regeneration der Muskeln nach dem Training) und andererseits in Fett, das als Depotfett an all den Körperstellen eingelagert wird, an denen wir sehr gut auf eine zusätzliche Polsterung verzichten könnten. Genau genommen ist dieser Prozess, bei dem überschüssige Kohlenhydrat-Kalorien als Depotfett gespeichert werden, im Wesentlichen dafür verantwortlich, dass man mit einer Low-Fat-Diät sein Fett nicht unbedingt wegkriegt, sondern am Ende seine Fettreserven sogar noch weiter aufstockt.

Das Insulin blockiert aber nicht nur den Fettstoffwechsel, sondern verhindert gleichzeitig auch die Produktion von einem anderen wichtigen

Hormon – dem *Glukagon* (nicht zu verwechseln mit Glykogen). Denn Glukagon ist als Gegenspieler des Insulins am Regelkreis für die Blutzuckerregulierung beteiligt und hat die Aufgabe, bei Energiebedarf den Blutzuckerspiegel zu erhöhen. Es sorgt damit nicht nur dafür, dass das gespeicherte Glykogen wieder in Form von Glukose in den Blutkreislauf gelangt, sondern auch dafür, dass der Fettstoffwechsel wieder angekurbelt wird.

Sobald aber vermehrt Insulin ausgeschüttet wird, sinkt der Glukagon-Spiegel im Blut und die Fettverbrennung wird eingestellt. Wenn Sie sich also regelmäßig kohlenhydratreich ernähren, läuft Ihre Fettverbrennung kontinuierlich auf Sparflamme, wodurch es nahezu unmöglich wird, dass Sie überschüssiges Körperfett abbauen können, ganz egal, wie intensiv Sie auch trainieren.

In Tabelle 6.1 haben wir zum besseren Verständnis einige ausgewählte Lebensmittel mit unterschiedlichem Glykämischen Index aufgelistet. Beim Verzehr von Lebensmitteln mit einem niedrigen GLYX-Wert (55 oder weniger) steigt der Blutzuckerspiegel nur sehr langsam an. Wenn Sie auf Lebensmittel mit mittleren GLYX-Werten (56 bis 69) zurückgreifen, steigt er etwas schneller an und bei Lebensmitteln mit hohem Glykämischen Index (Werte über 70) schießt Ihr Blutzuckerspiegel rasant in die Höhe.

Die richtige Mischung macht's

Nur weil ein Lebensmittel einen hohen GLYX-Wert hat, heißt das nicht, dass Sie darauf verzichten müssen. Sie können die komplette chemische Zusammensetzung einer Mahlzeit verändern, indem Sie die Lebensmittel richtig miteinander kombinieren. Wenn Sie also ein Lebensmittel, das einen hohen GLYX-Wert hat – zum Beispiel Weißbrot – zusammen mit einem Lebensmittel verzehren, das einen niedrigen GLYX-Wert hat – zum Beispiel Hummus (wird aus Kichererbsen hergestellt) – wird dieses Weißbrot durch die Kombination mit Hummus deutlich langsamer verstoffwechselt als normal. Ähnlich sieht es mit Erdbeermarmelade (hoher GLYX-Wert) in Kombination mit Vollkornbrot aus – auch hier läuft der Kohlenhydratstoffwechsel viel langsamer ab, weil der hohe Ballaststoffanteil im Vollkornbrot praktisch wie eine Temposchwelle wirkt. Das heißt:

TABELLE 6.1: GLYKÄMISCHER INDEX AUSGEWÄHLTER LEBENSMITTEL

Lebensmittel mit niedrigem GLYX-Wert (55 oder weniger)

Getreide, Hülsenfrüchte, kohlenhydrathaltige Lebensmittel	Obst und Gemüse	Milchprodukte und Fleisch	Süßstoffe und Lebensmittel mit hohem GLYX-Wert
Sojabohnen: 20	Avocado: 0	Lachs: 0	Fruchtzucker: 22
Linsen: 29	Mandeln: 0	Rindfleisch: 0	Honig: 55
Schwarze Bohnen: 30	Kirschen: 22	Eier: 0	Aprikosenmarmelade Vollfrucht: 55
Kichererbsen: 33	Grapefruit: 25	Magermilch: 32	
Yamswurzeln: 37	Äpfel: 38	Joghurt mit Fruchtgeschmack: 33	
Wachtelbohnen: 39	Erdbeeren: 40	Eiscreme (fettarm): 50	
Brauner Reis: 50	Pfirsiche: 42	Joghurt (natur): 14	
Vollkornbrot: 51	Orangen: 44	Alle Käsesorten haben einen niedrigen GLYX-Wert, ebenso wie alle Milchprodukte ohne Zuckerzusatz.	
Nudeln: 52	Trauben (grün): 46		
	Bananen: 52		

Lebensmittel mit mittlerem GLYX-Wert (56 bis 69)

Getreide, Hülsenfrüchte, kohlenhydrathaltige Lebensmittel	Obst und Gemüse	Milchprodukte und Fleisch	Lebensmittel mit hohem GLYX-Wert
Basmatireis: 58	Aprikosen: 57		Snickers Riegel: 68
Pita-Brot: 57	Mango: 56		
Süßkartoffeln: 61	Trauben (blau): 59		
	Papaya: 59		
	Cantaloupe Melone: 65		
	Mais: 56		

Lebensmittel mit hohem GLYX-Wert (70 und höher)			
Getreide, Hülsenfrüchte, kohlenhydrathaltige Lebensmittel	Obst und Gemüse	Milchprodukte und Fleisch	Lebensmittel mit hohem GLYX-Wert
Weißbrot: 70	Wassermelone: 72		Reiswaffeln: 80
Bretzel: 83	Datteln: 103		Corn Flakes: 84
gebackene Kartoffel: 85			Fertigmüsli mit Trockenfrüchten: 76
Mittelkornreis (Calrose): 81			
Baguette: 95			

Wenn Sie Lust auf ein Lebensmittel haben, das einen hohen GLYX-Wert hat, dann kombinieren Sie es einfach mit einem, das einen niedrigeren GLYX-Wert hat, denn so können Sie extreme Schwankungen des Blutzuckerspiegels auf ein Minimum beschränken.

Essen Sie ballaststoffreich

Eine gesunde Ernährung nach dem Fit Body – Fit Soul-Prinzip ist eigentlich ganz einfach: Sie müssen extreme Schwankungen des Blutzuckers vermeiden, indem Sie bevorzugt kohlenhydrathaltige Lebensmittel mit niedrigem GLYX-Wert essen, die dafür sorgen, dass der Blutzuckerspiegel nur langsam ansteigt. Denn Lebensmittel mit niedrigem GLYX-Wert besitzen noch ihren natürlichen Ballaststoffgehalt. Je höher der Ballaststoffgehalt eines Lebensmittels ist, desto länger dauert es, bis die darin enthaltenen Kohlenhydrate in Form von Glukose in die Blutbahn gelangen und desto geringer sind die Auswirkungen auf den Blutzuckerspiegel. In Tabelle 6.1 können wir zum Beispiel ablesen, dass Vollkornbrot – sein Mehl enthält noch alle natürlichen Inhalts- und Ballaststoffe – mit einem Glykämischen Index von 51 aufwarten kann, wohingegen Baguette – es besteht aus raffiniertem Weißmehl – einen Glykämischen Index von 95 hat!

TABELLE 6.2: BALLASTSTOFFGEHALT AUSGEWÄHLTER LEBENSMITTEL

Lebensmittel	Portionsgröße	Ballaststoffe in Gramm
Apfel	1 mittelgroßer	4
Wachtelbohnen, getrocknet	100 Gramm	18,8
Schwarze Bohnen, gekocht	200 Gramm	19,4
Weißer Reis, getrocknet	100 Gramm	2
Brauner Reis, getrocknet	100 Gramm	5,5
Spinat, gekocht	100 Gramm	7
Erdbeeren	200 Gramm	3
Yamswurzel	1 mittelgroße	6,8
Vollkornbrot	2 Scheiben	6
Broccoli, gekocht	150 Gramm	7
Brombeeren, ungezuckert	100 Gramm	4,4
Braune Linsen, gekocht	125 Gramm	6,4
Rote Linsen, gekocht	200 Gramm	6,4
Erbsen, gekocht	200 Gramm	13,4
Grünes Gemüse gekocht (Kohl, Mangold, Löwenzahn)	100 Gramm	4
Feigen, getrocknet	3 Stück	10,5
Mais, gekocht	100 Gramm	5
Kichererbsen, gekocht	200 Gramm	12

Männer unter 50 sollten täglich mindestens 38 Gramm Ballaststoffe zu sich nehmen, Frauen unter 50 mindestens 25 Gramm. Bei Männern über 50 sinkt der Tagesbedarf auf 30 Gramm, bei Frauen auf 21 Gramm. Verschiedene Ernährungsstudien kamen sogar zu dem Schluss, dass die Kalorienaufnahme des Körpers um etwa zehn Prozent gesenkt werden kann, wenn man den empfohlenen Tagesbedarf an Ballaststoffen um weitere vierzehn Gramm erhöht. Das heißt in einfachen Worten: Eine ballaststoffreiche

Ernährung ist gut für die Gesundheit und lässt sich mit vollwertigen Lebensmitteln viel leichter umsetzen als mit hoch verarbeiteten Lebensmitteln. Weizenvollkornmehl hat einen Ballaststoffanteil von etwa elf Gramm pro 100 Gramm, Weißmehl dagegen nur drei Gramm pro 100 Gramm. Äpfel (wenn die Schale mitgegessen wird) enthalten vier Gramm Ballaststoffe pro 100 Gramm, klarer Apfelsaft hat dagegen praktisch keine Ballaststoffe mehr. Die zentrale Botschaft lautet also: Mit einer vollwertigen Ernährung kann man den Körper mühelos mit der notwendigen Menge an Ballaststoffen versorgen. So sind zum Beispiel alle Produkte aus Vollkorngetreide und Hülsenfrüchten wie Hafer, Bohnen und Mais aufgrund ihres natürlich hohen Ballaststoffgehalts sehr gute Kohlenhydratquellen.

Für alle drei Fit Body – Fit Soul-Ernährungspläne geben wir klare Empfehlungen zum Verzehr vollwertiger und ballaststoffreicher Kohlenhydrate.

FETT – NÄHRSTOFF (-SCHWERGEWICHT) MIT DER HÖCHSTEN ENERGIEDICHTE

Fett ist für einen gesunden und gut funktionierenden Körper absolut lebensnotwendig, denn es liefert wichtige Bausteine für gesunde Haut und Haare und ist an einer Vielzahl grundlegender Körperfunktionen beteiligt, wie zum Beispiel am Aufbau von Zellmembranen und der Produktion von fast allen Hormonen im Körper. Es erfüllt aber noch weitere Aufgaben: Fettgewebe isoliert unseren Körper gegen Kälte, es schützt unsere inneren Organe, es liefert Energie, und das nicht nur für die Muskeln, sondern auch für unser Gehirn. Das ist richtig: Unser Gehirn besteht zu etwa zwei Dritteln aus Fett, und die Schutzschicht von Gehirn- und Nervenzellen besteht ebenfalls zu 70 Prozent aus Fett.

Wesentlicher Bestandteil unserer Nahrungsfette sind Fettsäuren, die – ebenso wie Kohlenhydrate – in verschiedener Form in unseren Lebensmitteln vorkommen. Man unterscheidet drei Arten natürlicher Fettsäuren – gesättigte, einfach ungesättigte und mehrfach ungesättigte Fettsäuren (auch Omega-3- und Omega-6-Fettsäuren genannt) –, die wir alle brauchen, und zwar aus unterschiedlichen Gründen.

Gesättigte Fettsäuren

Entgegen der landläufigen Meinung wirkt sich eine Ernährung, die gänzlich auf gesättigte Fettsäuren verzichtet, schädlich auf unsere Gesundheit aus. Gesättigte Fettsäuren stammen meist aus tierischen Produkten beziehungsweise Milchprodukten und übernehmen wichtige biologische Funktionen, indem sie dem Körper dabei helfen, sich nach sportlicher Anstrengung wieder zu regenerieren und die Muskelschäden, die naturgemäß durch die tägliche Bewegung entstehen, wieder zu reparieren. Gesättigte Fettsäuren besitzen entzündungsauslösende Faktoren, die unserem Körper signalisieren, wo ein Schaden entstanden ist, der repariert werden muss. Wenn wir in unserer Ernährung auf gesättigte Fettsäuren verzichten, würde unser Körper mit der Zeit „baufällig" werden, weil einfach keine *Bitte hier reparieren*-Schilder aufgestellt würden.

Laufen jedoch ernährungsbedingt zu viele dieser Entzündungsprozesse ab, kann es zu einer überschießenden Reaktion dieser ansonsten lebenswichtigen Funktion für die Gesunderhaltung unseres Körpers kommen und chronische Gelenkschmerzen sind die Folge. Ein übermäßiger Verzehr an gesättigten Fettsäuren kann außerdem zu Bluthochdruck führen sowie zu Herzerkrankungen und zu einer Verlangsamung des Fettstoffwechsels. Durch eine zu hohe Konzentration an gesättigten Fettsäuren im Blut kommt es zu Ablagerungen an den Gefäßwänden, wodurch sich die Gefäße verengen und die Fließgeschwindigkeit des Blutes verringert wird. Dies wiederum erschwert die Sauerstoffversorgung von Muskeln und Gewebe, wodurch wiederum der Stoffwechsel deutlich verlangsamt wird.

Für die meisten Menschen besteht das Problem nicht darin, ausreichend gesättigte Fettsäuren in ihren Speiseplan einzubauen, sondern vielmehr darin, dass sie nicht zu viel davon verzehren. Deshalb sieht das Fit Body – Fit Soul-Ernährungsprogramm auch vor, dass Sie den Verzehr an gesättigten Fettsäuren auf maximal 15 bis 25 Gramm pro Tag beschränken sollten. Diese empfohlene Tagesration an gesättigten Fettsäuren können Sie zum Beispiel mit dem Verzehr folgender Lebensmittel erreichen:

30 Gramm Cheddar-Käse enthalten 6 Gramm,

    ein Esslöffel Butter enthält 7 Gramm und

    eine 120 Gramm Portion Steak enthält 7 Gramm gesättigte Fettsäuren.

Einfach ungesättigte Fettsäuren

Eine Ernährung mit einem hohen Anteil an einfach ungesättigten Fettsäuren gehört zu den gesündesten der Welt, und zwar unabhängig vom Grad der körperlichen Aktivität. Ein klassisches Beispiel hierfür ist die Mittelmeerküche, in der Olivenöl zu einem der Grundnahrungsmittel gehört. Menschen aus der Mittelmeerregion, die sehr viel Olivenöl essen, leiden deutlich seltener an Herz-Kreislauf-Erkrankungen als Menschen, die nur wenig Olivenöl konsumieren. Dies ist ein eindeutiger Beweis dafür, wie gesund Olivenöl ist. Das soll jetzt aber keineswegs heißen, dass Sie auf Sport verzichten und faul herumsitzen können, solange Sie nur reichlich Öl mit einfach ungesättigten Fettsäuren zu sich nehmen.

Von allen Ölen, die reich sind an einfach ungesättigten Fettsäuren, ist Olivenöl das Beste. Denn Olivenöl – auch als Omega-9-Öl bekannt – enthält einen hohen Anteil an Ölsäure (eine Omega-9-Fettsäure), die ernährungsphysiologisch sehr wertvoll ist und sich positiv auf die Gesundheit auswirkt. Es senkt nachweislich das Risiko von Herz-Kreislauf-Erkrankungen und soll außerdem für eine höhere Lebenserwartung verantwortlich sein, wenn es regelmäßig auf dem Speiseplan steht. Olivenöl bleibt im Stoffwechselprozess stabil und wird nicht in gesättigte Fettsäuren umgewandelt, wie dies bei manchen Omega-6-Ölen der Fall ist. Darüber hinaus kurbelt es den Fettstoffwechsel an und verbessert die Durchblutung. Natives Olivenöl Extra wird kalt gepresst und ist reich an Antioxidantien, die vor Krebserkrankungen schützen und auch Zellschäden vorbeugen können, die koronare Herzkrankheiten verursachen.

Olivenöl sollte das Öl der Wahl sein, um Salate anzumachen oder auch zum Kochen und Braten, denn es ist dafür besser geeignet als andere Pflanzenöle, wie zum Beispiel Mais- oder Rapsöl. (mehr dazu im nächsten Abschnitt).

Mehrfach ungesättigte Fettsäuren

Die mehrfach ungesättigten Fettsäuren werden in Omega-3- und Omega-6-Fettsäuren eingeteilt. Sie sind in zahlreichen Ölen enthalten und wirken entzündungshemmend, was sich besonders vorteilhaft auf bereits reparierte

Gewebeschäden auswirkt. Diese Omega-Fettsäuren enthalten gefäßerweiternde Substanzen (sogenannte Vasodilatatoren); diese bewirken, dass mehr Blut durch die erweiterten Gefäße fließen kann, wodurch die Sauerstoffversorgung der Muskeln deutlich verbessert wird. Durch die erhöhte Sauerstoffzufuhr wird der Fettstoffwechsel angekurbelt, und zwar sowohl während des Trainings als auch in der Ruhephase, wenn wir nicht körperlich aktiv sind. Omega-3-Fettsäuren kommen unter anderem in Bohnen vor, in Walnüssen und Kaltwasserfischen wie Lachs. Omega-6-Fettsäuren gewinnt man aus Pflanzensamen und Nüssen, wie zum Beispiel Rapssamen (Rapsöl), Sonnenblumenkernen und Mais.

Doch es ist Vorsicht geboten, was den übermäßigen Verzehr von Omega-6-Fettsäuren angeht. Sie können in Stresssituationen vom Körper in gesättigte Fettsäuren umgewandelt werden. Aus diesem Grund ist es besser, wenn man Pflanzenöle mit einem hohen Omega-6-Anteil durch ein Öl mit einfach ungesättigten Fettsäuren – wie zum Beispiel Olivenöl – ersetzt.

Die allgemein empfohlene Tagesration an Omega-3- und Omega-6 Fettsäuren liegt jeweils bei etwa zwei Prozent Ihres täglichen Kalorienbedarfs. Eine Person mit einem täglichen Energiebedarf von 2.000 Kalorien sollte also etwa zwei Gramm von jeder dieser Fettsäuren pro Tag durch die Nahrung aufnehmen. Einige Ernährungswissenschaftler vertreten jedoch die Meinung, dass diese Empfehlung zu niedrig ist und schlagen stattdessen vor, mindestens vier Prozent des täglichen Kalorienbedarfs durch diese Fettsäuren zu decken oder jeweils vier Gramm davon täglich zu sich zu nehmen.

Die meisten Menschen konsumieren diese Fette allerdings in einem extrem unausgewogenen Verhältnis. Es ist wissenschaftlich erwiesen, dass der Verzehr von Omega-3- und Omega-6 Fettsäuren im Verhältnis 1:1 gut ist und im Verhältnis 2:1 optimal. In den Vereinigten Staaten jedoch werden diese beiden Fettsäuren durchschnittlich in einem Verhältnis verzehrt, das genau genommen eher bei 1:20 liegt. Deshalb ist es auch so wichtig, dass wir Menschen lernen, diese beiden Fettsäuren wieder in einem ausgewogenen Verhältnis zu uns zu nehmen. Das lässt sich am einfachsten erreichen, indem man den Verzehr von Ölen reduziert, die reich sind an Omega-6-Fettsäuren – zum Beispiel Rapsöl und Färberdistelöl – und stattdessen

TABELLE 6.3: OMEGA-3- UND OMEGA-6-GEHALT AUSGEWÄHLTER LEBENSMITTEL

Fettquelle	Portionsgröße	Fettgehalt in Gramm (g)
Walnüsse	30 Gramm	Omega-3: 2 g; Omega-6: 10 g
Kürbiskerne	120 Gramm	Omega-3: 7-10 g; Omega-6: 20 g
Leinsamen	2 Esslöffel	Omega-3: 3,5 g; Omega-6: 1 g
Mandeln	100 Gramm	Omega-3: Spuren; Omega-6: 10 g
Lachs	175 Gramm	Omega-3: 3 g; Omega-6: 1 g
Maiskeimöl	10 Gramm	Omega-6: 5 g
Leinöl	1 Esslöffel	Omega-3: 6,6 g; Omega-6: 11 g
Butter	10 Gramm	Omega-3: 0,18 g; Omega-6: 0,12 g
Bohnen	100 Gramm	Omega-3: 1 g

vermehrt auf die fünf besten Omega-3-Quellen zurückgreift, die es gibt: Lachs, Bohnen, Leinsamen, Walnüsse und Kürbiskerne. In vorstehender Tabelle 6.3 haben wir ausgewählte Lebensmittel nach ihrem Omega-3- und Omega-6-Gehalt aufgelistet.

Transfette: Die schlimmsten Fette von allen

Transfette, wie sie durch die industrielle Härtung von Pflanzenölen entstehen – häufig auch als „teilweise gehärtete" Fette bezeichnet – kommen in der Natur nicht vor. Sie sind in dieser Form weder in Fleisch noch in Pflanzen zu finden, dafür allerdings reichlich in fast jedem industriell erzeugten Lebensmittel auf dem Markt. Der Grundgedanke, der hinter der industriellen Fetthärtung steckt, ist an sich gar nicht schlecht: Gesunde Öle wie zum Beispiel Rapsöl sind bei Raumtemperatur von Natur aus flüssig. Durch die Härtung (Hydrierung) dieser einfach und mehrfach ungesättigten Fettsäuren, wird deren räumliche Struktur chemisch so verändert, dass sie zu festen Fetten mit gesättigten Fettsäuren werden. Dadurch sind sie nicht nur leichter zu verarbeiten, sondern werden auch haltbarer, was speziell für die Herstellung von Dauergebäck wie Crackern und Keksen und fast allen anderen industriell hergestellten Lebensmitteln von Vorteil ist.

Aber wo liegt nun das Problem? Die gesunden, ungesättigten Fettsäuren der Öle sind durch den Härtungsprozess in gesättigte Fettsäuren umgewandelt worden. Und diese gesättigten Fettsäuren wirken sich sehr negativ auf unser Herz- und Gefäßsystem aus, weil sie unsere Blutfettwerte stark erhöhen: Sie führen zu einem Anstieg der LDL-Werte (das schlechte Cholesterin), zu einer Senkung der HDL-Werte (das gute Cholesterin) und zu stark erhöhten Triglyzerid-Werten (ein Indikator für ein erhöhtes Herzinfarkt- oder Schlaganfallrisiko). Was aber noch viel schlimmer ist: Diese Fette beeinträchtigen unseren Fettstoffwechsel, weil der Körper nicht mehr ausreichend Enzyme produzieren kann, um diese Fette vollständig abzubauen. Daher verbleiben sie sehr lange im Blutkreislauf. Wenn Sie die Gesamtzufuhr an Transfetten nur um fünf Prozent erhöhen, haben Sie dadurch ein um 95 Prozent erhöhtes Risiko, eine koronare Herzkrankheit zu entwickeln.

Sie müssen die Verpackungsangaben der Lebensmittel schon genau studieren, wenn Sie keine Transfette zu sich nehmen wollen. Denn Angaben wie „fettarm", „cholesterinarm" oder „enthält keine gesättigten Fettsäuren" auf dem Etikett bedeuten noch lange nicht, dass dieses Lebensmittel auch keine gehärteten oder teilweise gehärteten Fette enthält. Sollten Sie also auf der Zutatenliste die Bezeichnung „pflanzliches Fett, zum Teil gehärtet" oder „gehärtetes Fett" entdecken, dann sollten Sie besser die Finger von diesem Produkt lassen, es wieder brav ins Regal zurückstellen und sich stattdessen eine gesündere Alternative suchen. Glücklicherweise lassen sich gesündere Alternativen auch immer leichter finden, weil immer mehr Geschäfte heute damit werben, dass sie keine Produkte mehr führen, die Transfette enthalten. In den USA werden die Hersteller von abgepackten und verarbeiteten Lebensmitteln künftig aufgrund neuer Deklarationsvorschriften dazu verpflichtet, auf der Verpackung anzugeben, ob und wie viel gehärtete beziehungsweise teilweise gehärtete Fette im jeweiligen Produkt enthalten sind. Und denken Sie immer daran: Was es in der Natur nicht gibt, sollten Sie auch nicht essen.

Verwenden Sie mehr Gewürze und weniger Fett

Es gibt eine sehr gute kalorienarme Möglichkeit, wie Sie Ihre Mahlzeiten auch ohne Zugabe von gesättigten Fetten oder Omega-6-Ölen zu einem echten Geschmackserlebnis machen können – indem Sie Gewürze verwenden. Denn wenn Sie auf Fertigsaucen verzichten, die meist sehr viel Fett und Zucker enthalten, können Sie mithilfe von Gewürzen nicht nur die Gesamtkalorien Ihrer Mahlzeiten reduzieren, sondern auch den Anteil an Fetten und Ölen in Ihrer Ernährung viel besser im Auge behalten. Wir haben zur Anregung hier ein paar Zutaten für Sie zusammengestellt, mit denen Sie einen Snack oder eine ganze Mahlzeit aufpeppen können.

- Steinsalz stammt – im Gegensatz zu Meersalz – aus erdgeschichtlich sehr alten Sedimentschichten, die frei sind von Verunreinigungen, wie sie in vielen anderen Salzquellen vorkommen. Falls Sie kein Steinsalz finden können, sollten Sie unbedingt darauf achten, dass Sie naturbelassenes Meersalz verwenden, das frei ist von Aluminiumsilikaten. Denn diese Zusätze werden in der industriellen Salzherstellung oft als Rieselhilfe verwendet und stehen im Verdacht, das Risiko einer Alzheimer Erkrankung zu erhöhen.
- Zwiebelpulver
- Knoblauchpulver
- Currypulver
- Sojasauce
- Cayennepfeffer und Schwarzer Pfeffer
- Salsa
- Parmesankäse (am Stück; nicht gerieben)
- Oliven und Olivenöl
- Walnüsse

Wenn Sie diese Zutaten im Haus haben, können Sie jede Mahlzeit in ein leckeres Essen verwandeln – angefangen bei Vorspeisen wie Tofu, Suppen und Salaten bis hin zu Hauptgerichten.

EIWEISS: DAS REPARATURSET IM FIT BODY – FIT SOUL-BAUKASTEN

Eiweiße oder Proteine sind lebensnotwendige Grundbausteine unseres Körpers. Sie setzen sich aus verschiedenen Aminosäuren zusammen und erfüllen in Form von Hormonen und Enzymen sehr wichtige Funktionen im Stoffwechsel und im Stofftransport. Eine besondere Bedeutung kommt den Eiweißen beim Regenerationsprozess nach sportlicher Aktivität zu. Denn bei jedem Training kommt es zu kleineren Verletzungen des Muskelgewebes. Während wir schlafen repariert unser Körper diese Schäden wieder, indem er das über die Nahrung zugeführte Eiweiß verwendet. Und genau dieser Reparaturprozess ist letztlich dafür verantwortlich, dass neues Muskelgewebe entsteht, was zur Folge hat, dass Sie mehr Muskelmasse bekommen, dass dadurch Ihr Energieumsatz steigt und damit auch Ihre Fettverbrennung, und das selbst in der Ruhephase nach einem anspruchsvollen Training.

Nicht alle eiweißhaltigen Lebensmittel liefern auch alle lebenswichtigen Eiweiß-Bausteine (Aminosäuren), die wir brauchen, um unseren Körper optimal zu versorgen und gesund zu bleiben. Deshalb müssen wir hochwertige Eiweiße zu uns nehmen, die alle lebenswichtigen – essenziellen – Aminosäuren enthalten, die unser Körper nicht selbst bilden kann, die er aber braucht, um aus diesen Bausteinen neue Proteine zusammenzusetzen. Denn nur dann ist unser Körper auch in der Lage, die notwendigen Reparaturprozesse durchzuführen. Hochwertige Proteine sind in allen tierischen Produkten und Milchprodukten enthalten, aber auch in einer Mahlzeit, die Getreideprodukte und Hülsenfrüchte kombiniert, wie zum Beispiel Maistortillas und Bohnen, Hummus und Pita-Brot oder Vollkornbrot mit Nussaufstrich. Wenn wir aber Lebensmittel zu uns nehmen, die nur einen geringeren Gehalt an essenziellen Aminosäuren aufweisen (zum Beispiel wenn wir nur Getreideprodukte oder nur Hülsenfrüchte verzehren) oder wenn wir unserem Körper nicht genügend Eiweiß zuführen, wird dadurch der Reparaturprozess des Körpers beeinträchtigt und es kann sogar zu Muskelschwund kommen.

Der Tagesbedarf an Eiweiß

Die Menge an Eiweiß, die Sie pro Tag zu sich nehmen müssen, damit Ihr Körper fit und gesund bleibt, hängt von Ihrem Körpergewicht und dem Umfang Ihrer körperlichen Aktivität ab. Wir zeigen Ihnen hier anhand einer Faustformel, wie Sie Ihren ungefähren täglichen Eiweißbedarf auf der Grundlage Ihres Gewichts und Trainingsumfangs ermitteln können, um Ihre Muskeln optimal zu versorgen.

Bei einem relativ passiven Lebensstil beträgt Ihr Eiweißbedarf etwa 0,5 Gramm pro Kilogramm Körpergewicht. Ein Erwachsener mit einem Körpergewicht von 72 Kilo, der nur sehr wenig Sport treibt, braucht mindestens 36 Gramm Eiweiß pro Tag (72 kg x 0,5 = 36 g). Das entspricht in etwa dem Eiweißgehalt von zwei Eiern und 90 Gramm Lachs.

Bei einer mittleren sportlichen Aktivität beträgt Ihr Eiweißbedarf etwa 0,7 Gramm pro Kilogramm Körpergewicht. Ein Erwachsener mit einem Körpergewicht von 72 Kilo, der ein moderates Trainingsprogramm absolviert, braucht ungefähr 50 Gramm Eiweiß pro Tag. Diese Menge entspricht in etwa dem Eiweißgehalt von zwei Portionen Hüttenkäse (Magerstufe) á 150 Gramm beziehungsweise von zwei Eiern und 150 Gramm Lachs.

Bei einer hohen sportlichen Aktivität steigt Ihr Eiweißbedarf ganz beträchtlich an. Ein Erwachsener mit einem Körpergewicht von 72 Kilo, der pro Tag etwa eine Stunde Sport macht, benötigt schon ganze 0,9 Gramm Eiweiß pro Kilogramm Körpergewicht, das heißt ungefähr 65 Gramm Eiweiß pro Tag. Dieser Eiweißbedarf lässt sich durch den Verzehr von drei Portionen Hüttenkäse á 150 Gramm decken oder mit zwei Eiern und 450 Gramm Lachs. Die gleiche Menge an Eiweiß ist auch in 800 Gramm Linsen oder Bohnen enthalten.

DIE ZEHN BESTEN FIT BODY – FIT SOUL-LEBENSMITTEL

Unser steinzeitliches Stoffwechselprogramm funktioniert am besten mit guten, hochwertigen Lebensmitteln: Sie stammen aus biologischem Anbau, sind naturbelassen, nicht verarbeitet, enthalten keine Zusatzstoffe und ihr natürlicher Ballaststoffgehalt ist noch intakt. Zum Glück sind in den Vereinigten Staaten Bio-Supermärkte wie Whole Foods und Wild Oats mittlerweile überall stark auf dem Vormarsch und machen es uns sehr leicht, zu einer gesundheitsbewussten Ernährung zurückzukehren. Selbst die großen Lebensmittelketten unterhalten bereits eine Bioabteilung und haben gesunde Nahrungsmittel wie Tofu – die früher eher misstrauisch beäugt wurden – in ihr Standardsortiment aufgenommen.

Nachfolgend haben wir zehn hochwertige Lebensmittel aufgelistet, die Sie problemlos in jedem großen Supermarkt finden können. Sie bewirken wahre Wunder für Ihre Gesundheit und sorgen für eine leckere Abwechslung in Ihrem Speiseplan.

1. **Wasser:** Jawohl, Wasser ist ein Lebensmittel, allerdings eins, das oft vernachlässigt wird. Eine ausreichende Wasserzufuhr bewirkt, dass der Körper Giftstoffe besser ausschwemmen kann, dass die Haut schön straff bleibt, dass man weniger isst und der Körper bei Hitze von innen gekühlt wird. Außerdem können Sie durch Zugeben von ein paar Scheiben Zitrone oder Limone dem Wasser eine erfrischende Geschmacksnote verleihen. Probieren Sie doch einmal Mineralwasser mit einem Spritzer frischem Orangensaft oder naturbelassenem Cranberry-Saft (ohne Zuckerzusatz).

2. **Gemüse:** Damit meinen wir nicht etwa Eisbergsalat, sondern richtiges Gemüse mit dunkelgrünen Blättern, wie zum Beispiel Spinat, Grünkohl, anderes grünes Blattgemüse, Mangold, Rucola und Löwenzahnblätter. Denn sie sind unter anderem reich an Folsäure, einem Vitamin, das nicht nur an vielen Stoffwechselvorgängen beteiligt ist, sondern auch an Prozessen der Zellregeneration und des Zellschutzes. Es gilt als wissenschaftlich erwiesen, dass es auch bestimmten Arten von Krebs und Alzheimer vorbeugen kann.

3. **Natives Olivenöl Extra, kalt gepresst:** Es gilt aufgrund seines hervorragenden Verhältnisses an einfach ungesättigten zu mehrfach ungesättigten Fettsäuren als Königin der Öle. Denn es wirkt stabilisierend auf unsere Blutfette, das heißt, der Körper baut es immer in die grundlegenden Fettbestandteile um, die er auch verwerten kann.

Außerdem ist wissenschaftlich belegt, dass es gut ist für unser Herz.

4. **Leinöl, Walnüsse, Bohnen und Kaltwasserfische:** Diese Nahrungsmittel sind gute Omega-3-Quellen, die sich insgesamt positiv auf die Herzgesundheit auswirken. Denn wenn diese Nahrungsmittel regelmäßig auf Ihrem Speiseplan stehen, haben Sie schon alles getan, was man ernährungsbedingt tun kann, um sein Herz gesund zu erhalten. Was den Verzehr von Fisch angeht, sollten Sie nach Möglichkeit Fische aus Wildfang bevorzugen, da sie – im Gegensatz zu ihren Artgenossen aus Aquakultur – einen höheren Prozentsatz an Omega-3-Fettsäuren und deutlich weniger Schadstoffe enthalten.

5. **Soja:** Durch den Verzehr von Tofu können Sie Ihre Eiweißaufnahme auf optimale Weise erhöhen, weil er keine gesättigten Fettsäuren enthält. Der Eiweißgehalt bei einem Soja-Bratling liegt bei etwa 10 bis 12 Gramm, bei 100 Gramm Tempeh bei etwas mehr als 19 Gramm und bei 50 Gramm gerösteten Sojabohnen ebenfalls bei 19 Gramm.

6. **Vollkorn:** Vollkornprodukte sind die idealen Kohlenhydratlieferanten. Denn durch ihren hohen Anteil an Ballaststoffen gewährleisten sie, dass die Blutzuckerkonzentration nur langsam ansteigt und Insulin folglich nur in geringer Menge freigesetzt wird – eine unverzichtbare Voraussetzung für einen aktiven Fettstoffwechsel.

7. **Mandeln:** Dieses einfache Lebensmittel gewinnt ernährungsphysiologisch zunehmend an Bedeutung. Mandeln sind nicht nur reich an Eiweiß und gesunden Fettsäuren, sondern auch an Magnesium – ein Mineralstoff, mit dem viele Sportler unterversorgt sind. Außerdem sind Mandeln ein idealer Snack, der in jede Hosentasche passt.

8. **Grüner, schwarzer und Oolong-Tee:** Wissenschaftliche Studien haben gezeigt, dass diese Teesorten eine krebshemmende Wirkung haben und die Fließeigenschaften des Blutes positiv beeinflussen. Außerdem sind sie reich an Antioxidantien.

9. **Essen nach Farben:** Die natürlichen Farbstoffe von Obst und Gemüse sind ein Hinweis auf gesundheitlich sehr wertvolle sekundäre Pflanzenstoffe und Folsäure; darauf haben wir bereits unter 2. hingewiesen. Die wichtigsten Farben sind Gelb/Orange (Mais, Kürbis,

Orangen), Rot (Tomaten, Paprika, Erdbeeren), Grün (Spinat, grünes Blattgemüse, Löwenzahn), Blau/Violett (Heidelbeeren, Aubergine) und Weiß (Zwiebeln, Knoblauch, Lauch).

10. **Dunkle Schokolade:** Ein Stückchen in Ehren kann niemand verwehren! In aktuellen Untersuchungen hat man herausgefunden, dass dunkle Schokolade sich sehr positiv auf die Gesundheit auswirkt. Sie verbessert die Blutfettwerte (erhöht die HDL-Werte und senkt die LDL- und Triglyzerid-Werte); sie hat eine krebshemmende Wirkung und ruft nachweislich die gleichen Glücksgefühle hervor, die man empfindet, wenn man verliebt ist (und Liebe ist – das wissen wir doch alle – Balsam für unsere Seele). Und dabei gehört noch nicht einmal viel dazu, um in den Genuss des positiven gesundheitlichen Effekts von dunkler Schokolade zu kommen ... mit nur etwa 30 bis 60 Gramm sind Sie dabei. Das Einzige, worauf Sie jedoch achten müssen ist, dass Sie es damit genug sein lassen und nicht die ganze Tafel verputzen. Je höher der Kakaoanteil, desto besser. Falls Sie keine Schokolade essen möchten, können Sie sie aber dennoch auf Ihrer Fit Soul – Fit Body-Reise nutzen, indem Sie sie – genauso wie die Huichol-Indianer es oft machen – nur in der Hand behalten. Denn nach der Kosmologie der Huichol-Indianer können Sie auf diese Weise eine Verbindung zur Liebe von Mutter Erde herstellen, und dies hilft Ihnen wiederum dabei, selbst Liebe für unseren Planeten Erde zu empfinden.

DIE ZEHN SCHLIMMSTEN ERNÄHRUNGSSÜNDEN

Die Lebensmittel, die wir zu kaufen bekommen, haben oft wenig Ähnlichkeit mit den Nahrungsmitteln, die unser Stoffwechsel von Natur aus bewältigen und auf gesunde Weise verarbeiten kann. Wir haben hier einmal die zehn schlimmsten Fehlgriffe aufgelistet, die besser nicht auf Ihrem Speiseplan stehen sollten.

1. **Alle Lebensmittel mit einem hohen Anteil an Industriezucker:** Das ist bei vielen Produkten (Desserts) klar erkennbar, bei anderen

wiederum nicht. Schauen Sie sich die Zutatenliste vieler Konserven-produkte an. Die meisten enthalten entweder Haushaltszucker oder ein Zuckerkonzentrat in Form von Glukose- oder Fruktosesirup beziehungsweise Süßstoffe auf der Basis von Maisstärke. Sie tun gut daran, sich für eine gesündere Alternative zu entscheiden.

2. **Softdrinks:** Sie gehören zwar genau genommen in die gerade erwähnte Kategorie der Produkte mit Industriezucker, aber sie verdienen sehr wohl einen eigenen Platz in dieser Liste. Denn die „gesunden" Erfrischungsgetränke, wie zum Beispiel Fruchtschorlen, sind – was den Zuckergehalt angeht – kaum besser als die „ungesunden" Varianten. Sie alle haben einen so hohen Zuckergehalt, dass sie vermutlich den Fettstoffwechsel komplett auf Eis legen. Langfristig kann ein regelmäßiger und überhöhter Konsum zu Herzerkrankungen und Diabetes führen.

3. **Produkte aus raffiniertem Weißmehl:** Lebensmittel wie Weißbrot verursachen aufgrund ihres hohen GLYX-Wertes ebenso schnell einen Anstieg des Insulinspiegels wie viele offenkundig zuckerhaltige Lebensmittel. Wenn Sie also bevorzugt Weißmehlprodukte verzehren, anstatt Vollkornprodukte, die von Natur aus viele Ballaststoffe enthalten, erhöhen Sie auf diese Weise nicht nur Ihren Blutzuckerspiegel, sondern gleichzeitig auch das Risiko, an Dickdarmkrebs zu erkranken. Denn durch die industrielle Getreideverarbeitung verliert das Korn alle von Natur aus enthaltenen Ballaststoffe, Vitamine und Enzyme, die dafür sorgen, dass unser Körper dieses Nahrungsmittel optimal verstoffwechseln kann. Langfristig kann eine Ernährung mit hohem Weißmehlanteil auch dazu führen, dass unser Vitaminhaushalt aus dem Gleichgewicht gerät und wir krank werden.

4. **Alle Lebensmittel, die frittiert werden:** Frittierte Lebensmittel erhöhen die Gefahr von Herz-Kreislauf-Erkrankungen, und – da sie oft in ranzigem Fett zubereitet werden – auch die Gefahr von Zellschädigungen.

5. **Fettarme Desserts:** Falls es Sie nach etwas Süßem gelüstet, entscheiden Sie sich für Produkte mit natürlichem Fettgehalt. Denn fettarm

heißt in diesem Fall nichts anderes als ein hoher Anteil an Industrie-zucker und Kohlenhydraten. Wenn Sie sich also nach einer gesunden Mahlzeit, die Ihren Fettstoffwechsel auf Trab hält, einen solchen Nachtisch gönnen, stehen Ihre Chancen recht gut, dass er durch das vermehrt ausgeschüttete Insulin im Nu zum Stillstand kommt.

6. **Alle Lebensmittel, die „pflanzliches Fett, zum Teil gehärtet" oder „gehärtetes Fett" (Transfett) enthalten:** Das gilt für alle Produkte, angefangen bei pflanzlichen Kaffeeweißern bis hin zu Margarine und fast allen Keksen und Crackern, die Sie im Supermarkt finden können.

7. **Zu viele Kohlenhydrate:** Im Übermaß genossen, werden auch die guten Kohlenhydrate als Körperfett gespeichert. Unser Körper kann nur etwa 2.000 Kalorien in Form von Glykogen auf Vorrat spei-chern. Jede weitere Kalorie, die Sie zu sich nehmen – wenn dieser Vorratsspeicher einmal voll ist –, wird direkt in Fett umgewandelt. Und Sie wissen, wo das landet …, nämlich genau da, wo Sie es über-haupt nicht haben wollen!

8. **Zu große Portionen:** Selbst die gesündeste Mahlzeit der Welt wird als XXL-Portion Ihren Körper dazu veranlassen, reichlich Insulin auszuschütten. Es ist zwar wichtig, dass Sie sich – was die Auswahl Ihrer Nahrungsmittel angeht – ausgewogen ernähren sollen, aber dazu gehört ebenso, dass die Portionsgrößen sich im Einklang mit Ihrem Kalorienbedarf befinden.

9. **Alle Lebensmittel, die Sie nicht gern essen:** Ja, Sie haben richtig gelesen. Es wird einen Grund haben, warum Sie bestimmte Lebens-mittel nicht mögen. Sobald Sie ein Gespür für die wahren Bedürf-nisse Ihres Körpers entwickeln, werden Sie auch merken, was er *nicht* will. Es spielt überhaupt keine Rolle, wie gesund ein Lebens-mittel ist, denn nicht alle gesunden Lebensmittel sind auch für alle Menschen gesund. Wenn Sie also ein bestimmtes Lebensmittel nicht mögen, hören Sie auf Ihren Körper und verzichten Sie darauf.

10. **Zu viel Alkohol:** Wissenschaftliche Studien haben gezeigt, dass der maßvolle Konsum von Rotwein (ein Gläschen pro Tag) dazu beitra-

gen kann, die Blutfettwerte positiv zu beeinflussen und dadurch das Risiko einer koronaren Herzkrankheit zu senken sowie auch bestimmten Krebserkrankungen vorzubeugen. Ein übermäßiger Alkoholkonsum dagegen kann unter anderem zu Blutzuckerschwankungen und Schlafstörungen führen, wodurch sich die negativen Auswirkungen einer ungesunden Ernährungsweise oder einer körperlichen Überlastung zusätzlich verschlimmern.

Der Fit Body – Fit Soul-Ernährungsplan

Der Fit Body – Fit Soul-Ernährungsplan soll Ihr Trainingsprogramm ergänzen, und zwar unabhängig davon, welchen Fitness-Level Sie langfristig erreichen wollen. Um zu gewährleisten, dass Sie sich für den richtigen Ernährungsplan entscheiden, der auch exakt auf Ihr Ernährungs- und Fitness-Profil zugeschnitten ist, müssen Sie die folgenden vier Schritte beachten:

1. **Schritt Eins: Bestimmen Sie Ihr Ernährungs- und Bewegungsverhalten.** Ausschlaggebend für die Auswahl des richtigen Ernährungsplans sind jeweils Ihr Ernährungsverhalten (BMI und Bauchumfang) und Ihr Bewegungsverhalten (Fitness-Level). Auf dieser Grundlage haben wir drei verschiedene Fit Body – Fit Soul-Ernährungspläne entwickelt – einen Plan für Gesundheitssportler, Freizeitsportler und Leistungssportler. Genaue Informationen zu den nachfolgenden drei Schritten sind unter dem jeweiligen Ernährungsplan ausführlich erläutert.

2. **Schritt Zwei: Ermitteln Sie das korrekte Verhältnis der Hauptnährstoffe.** Personen, die regelmäßig ein hoch intensives Trainingsprogramm absolvieren, brauchen viel Energie für Muskelarbeit und Muskelaufbau. Folglich haben sie auch einen ganz anderen Nährstoffbedarf als Sporteinsteiger, die bisher einen passiven Lebensstil geführt haben und gerade erst mit einem leichten regelmäßigen

Sporttraining angefangen haben. Denn wenn Sie Ihrem Körper die notwendigen Nährstoffe im richtigen Verhältnis zuführen, können Sie damit Ihr Fit-Body-Konditionsprogramm erfolgreich unterstützen und Ihre Fitness-Ziele erreichen – ganz egal, ob es darum geht, Fett abzubauen oder Muskeln aufzubauen.

3. **Schritt Drei: Berechnen Sie Ihren Gesamtenergiebedarf.** Die Höhe Ihres täglichen Energiebedarfs richtet sich nach Ihrem Ernährungs- und Bewegungsverhalten. Denn wenn Sie Ihren Körperfettanteil reduzieren wollen, müssen Sie – mithilfe Ihres Sportprogramms – mehr Energie verbrauchen, als Sie Ihrem Körper zuführen.

4. **Schritt Vier: Wählen Sie die richtigen Portionsgrößen.** Indem Sie jeweils die richtige Menge an Eiweiß, Fett und Kohlenhydraten verzehren, sorgen Sie damit für einen ausgeglichenen Nährstoffhaushalt und haben auch ausreichend Energie für Ihr Sportprogramm.

SCHRITT EINS: BESTIMMEN SIE IHR ERNÄHRUNGS- UND BEWEGUNGSVERHALTEN

Der erste Schritt besteht darin, dass Sie Ihr Ernährungsverhalten bestimmen. Das geht ganz einfach mithilfe des Body-Mass-Index. Er gibt das Verhältnis von Gewicht zu Körpergröße an und liefert damit einen groben Anhaltspunkt dafür, ob Sie zu Übergewicht beziehungsweise Fettleibigkeit neigen. Sie können Ihren BMI-Wert entweder auf Tabelle 6.6 (Seite 274) ablesen oder ihn mit folgender Formel selbst berechnen: (Körpergewicht in Kilogramm) dividiert durch (Körpergröße in Meter x Körpergröße in Meter). Als Nächstes können Sie sich in Tabelle 6.5 Ihr gesundheitliches Risiko vor Augen führen, indem Sie Ihren Bauchumfang messen und dann Ihren BMI-Wert mit der entsprechenden Spalte unter *Potenzielles Gesundheitsrisiko* vergleichen. Anhand Ihres BMI-Wertes können Sie in Tabelle 6.7 (Seite 275) ablesen, welcher der drei Ernährungspläne für Sie geeignet ist.

BMI	Gewichtstatus	Potenzielles Gesundheitsrisiko bei einem Bauchumfang bis zu 102 cm bei Männern und 88 cm bei Frauen	Potenzielles Gesundheitsrisiko bei einem Bauchumfang von über 102 cm bei Männern und über 88 cm bei Frauen
18,5 oder darunter	Untergewicht	-/-	-/-
18,5 - 24,9	Normalgewicht	-/-	-/-
25,0 - 29,9	Übergewicht	leicht erhöht	mittelgradig erhöht
30,0 - 34,9	Adipositas Schweregrad 1	mittelgradig erhöht	stark erhöht
35,0 - 39,9	Adipositas Schweregrad 2	stark erhöht	stark erhöht
40 oder darüber	Adipositas Schweregrad 3	extrem erhöht	extrem erhöht

Fit Body – Fit Soul-Ernährungsplan für Gesundheitssportler

Dieser Ernährungsplan richtet sich speziell an Personen, die entweder überschüssige Pfunde angesammelt haben oder die nach einer langen Sportpause endlich wieder aktiv werden wollen oder auch beides. Gerade für Menschen, die aufgrund von Bewegungsmangel Übergewicht aufgebaut haben, ist es wichtig, dass die Ernährung am Anfang nur einen sehr geringen Anteil an Kohlenhydraten enthält, damit die verzehrten Kohlenhydrate optimal verwertet und keine zusätzlichen Fettpolster aufgebaut werden.

Aber auch Menschen, die keine Gewichtsprobleme haben und recht schlank sind, können durchaus Probleme mit der Verwertung von Kohlenhydraten haben. Denn Schlanksein kann verschiedene Ursachen haben: Zum einen kann jemand schlank sein, weil er eine gesunde Lebensweise pflegt mit viel Sport, einer ausgewogenen Ernährung, ausreichend Ruhephasen sowie einer stressarmen und freudvollen Fit-Soul-Lebenseinstellung. Zum anderen kann jemand aber auch schlank sein, weil er eine

TABELLE 6.6: BODY MASS INDEX (BMI)

BMI Größe (cm)	19	20	21	22	23	24	25 Gewicht (kg)	26	27	28	29	30	35	40
145	40	42	44	46	48	50	53	55	57	59	61	63	74	84
147,5	41	44	46	48	50	52	54	57	59	61	63	65	76	87
150	43	45	47	50	52	54	56	59	61	63	65	68	79	90
152,5	44	47	49	51	53	56	58	60	63	65	67	70	81	93
155	46	48	50	53	55	58	60	62	65	67	70	72	84	96
157,5	47	50	52	55	57	60	62	64	67	69	72	74	87	99
160	49	51	54	56	59	61	64	67	69	72	74	77	90	102
162,5	50	53	55	58	61	63	66	69	71	74	77	79	92	106
165	52	54	57	60	63	65	68	71	74	76	79	82	95	109
167,5	53	56	59	62	65	67	70	73	76	79	81	84	98	112
170	55	58	61	64	66	69	72	75	78	81	84	87	101	116
172,5	57	60	62	65	68	71	74	77	80	83	86	89	104	119
175	58	61	64	67	70	74	77	80	83	86	89	92	107	123
177,5	60	63	66	69	72	76	79	82	85	88	91	95	110	126
180	62	65	68	71	75	78	81	84	87	91	94	97	113	130
182,5	63	67	70	73	77	80	83	87	90	93	97	100	117	133
185	65	68	72	75	79	82	86	89	92	96	99	103	120	137
187,5	67	70	74	77	81	84	88	91	95	98	102	105	123	141
190	69	72	76	79	83	87	90	94	97	101	105	108	126	144

TABELLE 6.7: FIT BODY – FIT SOUL-ERNÄHRUNGSPLAN: EINSTUFUNG NACH BMI UND FITNESS-LEVEL

BMI	Wenig oder gar keine sportliche Aktivität (Weniger als 4 Tage und/oder weniger als 3 Stunden Gesamttrai- ningsdauer pro Woche)	Mittlere sportliche Aktivität (4 - 6 Tage und 6 - 10 Stunden Gesamt- trainingsdauer pro Woche)	Intensive sportliche Aktivität (6 - 7 Tage und/oder 12 oder mehr Stunden Gesamttrainings- dauer pro Woche)
18,5 oder darunter	Freizeitsportler	Leistungssportler	Leistungssportler
18,5 - 24,9	Freizeitsportler	Freizeitsportler	Leistungssportler
25,0 - 29,9	Gesundheitssportler	Freizeitsportler	Leistungssportler
30,0 - 34,9	Gesundheitssportler	Gesundheitssportler	Freizeitsportler
35,0 - 39,9	Gesundheitssportler	Gesundheitssportler	--/--
40 oder darüber	Gesundheitssportler	--/--	--/--

ungesunde Lebensweise hat, die gekennzeichnet ist durch eine hohe Stressbelastung, durch Schlafmangel und Hungerkuren sowie durch den Verlust von Muskelmasse, entweder als Folge von Bewegungsmangel oder durch Muskelabbau als Folge eines über längere Zeit durchgeführten hoch intensiven Trainings. Wenn Sie Körperfett abbauen wollen, müssen Sie zuerst herauszufinden, ob Sie sich mit Ihrem aktuellen Lauftempo im optimalen Fettverbrennungsbereich (Zielherzfrequenz) befinden; dazu sollten Sie sich eine Pulsuhr umschnallen und Ihre Trainingsherzfrequenz überprüfen. Wenn Sie länger als zwölf Minuten brauchen, um 1,6 Kilometer zu laufen, werden Sie vermutlich von diesem Ernährungsplan am meisten profitieren. Falls Sie jedoch gerne mit einer anderen sportlichen Aktivität testen würden, wie lange Sie Ihr Training im aeroben Stoffwechselbereich durchhalten können, dann machen Sie das und beobachten Sie, ob Sie außer Atem kommen oder körperlich erschöpft sind. Wenn Sie schnell aus der Puste kommen und im Gesicht rot anlaufen, dann ist der Ernährungsplan für Gesundheitssportler genau der Richtige für Sie.

Machen Sie sich Folgendes bewusst: Dieser Ernährungsplan verfolgt in erster Linie das Ziel, durch eine Ernährungsumstellung den Körper dazu zu veranlassen, den Fettstoffwechsel anzukurbeln. Diese Zielsetzung wird zusätzlich durch unser Fit-Body-Sportprogramm unterstützt, bei dem wir mithilfe eines gemäßigten aeroben Ausdauertrainings den Körper dazu bringen, verstärkt auf das gespeicherte Körperfett als Hauptenergiequelle zurückzugreifen. Außerdem wirkt sich die Kombination aus Sport und Ernährungsumstellung sehr positiv auf eines der wichtigsten Ziele des Fit Soul Programms aus – ein Mehr an Ausgeglichenheit und emotionaler Stabilität zu erreichen. Daher besteht also die zentrale Aufgabe unseres Ernährungsplans für Gesundheitssportler darin, den Blutzuckerspiegel konstant zu halten und dadurch nicht nur den Kohlenhydratstoffwechsel zu verbessern, sondern auch den Fettstoffwechsel aktiv zu halten und gleichzeitig zu einem verbesserten seelisch-emotionalen Gleichgewicht beizutragen.

Wenn jemand übergewichtig ist oder sich extrem wenig bewegt, verhält sich der Stoffwechsel so, als wäre nur wenig Nahrung verfügbar – er brennt extrem auf Sparflamme. Um wertvolle Energie zu sparen werden die vorhandenen Fettreserven nicht angetastet und es wird auch kein neues Muskelgewebe aufgebaut. Mit einer ausgewogenen Ernährung jedoch lässt sich der Stoffwechsel wieder richtig auf Touren bringen – und genau das ist die Aufgabe des Ernährungsplans für Gesundheitssportler.

Wer abspecken will, muss auf die richtige Portionsgröße und die Gesamtenergiezufuhr pro Tag achten. Wenn Sie mit dem Sportprogramm beginnen und sich an den Ernährungsplan halten, sollten Sie die folgenden wichtigen Regeln beherzigen.

Die tägliche Energiezufuhr sollte 1.500 Kalorien nicht unterschreiten: Es ist sehr wichtig, dass die Kalorienaufnahme pro Tag bei Männern nicht unter 1.500 Kalorien beziehungsweise bei Frauen nicht unter 1.200 Kalorien sinkt. Eine Kalorienzufuhr, die unter dieser Tagesempfehlung liegt, interpretiert der Körper als drohende Hungersnot und reagiert entsprechend: Er fährt den Stoffwechsel extrem stark in den

Überlebensmodus herunter, wodurch er seinen täglichen Energieverbrauch dramatisch senkt. Denn wenn Sie zu wenig essen, wird Ihr Körper
jeden Bissen, den Sie zu sich nehmen, in Form von Fett in seine Vorratsspeicher schieben. Und die Chancen stehen dann ziemlich gut, dass Sie all
das verlorene Fett und noch viel mehr dazu wieder auf den Rippen haben
– und zwar in nur einem Bruchteil der Zeitspanne, die Sie gebraucht haben, um es loszuwerden. Tipp: Versorgen Sie Ihren Körper mit der Menge
an Energie, die er braucht, um optimal zu funktionieren, dann läuft auch
Ihr Stoffwechsel rund.

Vorsicht vor zusätzlichen Kalorien, auch nach dem Sport: Denken Sie
daran, dass mehr sportliche Aktivität ganz automatisch auch mehr Hunger
macht. Achten Sie jedoch darauf, dass Ihre Kalorienaufnahme auch tatsächlich mit Ihrem Sportprogramm Schritt hält.

Verkleinern Sie als Erstes die Portionsgröße an Kohlenhydraten:
Sollten Sie Schwierigkeiten haben, Körperfett abzubauen , obwohl Sie so
viel Sport treiben wie nur möglich, reduzieren Sie für ein paar Wochen die
Portionsgröße an Kohlenhydraten um etwa zehn bis fünfzehn Prozent und
beobachten Sie, was passiert. Wenn Sie obendrein noch langsam essen und
Ihr gutes Essen genießen, werden Sie kaum merken, dass die Portion klei-
ner geworden ist. Wenn Sie also Ihre Portionen verkleinern wollen, sollten
Sie am besten mit dem Kohlenhydratanteil anfangen und die Eiweiß- und
Fettkomponenten unverändert lassen. Falls dies noch immer nicht die ge-
wünschte Veränderung auf der Waage bringt, reduzieren Sie allmählich die
Portionsgrößen der Lebensmittel aller drei Hauptnährstoffgruppen.

Wenn Sie also aufgrund Ihres aktuellen Ernährungs- und Bewegungsverhaltens in die Kategorie Gesundheitssportler gehören, beachten Sie
bitte die jeweiligen Empfehlungen für Ihren Ernährungsplan unter den
Abschnitten, Verhältnis der Hauptnährstoffe, Gesamtenergiebedarf und
Portionsgröße weiter unten. Das Fit-Body-Einsteiger-Sportprogramm aus
Kapitel 5 und der Fit Body – Fit Soul-Ernährungsplan für Gesundheitssportler sind hervorragend aufeinander abgestimmt und ergänzen sich
daher optimal.

Fit Body – Fit Soul-Ernährungsplan für Freizeitsportler

Dieser Ernährungsplan wurde speziell für Menschen konzipiert, die gesund und sportlich aktiv sind, die ihren gewünschten Fitness-Level aber noch nicht ganz erreicht haben. Allerdings können auch unter den Freizeitsportlern Personen sein, die durchaus noch gern „die letzten 3 oder 5 Kilo" abnehmen würden. Der Anteil kohlenhydrathaltiger Lebensmittel ist in diesem Ernährungsplan zwar relativ hoch, damit der muskuläre Regenerationsprozess nach dem Sport gewährleistet ist (Kohlenhydrate liefern die notwendige Energie, um neues Muskelgewebe aufzubauen), aber keinesfalls höher als für den Ablauf dieser Regerationsprozesse notwendig, damit der Körper keine Fettreserven anlegen kann.

Wenn Sie also aufgrund Ihres aktuellen Ernährungs- und Bewegungsverhaltens in die Kategorie Freizeitsportler gehören, beachten Sie bitte die jeweiligen Empfehlungen für Ihren Ernährungsplan unter den Abschnitten „Verhältnis der Hauptnährstoffe", „Gesamtenergiebedarf" und „Portionsgröße" auf den Seiten 208 ff. Das Fit Body Basis-Sportprogramm aus Kapitel 5 und der Fit Body – Fit Soul Ernährungsplan für Freizeitsportler sind hervorragend aufeinander abgestimmt und ergänzen sich daher optimal.

Fit Body – Fit Soul-Ernährungsplan für Leistungssportler

Die gute Nachricht für die Wenigen, die mehr als 90 Minuten täglich trainieren, ist, dass sie einen sehr gut funktionierenden Kohlenhydratstoffwechsel haben, der keine großen Schwankungen im Insulinspiegel aufweist. Das ist auch der Grund dafür, warum durchtrainierte Sportler alles Mögliche an ungesundem Zeugs essen können und trotzdem schlank bleiben und eine gute Figur machen. Die Kehrseite der Medaille ist aber, dass diese Sportler aufgrund ihrer höheren körperlichen Aktivität nicht nur mehr Kalorien zu sich nehmen müssen, sondern vor allem mehr Kohlenhydrate als Fett und Eiweiß brauchen, damit sie gesund bleiben und ihr Körper nicht etwa damit anfängt, für die Energiebereitstellung Muskelgewebe zu verstoffwechseln.

Wenn man auf diesem hohen Niveau Sport treibt, muss man unbedingt auf eine ausreichende Flüssigkeitszufuhr achten. Deshalb sollten Sie sich vor und nach dem Training wiegen. Denn für jedes Pfund, das Sie beim Training herausgeschwitzt haben, müssen Sie Ihrem Körper wieder eineinhalb Pfund Flüssigkeit zuführen, um diesen Flüssigkeitsverlust auszugleichen. Am besten mit Wasser – was für eine Erfrischung, denn Wasser ist heilig und lässt Körper und Seele erstrahlen!

Wenn Sie also aufgrund Ihres aktuellen Ernährungs- und Bewegungsverhaltens in die Kategorie Leistungssportler gehören, beachten Sie bitte die jeweiligen Empfehlungen für Ihren Ernährungsplan unter den Abschnitten „Verhältnis der Hauptnährstoffe", „Gesamtenergiebedarf" und „Portionsgröße" auf den Seiten 280 ff. Das Fit Body-Intensiv-Sportprogramm aus Kapitel 5 und der Fit Body – Fit Soul-Ernährungsplan für Leistungssportler sind hervorragend aufeinander abgestimmt und ergänzen sich daher optimal.

SCHRITT ZWEI: BESTIMMEN SIE DAS KORREKTE VERHÄLTNIS DER HAUPTNÄHRSTOFFE

In Tabelle 6.8 haben wir für jeden Ernährungsplan aufgelistet, wie hoch der jeweilige Anteil an Kohlenhydraten, Eiweiß und Fett am Gesamtkalorienbedarf sein sollte. Wie Sie unschwer erkennen können, verändert sich bei jedem der drei Ernährungspläne der prozentuale Gesamtanteil an Kohlenhydraten am stärksten. Wir haben bereits darauf hingewiesen, dass der Ernährungsplan für Gesundheitssportler speziell das Ziel hat, den Kohlenhydratstoffwechsel zu verbessern. Denn dies trägt nicht nur dazu bei, starke Schwankungen des Blutzucker- beziehungsweise Insulinspiegels zu vermeiden, sondern wirkt sich auch positiv auf die Entwicklung der aeroben Ausdauerleistungsfähigkeit aus. Bei Freizeitsportlern, die in aller Regel ein gutes Ernährungs- und Bewegungsverhalten aufweisen und ihren Körper nicht extremen Trainingsbelastungen aussetzen, ist der Kohlenhydratanteil im Ernährungsplan so gewählt, dass er für einen ausgeglichenen Energiehaushalt sorgt. Der Kohlenhydratanteil im Ernährungsplan für Leistungssportler dagegen ist sehr hoch angesetzt, damit der Körper die verbrauchten Energiereserven schnell wieder aufstocken kann. Denn ein gut gefüllter Kohlenhydratspeicher ist nicht nur für das Training an sich

TABELLE 6.8: DAS KORREKTE VERHÄLTNIS DER HAUPTNÄHRSTOFFE

Fit Body – Fit Soul-Ernährungsplan für	Prozent der täglichen Kalorienaufnahme aus Kohlenhydraten, Eiweiß und Fett		
	Kohlenhydrate	Eiweiß	Fett
Gesundheitssportler	40	30	30
Freizeitsportler	50	25	25
Leistungssportler	60	20	20

wichtig, sondern auch für die Muskelregeneration während des aktiven Erholungstrainings nach längeren anstrengenden Trainingseinheiten.

SCHRITT DREI: BERECHNEN SIE IHREN GESAMTENERGIEBEDARF

Angesichts der modernen Lebensmittelvielfalt ist es unsere vordringlichste Aufgabe, dass wir unseren Körper mit der richtigen Menge an Nahrungsmitteln versorgen. Unsere heutigen Mahlzeiten im XXL-Format sind – was Menge und Nährstoffgehalt angeht – weit entfernt von der Größenordnung dessen, was unsere Vorfahren pro Mahlzeit verspeist haben. In den letzten 25 Jahren ist die Nahrungsaufnahme in den USA sogar um 30 Prozent gestiegen. Ihr Gesamtenergiebedarf, das heißt die optimale Menge an Lebensmitteln, die sich positiv auf die Gesundheit und Regenerationsfähigkeit Ihres Körpers auswirkt, lässt sich auf der Grundlage Ihres Ernährungsprofils (BMI und Bauchumfang) und Ihres aktuellen Bewegungsverhaltens durch Ihr Sportprogramm mithilfe der folgenden Tabelle gut berechnen.

Wir wollen diese Informationen an einem praktischen Beispiel verdeutlichen. Sie wiegen 86 Kilo, sind untrainiert und fangen daher in der Kategorie Gesundheitssportler an. Dann berechnet sich Ihr täglicher Kalorienbedarf wie folgt: 86 Kilo x 29 Kalorien macht ungefähr 2.500 Kalorien. Wenn Ihr Partner 50 Kilo wiegt und regelmäßig Sport treibt, fällt er in die

TABELLE 6.9: GESAMTENERGIEBEDARF

Fit Body – Fit Soul-Ernährungsplan für	Kalorienbedarf pro Tag
Gesundheitssportler	27-31 Kalorien pro Kilo Körpergewicht
Freizeitsportler	33-37 Kalorien pro Kilo Körpergewicht
Leistungssportler	39-48 Kalorien pro Kilo Körpergewicht

Kategorie Freizeitsportler und benötigt daher 50 Kilo x 34 Kalorien, also 1.700 Kalorien pro Tag.

Wenn Ihr BMI bei 30 liegt und der Ihres Partners bei 20, dann setzt sich auch Ihr Kalorienbedarf jeweils aus unterschiedlichen Anteilen an Kohlenhydraten, Eiweiß und Fett zusammen: Sie halten sich an den Kohlenhydratanteil wie er im Ernährungsplan für Gesundheitssportler angegeben ist und Ihr Partner entsprechend an den vorgeschrieben Prozentsatz für Freizeitsportler. Auch dieses Zahlenwerk wollen wir am konkreten Beispiel erläutern:

2.500 Kalorien in einem Verhältnis von 40:30:30 entspricht etwa 250 Gramm Kohlenhydraten, 185 Gramm Eiweiß und 85 Gramm Fett.

1.700 Kalorien in einem Verhältnis von 50:25:25 entspricht etwa 210 Gramm Kohlenhydraten, 105 Gramm Eiweiß und 47 Gramm Fett.

Berechnung der Gesamtkalorien

Jeder unserer Hauptnährstoffe liefert eine bestimmte Menge an Energie: Kohlenhydrate haben – ebenso wie Eiweiß – einen Brennwert von vier Kalorien pro Gramm. Fett liefert die meiste Energie pro Gramm und schlägt daher mit satten neun Kalorien auch fett zu Buche. Wenn Sie also die Packungsangaben auf Lebensmitteln vergleichen, sollten Sie – um nicht Äpfel mit Birnen zu vergleichen – stets die Gesamtkalorien der einzelnen Nährstoffe miteinander vergleichen, oder aber die angegebene Grammzahl in Kalorien umrechnen. Denn nur so gewinnen Sie eine Vorstellung davon, in welchem Verhältnis Kohlenhydrate, Eiweiß und Fett in den Lebensmitteln enthalten sind, die Sie in Ihrer Einkaufstüte nach Hause tragen.

Schritt Vier: Achten Sie auf die richtige Portionsgrösse

Wenn Sie uns nach dem ultimativen „Geheimrezept" fürs Abnehmen oder dem perfekten Abnehmplan fragen würden, wäre unsere Antwort: Achten Sie auf die Portionsgrößen. Früher wurden sie schon angepriesen und heute werden sie immer noch angepriesen – Diätpläne, die die Lösung aller Gewichtsprobleme versprechen und uns wieder den Weg in ein rankes und schlankes Leben weisen wollen. Doch langfristig (das heißt, nachdem ein dramatischer Gewichtsverlust durch die Diät erzielt wurde) hat sich im Laufe der Zeit nur ein einziger Ernährungsplan bewährt – kleinere Portionen. Natürlich lässt sich der Vorteil von kleineren Portionen noch weiter verbessern, indem man auf ihren Nährstoffgehalt achtet. Das Wichtigste ist jedoch, dass man kleinere Portionen isst, wenn man schlanker werden und auch bleiben will.

Wenn Sie den Nährstoffgehalt der Lebensmittel kennen, die Sie essen, hilft Ihnen das dabei, die richtige Portionsgröße an Kohlenhydraten, Eiweiß und Fett zu bestimmen. Es versteht sich natürlich von selbst, dass dies nicht allzu kompliziert sein darf, oder dass Sie Ihre Küche nicht erst in ein Labor verwandeln müssen, um mithilfe von Waage und Taschenrechner auch ja die exakte Portion zu ermitteln. Um Ihnen eine Orientierungshilfe zum Thema Portionsgröße zu geben, haben wir nachfolgend eine paar nützliche Tipps für Sie zusammengestellt. Inzwischen konnten Sie anhand der Tabellen bereits einen Eindruck gewinnen, wie viele Kalorien Sie pro Tag aufnehmen dürfen und in welchem Verhältnis sich die Kalorien auf die einzelnen Hauptnährstoffgruppen – Kohlenhydrate, Eiweiß und Fett – verteilen sollen. Tabelle 6.10 (siehe Seite 283) hilft Ihnen dabei, sich einen genaueren Überblick über Nährstoffgehalt und -zusammensetzung verschiedener Lebensmittel zu verschaffen.

Die Teller-Methode

Die richtige Portionsgröße lässt sich am einfachsten mit der Teller-Methode ermitteln. Auch Ernährungswissenschaftler und Diätassistenten benutzen sie, um ihren Patienten zu zeigen, wie sie am besten mit ihren Portionen maßhalten können. Dazu wird der Teller in drei Bereiche aufgeteilt: Der erste

TABELLE 6.10: FIT BODY – FIT SOUL PORTIONEN

Lebensmittel	Portionsgröße	Kalorien	Eiweiß-gehalt in Gramm	Kohlen-hydrat-gehalt in Gramm	Fettgehalt in Gramm
Gängige Eiweißquellen					
Fleisch, Fisch, Geflügel	120 Gramm	229	34	0	9
Eier	1 großes	75	6,3	0,6	5
fettarme Milch	220 Gramm	86	8,4	11,9	0,4
Joghurt natur, fettarm	220 Gramm	110	12	16	0
Tofu, fest	100 Gramm	183	19,9	5,4	11
Bohnen, Linsen u.a. Hülsenfrüchte, gekocht	100 Gramm	117	7	21,8	0,4
Hüttenkäse, Magerstufe	100 Gramm	90	14	4	2,5
Mozzarella, Magerstufe	30 Gramm	80	8	1	5
Parmesankäse	1 Esslöffel	25	2	0	1,5
Cheddar-Käse	30 Gramm	110	7	1	9
Nüsse	30 Gramm	170	6	5	14
Gängige Kohlenhydratquellen					
Vollkornbrot	2 Scheiben	70	3	16	1
Kartoffel, gebacken mit Haut	1 mittelgroße	119	2,5	27,4	0,1
Reis, Mais und anderes Getreide, gekocht	100 Gramm	160	4	34	0
Mais	100 Gramm	80	3	20	0
Haferbrei	200 Gramm	145	6	25,2	2,4
Bohnen, Linsen und andere Hülsenfrüchte, gekocht	100 Gramm	117	7	21,8	0,4
Gemüse	100 Gramm	22	2,3	3,9	0,2
Kekse und Muffins	1 Stück	300	5	38	19
Nudeln, ungekocht	60 Gramm	200	7	41	1
Beeren	100 Gramm	23	0,5	5,2	0,3
Bananen	100 Gramm	104	1,2	26,4	0,5
Äpfel	1 mittelgroßer	80	0,3	21,1	0,5
Honig, Ahornsirup, Zucker und andere Süßstoffe	30 Gramm	110	0	28,3	0
Gängige Fettquellen					
Öle	1 Esslöffel	120	0	0	14
Butter	1 Esslöffel	100	0,1	0	11

Bereich ist reserviert für **kohlenhydratarme Gemüsesorten**, der zweite für **fettarme Eiweißlieferanten** und der dritte für **Vollkornprodukte und kohlenhydratreiche Gemüsesorten, Obst und Milchprodukte.** Man teilt den Teller also nicht nach Hauptnährstoffen auf, sondern nach Lebensmittelgruppen, weil es einfach praktischer ist. Denn Fett ist sowohl in eiweiß- als auch in kohlenhydrathaltigen Lebensmitteln enthalten, und Kohlenhydrate kommen hauptsächlich in Gemüse und Getreide vor. Da jedoch jede Mahlzeit eine Eiweißquelle enthalten sollte und es wichtig ist, dass man ausreichend Obst und Gemüse in allen Farben verzehrt, um den Körper mit allen notwendigen Vitaminen, Mineralstoffen, Ballaststoffen, Antioxidantien und anderen Nährstoffen zu versorgen, ist es daher sehr hilfreich, wenn man jeweils einen Bereich auf dem Teller für diese Nährstoffe reserviert.

Tipp: Für alle Leser, die Ihre Portionen gern präzise berechnen wollen, haben wir eine spezielle Kurzformel entwickelt. Ausführliche Informationen dazu sowie die dazugehörige Tabelle finden Sie auf unserer Website unter www.fitsoul-fitbody.com. Aber eigentlich müssen Sie sich gar nicht so viel Mühe machen. Das Wichtigste ist doch, dass Sie ein Gespür dafür entwickeln, was Ihr Körper braucht und welche Portionsgröße für Sie richtig ist – dann können Sie ganz problemlos Ihre Mahlzeiten selbst zusammenstellen.

Nachfolgend wollen wir Ihnen an einem Beispiel demonstrieren, wie Sie Ihren Teller mit dieser Methode richtig einteilen:

1. Bereich 1: Kohlenhydratarme Gemüsesorten. Füllen Sie etwa die Hälfte Ihres Tellers mit Gemüse und Blattsalaten, die einen sehr geringen Kohlenhydratgehalt haben, wie zum Beispiel Spinat, Brokkoli, Spargel, Paprika, Gurken und so weiter.
2. Bereich 2: Fettarme Eiweißlieferanten. Füllen Sie Ihren Teller zu knapp einem Viertel mit fettarmen Eiweißquellen, wie zum Beispiel Fleisch, Fisch und Meeresfrüchten sowie Geflügel, oder aber mit einer geeigneten Kombination aus Getreideprodukten und Hülsen-

früchten. Ideal ist eine Portionsgröße von 90 bis 150 Gramm, was in etwa der Größe Ihrer Handfläche beziehungsweise einer Handvoll entspricht.

3. Bereich 3: Kohlenhydrathaltige Lebensmittel. Füllen Sie etwa ein Viertel Ihres Tellers mit kohlenhydrathaltigem Gemüse oder Obst, das einen niedrigen GLYX-Wert aufweist oder mit Milchprodukten. Lebensmittel die komplexe Kohlenhydrate, das heißt viel Stärke enthalten, wie Kürbisse, Yams-Wurzeln, Kartoffeln und Mais gehören ebenfalls in diesen Bereich des Tellers. Außerdem sollten Sie so oft wie möglich zu Vollkornprodukten greifen.

Wie Sie sehen, ist Ihr Teller auf diese Weise bereits zu fast 100 Prozent gefüllt. Das letzte bisschen Platz, das noch frei ist, können Sie für gesunde Fettlieferanten nutzen, indem Sie zum Beispiel etwas Olivenöl über Ihren Salat träufeln, ein paar Nüsse oder Samen oder ein Stückchen Avocado hinzufügen. Keine Angst, Sie sollen jetzt keine Linien auf Ihren Teller malen, denn hier geht es nicht um exakte Wissenschaft. Es geht vielmehr darum, dass Sie ein Gefühl für die ideale Portionsgröße entwickeln, um dem Nährstoffbedarf Ihres Körpers gerecht zu werden, damit Sie Ihre Fit-Body-Ziele erreichen können. Mit der Zeit lernen Sie das ganz automatisch, indem Sie beim Essen genau auf die Signale Ihres Körpers – noch hungrig oder schon satt – achten.

Nun werden Sie sich vermutlich fragen, wie Sie die drei zentralen Elemente Ihres Ernährungsplans – den täglichen Kalorienbedarf, das korrekte Verhältnis von Kohlenhydrat-, Eiweiß- und Fettkalorien an den Gesamtkalorien pro Tag und diese Teller-Methode – in die Praxis umsetzen können. Am einfachsten geht das, indem Sie genau beachten, in welchem Verhältnis Sie die Hauptnährstoffe verzehren sollen und sich diese Kalorienaufteilung auf Ihrem Teller bildlich vorstellen. Dazu ein Bespiel.

Nehmen wir einmal an, Ihr Ernährungsplan fällt in die Kategorie Gesundheitssportler. Demnach sollten Sie also 40 Prozent Ihres täglichen Kalorienbedarfs durch Kohlenhydrate, 30 Prozent durch Eiweiß und 30 Prozent durch Fett decken. Wenn Sie sich nun den Kaloriengehalt Ihres Mittagessens auf dem Teller betrachten – einen Salat aus verschiedenen Blattsalaten, Löwenzahnblättern, frischen rohen Mandeln, Olivenöl und Thunfisch, dazu ein paar Cracker mit Feta-Käse – werden Sie feststellen, dass weniger als die Hälfte der Gesamtkalorien auf Ihrem Teller (40 Prozent) aus Salat und Crackern bestehen und über die Hälfte der verbleibenden Kalorien gleichmäßig auf Fett (Olivenöl, 30 Prozent) und Eiweiß (Thunfisch, Mandeln und Feta-Käse, 30 Prozent) verteilt sind. Sie haben, über den Tag gesehen, sehr viel Spielraum bei der Gestaltung Ihrer Mahlzeiten. Sie müssen auch nicht bei jeder Mahlzeit peinlichst genau auf den jeweiligen Prozentsatz an Kohlenhydrat-, Eiweiß- und Fettkalorien achten. Es genügt vollkommen, wenn Sie bis zum Ende des Tages diese Kalorienverteilung eingehalten haben.

Die nächste Frage, die Sie interessieren wird heißt: Wie *groß* ist dieser Salat? Auch das ist wiederum abhängig von Ihrem jeweiligen Ernährungsplan beziehungsweise dem darin festgelegten Energiebedarf. Wenn Sie sich also vorgenommen haben, nur 1.500 Kalorien pro Tag zu sich zu nehmen, dann müssen Sie die Portion klein halten. Je mehr Kalorien Sie laut Ernährungsplan zu sich nehmen dürfen, desto größer kann diese Portion ausfallen. So einfach ist das.

Essen Sie viele Ballaststoffe und hochwertiges Eiweiß

Sie haben schon eine ordentliche Portion gegessen, fühlen sich aber noch immer nicht richtig satt? Dann hilft ein einfacher Trick: Bringen Sie auf Ihrem Teller ein bisschen mehr Eiweiß und ballaststoffreiches Gemüse unter, auf keinen Fall aber kohlenhydratreiche Getreideprodukte. Denn das Sättigungsgefühl tritt viel schneller ein, wenn Sie sich an eiweiß- und ballaststoffreiche Lebensmittel halten, anstatt sich noch eine Ladung Reis oder Nudeln auf Ihren Teller zu packen. Wenn wir „hochwertiges Eiweiß" empfehlen, dann meinen wir damit fettarme Eiweißquellen, also zum Beispiel fettarme Milchprodukte und weißes Fleisch im Gegensatz zu rotem Fleisch, das von feinen Fettäderchen durchzogen ist.

Kehren Sie zu Ihrem intuitiven Essverhalten zurück

Darunter verstehen wir die Fähigkeit, mit unserem Körper in Kontakt zu treten und genau zu wissen, wie viel Energie er benötigt, um optimal zu funktionieren. Jeder von uns besitzt diese Fähigkeit – so viel ist sicher. Stellen Sie sich doch nur einmal vor ..., dass die meisten von uns im Laufe eines Jahres über eine Million Kalorien zu sich nehmen! Wie haben es unsere Vorfahren nur geschafft, vom Anfang bis zum Ende eines Jahres ihr Körpergewicht über 365 Tage hinweg ohne nennenswerte Veränderungen nahezu konstant zu halten? Ganz einfach, weil unser Körper uns immer genau sagt, was wir essen müssen, um gesund zu bleiben – wir müssen nur richtig zuhören. Denn schon lange bevor es Kalorien- und Nährwerttabellen gab oder Portionsgrößen in Gramm umgerechnet wurden oder BMI-Tabellen erfunden waren, haben es die Menschen verstanden, ihren Körper gesund und fit zu halten und im Einklang mit ihrer Seele zu leben, indem sie sich mit gesunden Lebensmitteln aus der Natur ernährten.

Nachfolgend haben wir zwei zusätzliche Fit-Soul-Übungen für Sie ausgewählt, die Ihnen dabei helfen sollen, dieses intuitive, durch gesunden Menschenverstand geprägte Essverhalten wiederzuentdecken, das vielen von uns abhanden gekommen ist. Beide Übungen sind sehr gut dazu geeignet, dem einen oder anderen Grund unserer vermehrten Nahrungsaufnahme entgegenzuwirken; eine Nahrungsaufnahme, die weniger von einem leeren Magen veranlasst ist als vielmehr mit von einer großen Leere in unserer Seele. Machen Sie diese beiden Übungen immer dann, wenn Sie zu Kalorien greifen wollen, um jene innere Leere zu füllen, die weniger von einem körperlichen als vielmehr einem seelischen Hunger verursacht wird.

ÜBUNG: Geben Sie Ihrer Seele Nahrung durch das Gefühl der Liebe

- Setzen Sie sich auf Mutter Erde und stellen Sie sich bildlich vor, wie Sie sich genau in der Mitte zwischen der Erde und dem Himmel befinden. Denken Sie darüber nach, wer Sie als Mensch sind und dass Sie tief in Ihrem Inneren von Natur aus Liebe empfinden. Diese Liebe, die Sie als Mensch in sich tragen, verbindet Sie mit den vier Himmelsrichtungen.

- Stellen Sie sich nun vor, wie Sie mit jedem Atemzug aus allen vier Himmelsrichtungen Liebe einatmen – aus Osten, aus Süden, aus Westen und aus Norden.
- Stellen Sie sich vor Ihrem inneren Auge vor, wie es sich anfühlt, wenn diese Liebe durch eine Tür oder einen Tunnel von Osten kommend, in Höhe Ihres Herzens, direkt in Ihre Seele strömt. Fühlen Sie, wie diese Liebe sich, gleichsam den Flammen eines Feuers, in Ihrem ganzen Körper ausbreitet. Spüren Sie, wie diese Liebe Ihre Seele erfüllt und nährt. Füllen Sie Ihre Seele so lange mit dieser Liebe, dieser Güte und dieser Wärme, bis sie satt ist. Denn dies hilft Ihnen dabei, wieder voll und ganz mit sich selbst in Einklang zu kommen.
- Machen Sie das mit den übrigen drei Himmelsrichtungen ganz genauso. Fühlen Sie, wie Sie mit jeder Himmelsrichtung verbunden sind. Dabei können Sie Ihren Körper auch der entsprechenden Himmelsrichtung zuwenden. Machen Sie das einfach so, wie Sie möchten. Diese einfache Übung versetzt Sie in die Lage, die tiefe Leere in Ihrer Seele mit Liebe zu füllen, anstatt mit Essen, denn Liebe ist wichtig für jeden Menschen.

ÜBUNG: Geben Sie Ihrer Seele Nahrung durch das Gefühl der Gemeinschaft

Stellen Sie sich bildlich vor, wie Sie mitten in einem Kreis sitzen, umgeben von Menschen, die Sie kennen, manche davon sehr gut, andere vielleicht eher flüchtig. Diese Menschen gehören alle zu Ihrer Gemeinschaft (wir könnten auch sagen, sie sind Ihre *Stammesmitglieder*). Dieser Kreis besteht auch aus Menschen, die Ihnen sehr nahe stehen, wie Familienmitglieder und Freunde.

Versuchen Sie, über die zwischenmenschliche Energie eine Verbindung zu jeder Person aus diesem Kreis herzustellen, vergleichbar den Speichen in einem Rad. Denn Sie sitzen in der Mitte und sind in der Tat mit allen Menschen verbunden, mit denen Sie in Kontakt kommen. Auf diese Weise können Sie Ihrer Seele Nahrung und Kraft geben durch die Gemeinschaft, durch die Freunde und die geliebten Menschen um Sie herum.

MENÜVORSCHLÄGE

Mit Mais, Bohnen, Salsa und frischem Obst und Gemüse könnten wir im Prinzip den gesamten Nährstoffbedarf unseres Körpers decken, allerdings bevorzugen wir in unserer modernen Welt eine größere geschmackliche Vielfalt und mehr Abwechslung in unserem Speiseplan. Wir haben weiter unten einen Wochenspeiseplan für Sie erstellt, der auf Nahrungsmitteln basiert, die Ihren Körper auch wirklich nähren. Jede Mahlzeit besteht aus gesunden Lebensmitteln und enthält alle drei Hauptnährstoffe im ausgewogenen Verhältnis. Die jeweilige Portionsgröße richtet sich nach Ihrem täglichen Kalorienbedarf. Sie können ruhig ein paar Snacks einschieben, damit Ihr Körper alle vier Stunden etwas zu essen bekommt (Vorschläge dazu an späterer Stelle). Wenn Sie es sich zum Grundsatz machen, alle drei bis vier Stunden eine Kleinigkeit zu essen, bleibt Ihr Stoffwechsel beschäftigt und Ihr Blutzucker stabil und außerdem fühlen Sie sich auf diese Weise auch nie ausgehungert oder genudelt.

Montag
Frühstück: Omelett mit Tomaten, Avocado und Salsa. Toast mit Mandelaufstrich und Fruchtaufstrich.
Mittagessen: Hummus und Knäckebrot. Rucolasalat mit Olivenöl, Walnüssen und frisch geriebenem Parmesankäse.
Abendessen: Entweder Lachs oder Kidney Bohnen nach Cajun Art mit Basmatireis und Brokkoli. Tomaten mit Mozzarella und Olivenöl.

Dienstag
Frühstück: Mischung aus Vollkornflocken (Mais, Hirse und so weiter) mit Sonnenblumenkernen und Leinsamen. Joghurt, Honig und Beeren.
Mittagessen: Salat aus verschiedenen Blattsalaten, Löwenzahnblättern,

frischen rohen Mandeln, Olivenöl und Thunfisch oder Bohnen. Cracker und Feta-Käse.

Abendessen: Nudeln mit Kürbis, Parmesankäse, Olivenöl und Tempeh oder Hühnchen. Tomaten und Avocado mit grob gemahlenem Pfeffer.

Mittwoch

Frühstück: Pfannkuchen aus Vollkornmehl mit naturbelassenem Ahornsirup. Joghurt und Beeren.

Mittagessen: Curry-Tofu auf Crackern mit frisch geriebenen Karotten, Oliven und Frühlingszwiebeln. Apfel.

Abendessen: Entweder grüne Linsen oder Hühnchen mit Parmesankäse, sautierter Spinat und Basmatireis. Joghurt mit einem Klecks Marmelade.

Donnerstag

Frühstück: Joghurt-Shake mit Obst und Leinsamen. Vollkorntoast mit Mandelaufstrich und Fruchtaufstrich.

Mittagessen: Kichererbsensuppe mit Zitronensaft, Sommerkürbis und Tomaten mit Couscous. Apfel.

Abendessen: Tofu oder Rindfleisch pikant gewürzt und scharf angebraten, mit Tomaten und Erdnusssauce. Basmatireis. Salat aus verschiedenen Blattsalaten, Rucola, Walnüssen und Olivenöl. Beeren und Joghurt.

Freitag

Frühstück: Frittata mit Tomaten, Feta-Käse und Oliven. Vollkorntoast mit Mandelaufstrich und Fruchtaufstrich.

Mittagessen: Maistortillas mit Bohnen, Tomaten, Avocado, Salsa und Cheddar-Käse (Magerstufe).

Abendessen: Nudeln mit sautierten Tomaten, Zwiebeln und Basilikum. Olivenöl. Als Eiweißbeilage entweder gebratener Lachs oder pikant gewürzter, kurz gebratener Tofu.

Samstag

Frühstück: Bagel mit Frischkäse (Magerstufe) und geräuchertem Lachs und Tomate oder Knäckebrot mit Feta-Käse, Oliven und Tomate. Joghurt mit einem Klecks Marmelade und Beeren.

Mittagessen: Sautiertes grünes Gemüse mit Walnüssen. Linsensuppe mit Parmesankäse und Sauerteigbrot mit Feta-Käse.

Abendessen: Basmatireis und sautierte Tomaten und Zwiebeln mit pikantem Gemüse aus roten Linsen oder pikantem Hühnchen. Joghurt-Dill-Sauce.

Sonntag

Frühstück: Arme Ritter aus Vollkornmehl mit Beeren und naturbelassenem Ahornsirup. Joghurt.

Mittagessen: Entweder kurz gebratener Thunfisch mit Sesamkruste oder Tempeh mit Kurkuma auf Mangold und Tomaten mit Pinienkernen und Parmesankäse. Knäckebrot mit Olivenaufstrich.

Abendessen: Würziges Thai-Hühnchen oder Nudeln mit Tofu, Brokkoli, Tomaten und Walnüssen. Mandarin-Orangen mit Joghurt.

Weitere nützliche Tipps für eine optimale Fit Body – Fit Soul-Ernährungsweise

GESUNDES ESSEN FÄNGT BEIM EINKAUFEN AN

Supermarkt ist nicht gleich Supermarkt: Die einen sind bestrebt, ein Sortiment an gesunden Lebensmitteln aufzubauen, die anderen bestücken ihre Regale weiterhin mit einer undurchsichtigen Vielfalt an hoch verarbeiteten Lebensmittelprodukten. Wenn Sie im Supermarkt auf Einkaufstour sind, hier ein guter Tipp: Halten Sie sich an die Regale in den äußeren Gängen, denn dort finden Sie in aller Regel die guten Sachen. Die Regale im Zentrum der Marktfläche dagegen beherbergen normalerweise die verarbeiteten Lebensmittel; also machen Sie besser um diesen Bereich einen großen Bogen und bleiben Ihrer Gesundheit zuliebe in den „Außenbezirken". Im Gegensatz dazu sieht die Regalaufteilung in Bio-Supermärkten ganz anders aus. Dies nur zu Ihrer Information, damit Sie stets ein wachsames Auge haben – egal wo Sie einkaufen.

WER SCHNELLER ISST, WIRD SCHNELLER FETT

Manche Menschen nehmen sich fürs Essen genauso viel Zeit, wie fürs Durchblättern von einem Stapel Rechnungen – ganz nach dem Motto, je schneller erledigt, desto besser. Aber Essen ist kein Schnelligkeitssport und schnelle Esser sind Viel(fr)esser. Denn wenn man langsam isst und gut kaut, kann der Verdauungsprozess schon während des Essens einsetzen. Es heißt schließlich nicht umsonst: Gut gekaut ist halb verdaut. Dann merken wir auch, wie sich schon nach einer kleineren Essensportion allmählich ein Gefühl der Sättigung einstellt. Langsames Essen sorgt dafür, dass wir uns nicht überfressen: Wir hören nämlich dann auf zu essen, wenn wir satt sind und nicht erst dann, wenn wir so genudelt sind, dass der Bauch spannt. Denn wie lecker unser Essen schmeckt, merken wir meistens nur zu Beginn einer Mahlzeit, da dieser Wohlgeschmack allmählich abnimmt, je mehr Nährstoffe unser Körper durch die Nahrung aufnimmt. Sie wissen doch: Wenn das Mäuschen satt ist, schmeckt das Mehl bitter. Das ist ein nützlicher von der Natur eingebauter Mechanismus, der uns genau sagt, wann wir „genug" haben und mit dem Essen aufhören können. Doch wenn wir uns im Eiltempo das Essen in den Bauch schaufeln, übersehen wir dieses Aufhören-Signal und essen viel mehr, als wir brauchen, um unseren Körper ausreichend zu ernähren und gesund zu erhalten. Es ist ein feiner, aber sehr gewichtiger Unterschied zu wissen, wann wir genug haben. Und bevor Sie sich den ersten Bissen in den Mund schieben, sollten Sie voller Dankbarkeit daran denken, was alles notwendig war, bis dieses Essen auf Ihrem Teller landen konnte.

ESSEN ALS FIT-SOUL-ERLEBNIS: VERGESSEN SIE NIE, WO DAS ESSEN HERKOMMT

Wenn Sie eine Mahlzeit einnehmen, sollten Sie auf keinen Fall vergessen, wie lange die heilige Reise des Samenkorns gedauert hat, bis es als verzehrfertiges Lebensmittel den Weg auf Ihren Teller gefunden hat und Sie sollten auch dankbar dafür sein, wie dieses Lebensmittel dazu beiträgt, Sie gesund zu erhalten. Zum Beispiel wird ein Maiskorn, damit es in der Erde keimen kann, behutsam mit Wasser genährt. Genau wie wir nimmt es dann die Liebe von Mutter Erde in sich auf und beginnt zu wachsen. Die Luft und das warme Licht der Sonne ernähren die Saat. Über viele Monate hinweg wächst die Pflanze heran und beginnt für Sie zu reifen, indem sie sich von den vier Elementen ernährt. Das ist ein langer Entwicklungsprozess, und indem Sie sich diesen Prozess bei allem vergegenwärtigen, was Sie essen, gewinnt Ihre Seele ein Bewusstsein dafür, warum Sie essen. Und dann kann sie Ihnen dabei helfen, gesunde Nahrungsmittel auszuwählen, die Ihrem Körper guttun, weil Sie sich bewusst sind, dass unsere Nahrung heilig ist.

Bevor Sie den ersten Bissen zum Mund führen, nehmen Sie das Essen, das vor Ihnen steht, ganz bewusst wahr. Versuchen Sie möglichst alle Pflichten, Sorgen und Nöte des Lebens während des Essens hinter sich zu lassen; denken Sie stattdessen daran, wie jeder Bissen, den Sie zu sich nehmen, in Ihren Magen gelangt und von dort aus überall in Ihren Körper. Wenn Sie die Nahrungsaufnahme als heilige Handlung betrachten, die sehr bewusst erfolgt, dann hat das Essen auch eine ganz andere Wirkung auf Ihren Körper – es nährt Sie rundum, Ihren ganzen Körper.

STILLEN SIE DEN HEISSHUNGER MIT GESUNDEN SNACKS

Bei den meisten Menschen, die zwischen den Mahlzeiten von einem Hungergefühl geplagt werden, handelt es sich um Heißhunger nach etwas Süßem. Doch wie wir bereits gelernt haben, sorgen Kohlenhydrate aufgrund starker Blutzuckerschwankungen nur für ein kurz anhaltendes Gefühl der Sättigung, das sehr schnell wieder einem erneuten Hungergefühl weicht. Eine gesunde Alternative zu süßen Naschereien sind Snacks, die nur einen geringen Kohlenhydratgehalt haben, dafür aber einen umso größeren Eiweißgehalt. Es gibt eine wunderbare Möglichkeit, wie Sie Ihre Eiweißaufnahme auf ideale Weise erhöhen können, ohne dabei Gefahr zu laufen zu viele gesättigte Fettsäuren zu sich zu nehmen: Und zwar, indem Sie Ihren Bedarf an hochwertigem Eiweiß, das alle lebenswichtigen Bausteine an Aminosäuren enthält, über eine Kombination verschiedener Lebensmittel decken, wie wir dies bereits an früher Stelle erläutert haben (Getreideprodukte und Hülsenfrüchte, Getreideprodukte und Nüsse oder Samen; Hülsenfrüchte und Nüsse oder Samen).

Nachfolgend haben wir ein paar Snack-Anregungen für Sie zusammengestellt, die auf diesem Prinzip basieren:

- Hummus und Cracker
- Toast mit Mandelaufstrich und Fruchtaufstrich
- Walnüsse auf Linsensalat
- Tortillas und Bohnen mit Avocado
- Wenn diese Snacks nicht helfen, probieren Sie es ersatzweise mit magerem Naturjoghurt, den Sie sich nach Geschmack auch versüßen können, wenn Sie wollen.

Mit ausgewogener Ernährung zu körperlichem Wohlbefinden

Eine ausgewogene Ernährung zeichnet sich durch zwei Faktoren aus: Zum einen dadurch, dass die Nährstoffe in Form von Kohlenhydraten, Eiweiß und Fett im richtigen Verhältnis verzehrt werden, und zum anderen dadurch, dass sie auch in der richtigen Menge verzehrt werden. Denn auf diese Weise wird Ihr Körper ausreichend mit Nährstoffen und Energie versorgt, damit Sie Sport treiben, Ihren Körperfettanteil reduzieren und sich auch optimal von Ihrem Sporttraining erholen können, und das unabhängig von der gewählten Trainingsintensität. Wenn Sie Ihre Seele mit Liebe füllen, die Isolation verlassen und die Gemeinschaft suchen, unsere Nahrung als etwas Heiliges betrachten und dankbar dafür sind, dann trägt dies alles zur Erkenntnis Ihrer Seele bei, die Ihnen zuflüstert, welche Nahrungsmittel Sie für eine ausreichende Nährstoffversorgung essen müssen, damit

Ihre Mahlzeiten zum Lebenselixier für Körper und Seele werden. Nutzen Sie die Informationen aus diesem Kapitel als Einstieg in ein besseres Essverhalten, indem Sie für die ersten „Gehversuche" die Tabellen nutzen und später dann „blind" darauf vertrauen, was Ihr Körper Ihnen sagt, welche Nährstoffe er braucht, um rundum gesund zu bleiben und sich ausgeglichen und wohl zu fühlen. In diesem Sinne: Guten Appetit!

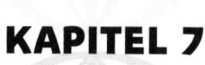

KAPITEL 7

Entdecken Sie ein Leben mit grenzenlosen Möglichkeiten

Beständigkeit ist Nahrung für die Seele.

Was möchten Sie lieber sein, der schnelle Hase oder die langsame Schildkröte? Wenn man natürlich bedenkt, wie diese Fabel ausgeht, werden Sie sich logischerweise für die geduldige Schildkröte entscheiden ..., weil Sie wissen, dass langsame aber beständige Schritte schließlich zum Ziel führen!

In den Triathlon-Wettkämpfen, in denen ich angetreten bin, konnte ich sehr oft feststellen, dass die beständigsten Athleten – die „Schildkröten" – immer die besten Platzierungen erreicht haben. Die Rennberichte sind voll mit Namen von Athleten, die schnell gestartet sind und das fantastische Hochgefühl genießen konnten, sich früh an die Spitze zu setzen, die dann allerdings im weiteren Verlauf des Rennens erlebten, wie der im Triathlon gefürchtete „Mann mit dem Hammer" zuschlug: Sie sind schlagartig eingeknickt und regelrecht ausgebrannt, weil ihre Energiereserven vollkommen aufgezehrt waren. Die Sieger dagegen schienen in der ersten Hälfte des Wettkampfs meist gar nicht im Rennen zu sein, doch gegen Ende der Radstrecke holten sie beständig auf, sie schoben sich langsam nach vorn in Richtung Spitze und überholten jeden mit Leichtigkeit gegen Ende der Laufstrecke.

In der ersten Hälfte meiner Profikarriere gehörte auch ich zu der Sorte Sportler, die zu schnell gestartet sind und später dann kaum noch Energie hatten. Doch dann lernte ich zum Glück Brant kennen und seine Lehren haben mir eine völlig neue Sichtweise von Kraft eröffnet – Kraft durch Beständigkeit. Man braucht nicht nur ein gewisses Selbstvertrauen, um andere zu Beginn eines Wettkampfs vorbeiziehen zu lassen, sondern auch eine gewisse Bescheidenheit, sich so lange zurückzuhalten, bis der richtige Zeitpunkt gekommen ist. Doch in dem Augenblick, als die anderen schwächer wurden, zahlte sich diese Beständigkeit aus. Und wie sie sich auszahlte – durch Riesenerfolge!

In den beiden vorherigen Kapiteln haben wir Sie mit Methoden und Techniken vertraut gemacht, die Ihnen in erster Linie dabei helfen sollen, eine gute körperliche Fitness zu entwickeln. Dazu gehören im Wesentlichen das Ausdauertraining im niedrigen Herzfrequenzbereich (*Werden Sie langsamer, damit Sie schneller werden*), das Krafttraining und eine gesunde und ausgewogene Ernährung, die exakt auf Ihren Energie- und Nährstoffbedarf zugeschnitten ist. Wir haben Ihnen auch gezeigt, wie Sie dieses

Sport- und Ernährungsprogramm noch zusätzlich durch die entsprechenden Fit-Soul-Übungen aus den Anfangskapiteln ergänzen können: Sie wissen nun, wie Sie mögliche Hindernisse auf Ihrer Reise zu mehr Fitness und Gesundheit aus dem Weg räumen können, indem Sie mehr Freude in Ihr Leben lassen, negative Gedanken in positive verwandeln, Dankbarkeit empfinden und eine enge Verbindung zu Ihren Mitmenschen und zu Ihrer Gemeinschaft aufbauen sowie zu den heilenden Kräften der Natur.

Diese Kombination aus Fit-Body-und-Fit-Soul-Übungen können Sie entweder über einen kurzen Zeitraum einsetzen, um Ihre Gesundheit und Ihr allgemeines Wohlbefinden ganz gezielt zu verbessern, oder aber Sie können sie für den Rest Ihrer Tage auf dieser wunderschönen Erde zu einem festen Bestandteil Ihres Lebensstils machen. Vielleicht träumen Sie davon, irgendwann auf Ihrer Lebensreise einmal größere gesundheitliche und persönliche Ziele zu verwirklichen. Jeder von uns hat seine persönliche Komfortzone, in der er sein Leben bequem bewältigen kann, aber manchmal liegt ein Traum oder eine inspirierende Vision eben weit außerhalb dieser Komfortzone. Und dann stellen wir plötzlich fest, dass wir die Grenzen unserer Komfortzone überschreiten und ganz neue und ungewohnt schwierige Wege gehen müssen. Nehmen wir einmal an, Sie wollten Ihr volles Potenzial entfalten, um noch mehr zu erreichen, entweder in Ihrem Sport, in Ihrem Job oder auf einer tieferen, spirituellen Ebene. Vielleicht haben Sie ja schon eine klare Vorstellung von Ihrer persönlichen Entwicklung, sind aber bisher davor zurückgeschreckt, Ihr Vorhaben in Angriff zu nehmen, weil Sie es nicht für möglich gehalten haben, dass Sie dieses Ziel tatsächlich erreichen können.

Dann ist jetzt die Zeit gekommen! Wir werden Ihnen hier eine Reihe zusätzlicher Tipps und Strategien vermitteln, mit deren Hilfe Sie all jene körperlichen und seelischen Grenzen und Hindernisse überwinden können, die Sie in der Vergangenheit daran gehindert haben, Ihr Vorhaben in Angriff zu nehmen. Machen Sie sich also auf einen sehr aufregenden und höchst befriedigenden Teil Ihrer Fit Soul – Fit Body-Reise gefasst, auf der Sie Ihren persönlichen Erfahrungsschatz auf sehr natürliche, aber äußerst wirkungsvolle Weise erweitern werden. Bis hierher haben wir Ihnen, unabhängig von den neun Wegen zu einem gesünderen und glücklicheren Ich, eine Fülle an Informationen, Strategien und Tipps für eine erfolgreiche Fit Soul – Fit Body-Reise vermittelt.

Selbstverständlich gibt es noch weitaus mehr Wege, die Sie zu einem gesünderen und glücklicheren Leben führen. Wir haben uns hier speziell für die genannten neun Wege entschieden, weil sie auf ideale Weise den Grundstein legen für ein solides Fundament, auf dem Sie weiter aufbauen können. Ein anderer Weg, der ganz selbstverständlich auf diesem wichtigen Fundament aufbaut, beschreibt zum Beispiel, wie man Kraft und Energie aus der Beständigkeit schöpfen kann. In diesem Kapitel werden wir daher ganz gezielt noch einige zusätzliche Erfolgsfaktoren näher erläutern, darunter auch Techniken und Übungen, die Ihnen dabei helfen werden, Kraft und Energie aus der Beständigkeit zu schöpfen.

Auf den ersten Blick sieht das vielleicht einfach nach der Aufforderung aus, mit noch mehr, noch *mehr*, noch *mehr* Engagement an sich zu arbeiten: Noch mehr Übungen, noch mehr Zeit für die Entwicklung Ihrer Seele, noch mehr Aufgaben, die bewältigt werden müssen, bevor Sie dort ankommen, wo Sie hin wollen. Und genau genommen ist es vielleicht auch durchaus notwendig, dass Sie Ihre Einsatzbereitschaft erhöhen, damit Sie Ihren Traum verwirklichen und ein neues Lebensgefühl genießen können. Aber ein Leben mit grenzenlosen Möglichkeiten zu führen kann auch einfach nur heißen, ein altes Handlungsmuster durch eine neue Lebenseinstellung zu ersetzen oder ein eingefahrenes Trainingsverhalten durch einen effektiveren Trainingsstil. Nur Mut, seien Sie optimistisch und denken Sie nicht, dass diese Ziele unrealistisch sind. Denn ein Leben mit grenzenlosen Möglichkeiten kann einfach schon darin bestehen, dass Sie Ihre Handlungs- oder Sichtweise ändern, wenn auch nur geringfügig.

Fit Soul: Das solide Fundament für kleine und große Ziele

Ein Leben mit grenzenlosen Möglichkeiten beginnt schon mit ein paar positiven Gedanken oder Affirmationen, die sagen: „Ich kann. Ich kann die

Energie aus meiner guten Arbeit und aus meinen Gedanken dazu nutzen, ein einfaches, aber dennoch außergewöhnliches Leben zu führen, das ich zuvor so nicht für möglich gehalten hätte." Wir sehen mit unseren eigenen Augen, wie überall auf der Welt immer wieder das scheinbar „Unmögliche" geschieht und dennoch betrachten wir dies als selbstverständlich. Ein Blatt verwandelt die Energie des Sonnenlichts in Nahrung. Wir nehmen Nahrung zu uns und verwandeln deren Energie in Energie für unseren Körper. Diese einfachen, aber tief greifenden Ereignisse geschehen tagtäglich in jedem Augenblick. Sie können uns daher als inspirierendes Leitbild dienen, dass auch wir es wahrhaftig schaffen können, uns zu verändern.

Die Kosmologie der Huichol-Indianer ist reich an Bildern, die von Veränderungen zeugen und uns den Weg weisen können. Bevor es uns Menschen gab, ist nach ihrer Überlieferung Großvater Feuer über die ganze Erde gewandert und hat heilige Lieder über die Schöpfung gesungen, die die Energie in Materie verwandelt hat, zum Beispiel in Berge, Seen und Quellen. Eine andere überlieferte Geschichte der Huichol-Indianer erzählt, wie die Sonne entstanden ist. Nach dieser Legende war die Sonne einst ein junges Mädchen, das sich durch einen Zauber in einen Mann verwandelte und dieser Mann wiederum verwandelte sich danach auf wundersame Weise in Vater Sonne. Deshalb heißt es auch in der Überlieferung der Huichol-Indianer, dass die Sonne ein Mann mit der Seele eines jungen Mädchens ist.

Diese beiden Legenden sind der Beweis dafür, dass aus einer geheimnisvollen Veränderung etwas ganz und gar Unglaubliches entstehen kann. Sie werden in der Dorfgemeinschaft von Generation zu Generation weitergegeben und dienen den Huichol-Indianern als Leitbild für ihr ganzes Leben – ein Leitbild, das ihren Lebenszielen keinerlei Grenzen setzt. Diese Methode, mithilfe von inspirierenden Geschichten Leitbilder zu schaffen, ist auch in der modernen Welt bekannt. Geschichten über die Erfolge großartiger Sportler inspirieren die jungen Nachwuchssportler, deren Beispiel nachzueifern. Geschichten, die von der erfolgreichen Überwindung einer Katastrophe berichten, bringen Hoffnung in die Herzen der Menschen. Wenn Sie sich von einem Gedanken („ich kann"), von einem Bild (aus einem Samenkorn wird ein großer Baum) oder von einer Geschichte (die

Sonne war einmal ein junges Mädchen) dazu inspirieren lassen, Ihre eigene Veränderung in Angriff zu nehmen, werden Sie feststellen, dass sich durch ein neues Lebensziel die Grenzen Ihrer persönlichen Leistungsfähigkeit ganz automatisch erweitern.

ERWEITERN SIE IHRE GRENZEN UND ENTDECKEN SIE IHR WAHRES POTENZIAL

Wir haben bereits darüber gesprochen, dass Ziele wie Magneten wirken können, die Sie forwährend dazu veranlassen, Ihr Handeln beharrlich auf Ihre Ziele hin auszurichten. Doch manchmal kann ein Ziel auch zu einem unsichtbaren Hindernis oder zu einer Grenze für die eigene Entwicklung werden. Das ist zum Beispiel dann der Fall, wenn dieses Ziel für uns eine ganz „normale" Zielsetzung im Rahmen unserer bekannten Grenzen und Möglichkeiten darstellt. Denn meist sind es gerade diese normalen Zielvorstellungen, die uns davon abhalten, neue Chancen und Möglichkeiten zu entdecken. Doch wenn wir unsere Sichtweise verändern, indem wir unsere Grenzen und Möglichkeiten immer wieder neu definieren, sind wir auch in der Lage, uns von allen selbst auferlegten Hindernissen und Grenzen zu befreien. Unsere Sichtweise zu verändern geht ganz leicht: Dazu müssen wir unser normales Verhaltensmuster einfach für einen kürzeren Zeitraum drastisch, aber Erfolg versprechend ändern – sei es beim Sport, beim Essen oder beim Denken und Fühlen. Wenn wir dann allmählich wieder zu unserer früheren normalen Verhaltensweise zurückkehren, werden wir feststellen, dass von dem, was sich früher für uns ganz normal angefühlt hat, jetzt keine Kraft und Energie mehr ausgeht und dass wir es sehr wohl schaffen, sportlich aktiver zu sein oder uns gesünder zu ernähren, obwohl wir das früher – innerhalb unserer selbst auferlegten Grenzen – nie für möglich gehalten hätten. Die nachfolgenden Tipps werden Ihnen dabei helfen, Ihre Grenzen kontinuierlich zu erweitern.

Seien Sie beharrlich. Beharrlichkeit ist ein enger Verwandter der Beständigkeit – ein Thema, das wir bereits an früherer Stelle erörtert haben. Manchmal haben wir das Gefühl, dass wir Woche für Woche immer wieder von vorn anfangen müssen, nur weil das Leben unsere Fit Soul und Fit Body Trainingspläne durchkreuzt. Ändern Sie dieses Verhaltensmuster, indem Sie sich eine ganze Woche lang der Beharrlichkeit verpflichten. Machen Sie an sieben Tagen hintereinander Sport – es kann auch einfach nur ein flotter Spaziergang nach dem Abendessen sein. Nehmen Sie sich an jedem dieser Tage die Zeit, den Sonnenaufgang oder Sonnenuntergang einmal ganz bewusst wahrzunehmen. Auch wenn sich Ihre Beharrlichkeit nur in einem sehr kurzen Training niederschlägt oder gar in ein paar wenigen Augenblicken an der frischen Luft, während Sie den Sonnenuntergang in all seinen schillernden Farben bewundern – das reicht schon aus. Denn wenig ist immer noch besser als gar nichts. Und was noch wichtiger ist: Auf diese Weise signalisieren Sie Ihrem Körper und Ihrer Seele, dass Beharrlichkeit möglich ist. Genauso wie die Beständigkeit hat auch die Beharrlichkeit dazu beigetragen, dass die Schildkröte das Wettrennen gewinnen konnte.

Machen Sie sich jeden Gedanken bewusst. Psychologen haben herausgefunden, dass uns pro Tag mehr als 60.000 Gedanken durch den Kopf schießen und dass die überwiegende Mehrheit dieser Gedanken negative Gedanken sind! Damit Sie jedoch die negativen Gedanken, die Ihre Seele belasten, besser im Zaum halten können, machen Sie sich einmal drei Tage lang bewusst, welche Gedanken Ihnen so durch den Kopf gehen. Sobald Sie merken, dass ein negativer Gedanke sich breit machen will, ersetzen Sie ihn sofort durch eine positiven. Das mag Ihnen vielleicht sehr mühsam erscheinen, doch am Ende dieser drei Tage werden Sie feststellen, dass nun die negativen Gedanken – entgegen ihrer sonstigen Gewohnheit – nicht mehr ganz so oft auftauchen.

Achten Sie darauf, was Sie essen. Wenn Sie zu viele Kohlenhydrate verzehren, sollten Sie für drei bis sieben Tage ganz auf Süßigkeiten, Nudeln und Brot verzichten. Bauen Sie dann nach und nach eine größere Vielfalt an unverarbeiteten gesunden kohlenhydrathaltigen Lebensmitteln mit natürlichem Ballaststoffgehalt in Ihren Speiseplan ein. Sobald Sie Ihren Konsum an Kohlenhydraten langsam steigern, werden Sie feststellen, dass Sie nun mit einer kleineren Portion gesunder kohlenhydrathaltiger Lebensmittel schneller satt sind als vorher.

Bewegen Sie sich noch mehr. Damit Sie die Grenzen Ihres bisherigen Trainingsumfangs erweitern können, sollten Sie Ihre Trainingsdauer an einem Tag in der Woche um 50 Prozent steigern, und das über zwei Wochen. Das wird ganz schön anstrengend für Sie sein. In der dritten Woche reduzieren Sie dann die erhöhte Trainingszeit um 25 Prozent. Was Sie nun feststellen werden ist, dass Ihnen die um 25 Prozent reduzierte Trainingseinheit viel leichter vorkommt als Ihre ursprüngliche Trainingsdauer. Und damit haben Sie das, was für Sie „normal" ist, ganz neu definiert!

Beständigkeit bringt Kraft und Energie

Sie können ein typisches Leitbild der Huichol-Indianer nutzen, um Ihre normale Leistungsgrenze zu erweitern, indem Sie sich das Prinzip der Beständigkeit zunutze machen. Die gesamte Kultur der Huichol-Indianer basiert auf dem Prinzip der Beständigkeit: Sie sind beständig in ihrem Lebensstil, beständig in ihrem Gefühlsleben und beständig in der Art, wie sie ihre Aufgaben angehen. Denn wenn Sie Ihr Handeln auf Beständigkeit ausrichten, sind Sie in der Lage, jede Barriere, jede Einschränkung und jede Grenze zu überwinden, an der Sie zuvor gescheitert wären. Streben Sie nach Beständigkeit, denn Beständigkeit heißt: „Ich werde mich stets auf die Aufgaben konzentrieren, die mir wichtig sind, anstatt meine Zeit und meine Energie mit negativen Gefühlen wie Wut, Angst oder Neid zu verschwenden und so weiter."

Beständigkeit hat in der Fit Soul – Fit Body-Philosophie viele Gesichter und kann weitaus mehr bewirken, als einen Sportler körperlich und mental darauf einzustimmen, einen Wettkampf zu gewinnen. Denn genau genommen brauchen wir alle in unserem Leben eine gewisse Beständigkeit und Stabilität, um unseren Alltag erfolgreich zu bewältigen und zu meistern. Indem wir unseren Körper mit den richtigen Nahrungsmitteln versorgen, tragen wir dazu bei, dass unser Blutzuckerspiegel stabil bleibt; und dies trägt wiederum dazu bei, dass unser Körper seine Kraft und Energie ausschließlich für Regenerationsprozesse einsetzen kann, anstatt unnötig Zeit und Energie darauf verwenden zu müssen, einen unausgeglichenen Nährstoffhaushalt wieder ins Gleichgewicht zu bringen. Wenn wir ein beständiges und stabiles Gefühlsleben haben, verfügen wir auch über die notwendige Energie, unsere Seele weiterzuentwickeln und unser Inneres mit den positiven Eigenschaften des Lebens zu füllen, anstatt unsere Kraft und Energie ausschließlich dafür einzusetzen, unsere emotionalen Höhenflüge oder Abstürze in den Griff zu bekommen.

Konzentrieren Sie sich darauf, mit innerer Ruhe und Ausgeglichenheit durchs Leben zu gehen, ganz und gar in Harmonie mit sich selbst und Ihrer Umwelt. In dem Augenblick, wenn negative Gedanken oder Gefühle Ihre Lebensfreude trüben und Ihnen die Energie rauben, gehen Sie hinaus in die Natur und atmen Sie die frische Luft. Werfen Sie sich in Ihre Sportklamotten und bewegen Sie sich. Rufen Sie einen Freund oder eine Freundin an und lachen Sie über diese negativen Gedanken. Machen Sie sich bewusst, dass Ihre Leistungsfähigkeit keineswegs begrenzt, sondern vielmehr grenzenlos ist.

Beständigkeit sorgt dafür, dass wir nicht zu tief in den Strudel negativer Gedanken oder Denkmuster geraten. Ist Ihre Motivation und Leistungsbereitschaft während eines anstrengenden Arbeitstages stark abgeflaut? Dann denken Sie an die spirituelle Kraft Ihrer Seele, denn sie ist voller Lebensfreude und Zuversicht, sie ist voller Liebe und Energie und voller Dankbarkeit dafür, dass Sie am Leben sind. (Denken Sie an die Übung, mit deren Hilfe Sie eine Verbindung zur Liebe von Mutter Erde herstellen können, um die Liebe und Energie der Erde in sich aufzunehmen, siehe Seite 123). Spüren Sie, wie ein Gefühl der Harmonie und Beständigkeit von der Welt um Sie herum ausgeht; fühlen Sie, wie eng Sie mit der Natur und all Ihren spirituellen Verwandten auf dieser Erde verbunden sind – mit den Vierbeinigen, den Geflügelten, mit unseren Baum-Urahnen und mit dem Himmel. Selbst in den allerschwierigsten Lebenssituationen spendet Ihnen die Luft den Atem zum Leben. Das Feuer, die Sonne und die Sterne – sie alle sind Teil Ihrer Seele und spenden Ihnen Licht. Das Wasser löscht Ihren Durst, auch wenn Sie das Gefühl haben, dass das Leben Sie vollständig auslaugt. Die Erde erhält Sie mit ihrer Nahrung und ihrer Liebe stets am

Leben. Setzen Sie sich für einen Augenblick auf die Erde und nehmen Sie die Kraft und Energie, die von Mutter Erde ausgeht, tief in sich auf.

Wenn Sie Ihr Leben aus dieser Perspektive betrachten, hilft Ihnen das nicht nur dabei, sich auf Mutter Erde zu Hause zu fühlen, sondern versetzt Sie auch in die Lage, eine gewisse Beständigkeit und Stabilität zu erleben, ganz gleich, was um Sie herum auch geschieht. Es gibt vielleicht schlechte Tage, aber das Leben selbst ist nicht schlecht! Morgen bringt ein neuer Tag auch eine neue Chance, dass Sie Ihren Zielen und Träumen … mit Beständigkeit ein Stückchen näher kommen. Schließen Sie Ihre Augen und spüren Sie, wie Ihre Seele teils Hirsch, teils Adler ist, damit Sie – auch wenn das Leben scheinbar außer Plan verläuft – nicht vergessen, dass Ihr Inneres Ich, Ihre Seele voller Lebensfreude und Zuversicht ist, ganz egal, was in der Welt draußen vor sich geht. Denken Sie daran, dass Sie selbst beständig sein müssen: „Ich bin beständig in der Bewältigung von Herausforderungen. Ich bin beständig im Glanz des Erfolgs. In der Beständigkeit liegt meine Kraft. Sie sorgt dafür, dass ich mein Leben im Griff und meine Ziele klar vor Augen habe."

Bei den Huichol-Indianern spiegelt sich diese Beständigkeit in ihrem ruhigen Charakter wider und in der Art und Weise, wie sie Aufgaben und Herausforderungen in Angriff nehmen. Dabei ist es keineswegs so, dass sie keine Gefühle zeigen – sie lachen und sie weinen. Aber sie besitzen auch eine gewisse Ausgeglichenheit und Harmonie – eine innere Ruhe, die sie Tag für Tag in allem begleitet, was sie tun und die letztlich für diese ungeheure Stabilität in ihrem Leben verantwortlich ist. Stabilität bedeutet, dass man weitermacht, auch wenn man schlechte Tage, Wochen oder Monate durchlebt. Durch Beständigkeit können Sie Ihr Sportprogramm, Ihr Leben und Ihre Herausforderungen bewältigen, denn Sie wissen genau: „Um weiterzumachen, muss ich nicht in jedem Augenblick klar den Beweis vor Augen haben, dass ich intensiv daran arbeite, meinen Traum Wirklichkeit werden zu lassen. Auch wenn ich die Grenzen meiner persönlichen Leistungsfähigkeit jetzt noch nicht erkennen kann, werde ich dennoch weitermachen, weil ich es nur auf diese Weise schaffe, meine eigenen Grenzen tatsächlich zu erweitern."

ÜBUNG: Rückbesinnung auf das Prinzip der Beständigkeit

Die folgende Übung hilft Ihnen dabei, wieder zu einer emotionalen Stabilität zurückzufinden, wenn Sie von einer inneren Unruhe erfasst werden oder wenn Sie vielleicht das Handtuch werfen wollen. Diese Übung kann man überall machen, entweder an einem ruhigen Plätzchen im Sitzen oder im stressigsten und heißesten Augenblick in einem Wettkampf oder einer Lebenssituation.

- Beginnen Sie diese Übung, indem Sie ganz fest an das Nierika denken. Stellen sich nun bildlich vor, wie sich direkt vor Ihnen die Verbindungstür zur spirituellen Welt, diese kreisrunde Öffnung in Ihrem Herzen, öffnet.
- Stellen Sie sich dann vor, wie Sie sich in der Mitte dieses heiligen Kreises befinden, und dass sich in der Mitte dieses Kreises Ihr Herz, Ihre Seele befindet.
- Konzentrieren Sie sich nun so lange auf die Mitte dieses Kreises, bis dieses Gefühl von Unruhe wieder gewichen ist, das die Kraft Ihrer Beständigkeit geschwächt hat; so lange, bis Sie wieder zu innerer Ruhe und Harmonie zurückgefunden haben.
- Atmen Sie das Gefühl tief in sich ein, damit Sie wieder stark und ausgeglichen und mit Harmonie erfüllt sind.

An Ihrem Umfeld hat sich in der Zwischenzeit nichts verändert, aber Sie haben sich verändert. Dies ist eine einfache Methode, mit der Sie Ihre emotionale Stabilität aufbauen und auf einem beständigen Niveau halten können, ganz egal, was in der Welt um Sie herum passiert.

Krafttraining für die Seele

Machen Sie sich bewusst, dass ein Leben mit grenzenlosen Möglichkeiten schon damit beginnen kann, dass Sie einfach ein altes Bewegungsmuster oder Trainingsverhalten durch ein neues ersetzen, das wirklich effektiv ist. Wir haben immer wieder betont, wie wichtig es ist, dass Sie pessimistischen Denkmustern den Laufpass geben, denn ein Lebensmotto, das sich auf eine optimistische Einstellung gründet, eröffnet Ihnen grenzenlose Chancen und Möglichkeiten. Das heißt im Klartext: Schütteln Sie alle beunruhigenden Gedanken ab, die schwer auf Ihrer Seele lasten. Befreien Sie sich von dieser Last. Streifen Sie alle unnötigen emotionalen Belastungen ab. Lassen Sie Ihre Seele in die Freiheit fliegen und werfen Sie alle negativen Gefühle über Bord. Reinigen Sie Ihre Seele, indem Sie sich von Dingen trennen, die Ihnen nicht guttun – Dinge, die sich sehr negativ auf Ihre Gesundheit, Heilung, Ausgeglichenheit und Ihr Wohlbefinden auswirken.

Natürlich ist das mitunter sehr schwer, sich von erdrückenden Gedanken zu befreien. Versuchen Sie es einfach. Versuchen Sie nach Kräften, jede Situation aus einem möglichst positiven Blickwinkel zu betrachten. Wenn man einen geplanten Spaziergang von 40 Minuten um 20 Minuten verkürzen muss, ist das trotzdem noch eine passable Trainingseinheit. Wenn Sie in schwierigen Situationen ab und zu die Ruhe bewahren können, ist das immerhin besser, als wenn Sie nie ein Gefühl von Ruhe und Gelassenheit empfinden. Das soll jetzt keineswegs heißen, dass Sie sich mit einem verkürzten Training zufriedengeben sollen oder mit einer ungeliebten Charaktereigenschaft, die Sie nur allzu gern ändern würden, wenn es bloß nicht so schwer wäre. Aber jede Situation hat auch etwas Positives … immer. Freuen Sie sich darüber, was Sie gemacht haben, anstatt sich darüber zu ärgern, was Sie nicht gemacht haben. Nachfolgend haben wir ein paar Denkanstöße für Sie zusammengetragen, die Ihnen wieder zu einer positiven Einstellung verhelfen sollen – zu einer, die Ihnen grenzenlose Möglichkeiten eröffnen kann:

Anstatt zu denken, „Das ist viel zu schwer.", sollten Sie lieber denken: „Ich habe das Zeug, die Sache durchzustehen."

Anstatt zu denken, „Das ist doch sowieso nur Zeitverschwendung.", sollten Sie sich besser fragen: „Was kann ich jetzt aus dieser Situation lernen?"

Anstatt zu denken, „Dafür habe ich einfach keine Zeit.", sollten Sie sich lieber fragen: „Wie müssen meine nächsten Schritte aussehen, damit ich Erfolg habe?"

Nehmen Sie die Last von Ihrer Seele und identifizieren Sie sich stattdessen mit den positiven Aspekten des Lebens. Denn darin liegt die wahre Kraft unserer Seele.

Die vier Kräfte des Lebens

Das Thema Gleichgewicht und Harmonie haben wir in diesem Buch immer wieder aufgegriffen, denn Gleichgewicht und Harmonie sind eine wichtige Voraussetzung für das Erreichen der Fit Soul – Fit Body-Ziele. In Kapitel 6 haben wir darauf hingewiesen, wie wichtig eine ausgewogene Ernährung für die Gesundheit, die Leistungsfähigkeit und das seelische Gleichgewicht ist. Wir haben Ihnen gezeigt, wie Sie mithilfe von aerobem Ausdauertraining und Krafttraining Ihre körperliche Fitness und Gesundheit optimal ins Gleichgewicht bringen. Damit Sie aber ein Leben mit grenzenlosen Möglichkeiten führen und Erfolge erzielen können, von denen Sie früher vielleicht nur geträumt haben, müssen auch die vier Kräfte des Lebens miteinander im Gleichgewicht sein: Die Huichol-Indianer sagen, dass jeder Mensch auf diesem Planeten diese Kräfte besitzt und dass er sie im Laufe seines Lebens bestmöglich weiterentwickeln sollte. Diese vier Kräfte heißen Liebe, Intuition, Intelligenz und körperliche Kraft. Und wenn eine Kraft fehlt, ist ein Mensch nicht vollständig und daher nicht in der Lage, ein Leben mit grenzenlosen Möglichkeiten zu führen.

Wir werden gleich ausführlich auf die einzelnen Kräfte zu sprechen kommen. Doch zuvor wollen wir Ihnen eine grobe Vorstellung davon vermitteln, was diese vier Kräfte für Ihr Leben bedeuten können. Dazu wollen wir uns Menschen anschauen, bei denen sich diese Kräfte nicht im Gleichgewicht befinden. Wir brauchen uns nur bekannte Sportler anzuschauen, um zu erkennen, was passiert, wenn diese Kräfte im Leben aus dem Gleichgewicht geraten oder gar fehlen. Spitzensportler haben ihre körperliche Kraft optimal ausgebildet, das steht außer Frage. Doch wenn die Kraft der Liebe in ihrem Leben fehlt, kann das Hochgefühl eines Sieges zum Balsam für ein wundes Herz werden, weil es nie die Liebe des Lebens zu spüren bekommt. Und viele Sportler neigen dann dazu, diesem Siegestaumel in einer Weise nachzujagen, die ihre Leistungsfähigkeit bei Weitem übersteigt. Ein Sportler, dem die Kraft der Intuition fehlt, wird vielleicht dazu verleitet, in seinem Streben nach dem Sieg zu Drogen zu greifen, um sich so den Erfolg zu sichern. Die Kraft der Intelligenz (damit ist gemeint, dass man sein Leben richtig lebt) wird einem Sportler sagen, wie er sein Ansehen zum Wohle anderer nutzen kann, anstatt es auszunutzen und anderen zu schaden. Diese vier Kräfte des Lebens können Ihr Leben verändern und Ihnen eine zielstrebige und zuversichtliche Lebenseinstellung vermitteln.

Nun wollen wir die einzelnen Kräfte eingehender betrachten und untersuchen, wie Sie Ihnen dabei helfen können, nicht nur Großes im Leben zu erreichen, sondern auch Spaß am Leben zu haben.

DIE KRAFT DER LIEBE

Liebe ist die stärkste Kraft von allen. Nach der Tradition der Huichol-Indianer bildet sie Grundlage für die Entstehung der übrigen drei Kräfte. Liebe ist in absolut jedem Element des Universums enthalten, auch in unserem Körper. Sie können körperlich noch so stark sein, aber ohne Liebe fehlt Ihnen etwas Entscheidendes. Menschen, die sich selbst nicht lieben, entwickeln unter Umständen nie das Selbstvertrauen, das sie brauchen, um alles für die Verwirklichung ihrer Ziele zu tun. Die Liebe aber schenkt einem Menschen die Kraft, die Beständigkeit, die Zuversicht und das Selbstvertrauen seine Fit-Body- und Fit-Soul-Ziele auch tatsächlich in Angriff zu nehmen. Schließlich arbeitet dieser Mensch doch aus einem guten Grund an seinen Zielen. Denn wenn man seinem Körper zuliebe abnehmen will, ist das etwas ganz anderes, als wenn man abnimmt, um geliebt zu werden.

Liebe ist weit mehr als diese übertriebene Gefühlsduselei, wie sie in Hollywoodfilmen angepriesen wird. Sie unterstützt unseren Körper mit ihrer allumfassenden Kraft. Denn diese Liebe versetzt uns in die Lage, in Sachen Ernährung und Bewegung genau die richtigen und gesunden Entscheidungen zu treffen, die uns unseren Zielen näher bringen, anstatt die falschen, die sie sabotieren. Liebe schenkt uns nicht nur spirituelle Kraft, sondern auch körperliche Kraft und eine positive Lebenseinstellung. Wenn Sie Liebe in Ihrem Herzen tragen, verfügen Sie über die Kraft, jedes nur erdenkliche Ziel in Angriff zu nehmen. Viele von uns kennen beide dieser Situationen: Wenn Sie im Kreis einer liebevollen Gemeinschaft leben, die Ihre Bemühungen unterstützt, wirkt das extrem inspirierend, weil Sie daraus die notwendige Motivation und Energie ziehen können, um positive und nachhaltige Veränderungen für Ihre Gesundheit, Ihre Fitness und Ihr Wohlbefinden umzusetzen. Wenn Sie dagegen von Menschen umgeben sind, die Ihre Bemühungen nur müde belächeln, bewirkt dies das genaue Gegenteil.

Durch die Kraft der Liebe können wir körperlich und spirituell bessere Menschen werden. Denn wenn wir lieben und das Leben bejahen, stärken wir alle Bereiche unseres Ichs. Das ist das Wesen, die spirituelle Realität unserer Seele. Denn Liebe und eine gesunde Seele schaffen die notwendige Grundlage dafür, dass wir die Kraft und Energie aufbringen können, um unsere Fit-Body-Ziele in Angriff zu nehmen und unsere körperliche Kraft bestmöglich zu entwickeln – die zentrale Aufgabe eines jeden Gesundheitsprogramms.

DIE KRAFT DER INTUITION

Intuition ist eine spirituelle Kraft, die viele Menschen auch als übersinnliche Kraft bezeichnen. Sie kann sich dadurch äußern, dass Sie ein erhöhtes Bewusstsein von sich und Ihrer Umgebung haben (welche Jahreszeit ist, in welcher Himmelsrichtung Sie gehen oder laufen, in welcher Himmelsrichtung Ihr Bett steht, wenn Sie sich schlafen legen und so weiter). Intuition ist jene starke Kraft Ihrer Seele, die Sie Dinge erahnen lässt, noch bevor sie sich überhaupt ereignet haben. Sie vermittelt Ihnen ein Gefühl, wer Sie gerade anruft, ohne dass Sie die Rufnummer auf dem Display sehen. Intuition ist auch jener Teil Ihrer Seele, der Ihnen dabei hilft, Entscheidungen zu treffen, die weitreichende Konsequenzen für Ihr Leben haben. Oder jener Teil, der Ihnen in einem Wettkampf dabei hilft, Ihre Konkurrenten richtig einzuschätzen und genau zu wissen, was Sie tun müssen, um den Sieg zu holen, sofern das Ihr Ziel sein sollte. Intuition ist ein Teil Ihres höheren

Selbst, jener Teil in Ihnen, der schon alles „weiß". Sie stellt eine Verbindung her zwischen dem Wissen, der Weisheit und der Erinnerung – die Erinnerung daran, wer Sie als Mensch sind und wie das wahre Wesen Ihres Ichs aussieht. Denn dieses Wesen Ihres Ichs ist bestrebt, sich in jedem Augenblick Ihres Lebens weiterzuentwickeln.

Die Entwicklung der Intuition oder übersinnlichen Kraft ist ein ganz natürlicher Prozess, der bei vielen Menschen in unserer modernen Welt jedoch in Vergessenheit geraten ist oder dem keine Bedeutung mehr beigemessen wird. Jeder Mensch besitzt übersinnliche und intuitive Fähigkeiten. Allerdings muss man diese Kraft – genauso wie die Muskelkraft – zuerst trainieren, damit man sie optimal nutzen kann. Wie intensiv Sie die Kraft der Intuition trainieren, liegt ganz bei Ihnen.

Wenn Sie in Ihrem Leben vor einer größeren Entscheidung stehen, aber noch unschlüssig sind, dann bitten Sie Ihr höheres Selbst, Ihre Intuition um Hilfe: „Was soll ich tun?" Und dann hören Sie in sich hinein. Hören Sie mit Ihrem Herzen. Vielleicht ist die Antwort dieselbe, die auch Ihr Kopf Ihnen gegeben hat, vielleicht aber auch nicht. Überprüfen Sie daher eine Entscheidung immer mit Ihrem Herzen, nicht mit Ihrem Verstand und dann handeln Sie entsprechend. Denn wir können mit unserem Herzen letztlich genauso denken wie mit unserem Verstand. Diese wichtige Erkenntnis kann Ihnen fast immer dabei helfen, die richtige Entscheidung zu treffen, wenn es darum geht, eine Zielvorstellung zu verwirklichen oder eine Leistungsgrenze zu überwinden. Unser Körper ist ein sehr komplexes System, dessen Funktionsweise jeweils von einer unendlichen Vielzahl unterschiedlichster Faktoren abhängt – zum Beispiel von der Nahrung, die wir zu uns nehmen; von der Art, wie wir über uns selbst denken; von der Umgebung, in der wir leben; von unseren täglichen Gepflogenheiten, unserem Bewegungsverhalten und so weiter. Wenn Sie Sport treiben, sich dadurch aber nicht besser fühlen, fragen Sie Ihre Intuition, woran das liegt. Ihre Antwort könnte sein, dass es nicht am Training liegt, sondern vielmehr an Ihrer Ernährung. Es könnte auch sein, dass Sie einfach mehr Schlaf brauchen oder ein Problem mit der Stressbewältigung in Ihrem Leben haben. Ihr höheres Selbst könnte Sie darauf hinweisen, dass es Ihrem Körper zwar gut geht, aber dass Ihre Seele dringend Nahrung braucht. Was letztlich Ursache ist, wissen nur Sie selbst und Ihre Intuition wird es Ihnen sagen.

DIE KRAFT DER INTELLIGENZ

Die dritte Kraft des Lebens – die Intelligenz – ist eng mit der Seele verbunden. Damit ist aber nicht die Fähigkeit gemeint, cleverer zu sein als andere oder sich viel Wissen anzueignen. Die Huichol-Indianer meinen mit der Kraft der Intelligenz vielmehr die Fähigkeit, sein Leben richtig zu leben – das heißt ein guter Mensch zu sein, in Harmonie und Einklang zu leben und seine Macht nicht zu missbrauchen. Dies setzt voraus, dass man zuerst lernt, wie man sich selbst, seinen Mitmenschen und der Erde mit Freundlichkeit und Liebe begegnet. Deshalb ist die Intelligenz eine sehr starke spirituelle Kraft.

Die Intelligenz und die Fähigkeit, sein Leben richtig zu leben, spielt für Ihr Handeln insbesondere dann eine große Rolle, wenn Sie eine Machtposition, eine einflussreiche Stellung bekleiden. Die Bewertung von „richtig" variiert zwar von Kultur zu Kultur und von Land zu Land, aber es gibt bestimmte Charaktereigenschaften wie Ehrlichkeit und Integrität, die als gute Beispiele dafür dienen können, wie man sein Leben richtig und mit der Kraft der Intelligenz leben kann. Die Liste von Personen, die ihre einflussreiche Stellung in unserer modernen Welt missbraucht haben, ist nicht nur lang, sondern sie umfasst auch Angehörige aus Berufsgruppen, von denen man normalerweise annehmen sollte, dass sie gegen einen solchen Machtmissbrauch immun wären. Erst wenn Sie die Kraft der Intelligenz dazu nutzen, um Positives zu bewirken und Heilung zu bringen, haben Sie das wahre Wesen dieser spirituellen Kraft erkannt.

Diese Intelligenz spiegelt sich in der Kraft Ihrer Seele wieder. Wenn Sie Ihr Leben auf die Kraft der Intelligenz oder das richtige Handeln stützen, schenken Sie Ihrer Seele damit inneren Frieden. Und wenn Sie diesen inneren Frieden besitzen, gibt es nichts, weswegen Sie sich schämen oder ein schlechtes Gewissen haben müssten. Dann müssen Sie in Ihrem inneren Dialog auch nicht immer wieder neue Handlungsvarianten in Gedanken durchspielen, um Ihr Handeln schließlich vor sich selbst zu rechtfertigen, damit Sie Ihr schlechtes Gewissen beruhigen können. Denn letztlich gibt es nichts, was Sie hätten besser machen können oder was Sie wiedergutmachen müssten. Sie können also sicher sein, dass Sie alles richtig gemacht haben. Und dieses Gefühl – das reine Gewissen – verhilft Ihrer Seele und Ihrem Körper zu innerem Frieden.

Die körperliche Kraft

Die körperliche Kraft als vierte Kraft des Lebens bezieht sich überwiegend darauf, wie stark und kräftig unser Körper ist. Wir alle können diese körperliche Kraft entwickeln, wenn auch mit unterschiedlichem Aufwand, da wir alle einen anderen Körperbau haben. Die einen sind groß, die anderen klein, die einen sind dünn und die anderen nicht ganz so dünn. Aber jeder von uns hat einen Körper. Denn wenn wir unseren Körper trainieren und kräftigen, verbessern wir nicht nur unsere Muskel- und Gelenkfunktionen, unsere Knochendichte sowie die Konzentration von bestimmten Hormonen, die sonst mit dem Alter abnimmt, sondern – und das ist ganz besonders wichtig – wir erzielen dadurch ein Gefühl des Wohlbefindens, das sich sehr positiv und nachhaltig auf unsere Lebenseinstellung auswirkt. Und diese positive Lebenseinstellung stärkt im Gegenzug unser Immunsystem, wodurch – gerade bei Menschen mit chronischen Erkrankungen – eine deutliche Verbesserung des Krankheitsbildes die Folge sein kann. Dies gilt unabhängig vom Körpertyp, denn jeder, der seine körperliche Kraft trainiert und entwickelt, stärkt auf diese Weise die natürliche Widerstandsfähigkeit seines Körpers und seiner Seele.

Wenn Sie Ihre körperliche Kraft gut trainiert haben, heißt das jedoch nicht zwingend, dass Sie auch einen massigen Körper mit vielen Muskelpaketen haben müssen. Manche Menschen haben zwar in der Tat so einen Körperbau und verfügen über sehr viel körperliche Kraft. Doch die meisten Menschen sind eher durchschnittlich gebaut und profitieren daher in hohem Maße davon, wenn sie ihren Körper bestmöglich trainieren. Deshalb sollte jeder Mensch alles daransetzen, seinen Körper so gut zu trainieren, wie er nur kann. Und außerdem: Während Sie Ihren Körper trainieren und stärken, sind Sie sehr eng mit dem „Körper" von Mutter Erde verbunden. Für die Huichol-Indianer besteht genau darin die naturgegebene spirituelle Realität von Körper und Seele. Denn da unser Körper und unsere Seele fest mit dem Körper und der Seele von Mutter Erde verwachsen ist, kann unser Körper auch Kraft und Energie von Mutter Erde beziehen.

Die schamanische Sichtweise der körperlichen Kraft besteht darin, dass wir das Beste aus dem Körper machen, den wir haben. Die Huichol-Indianer sind zwar nicht groß und muskulös, doch sie haben unglaublich viel Kraft und sind unglaublich stark. Denn Don José konnte mit 45 Kilo Feuerholz oder Mais auf seinem Rücken einen steilen Berghang bewältigen. Und warum? Vor allem deshalb, weil er fest daran glaubte, dass er es kann. Der zweite Grund war der, dass jeder Muskel in seinem 1,50 Meter großen Körper trainiert war. Don José ist der beste Beweis dafür, dass die Körpergröße eines Menschen nichts darüber aussagt, wie viel die Kraft er besitzt.

ÜBUNG: Holen Sie die vier Kräfte des Lebens in Ihr Herz

Mit der folgenden Übung können Sie die vier Kräfte des Lebens in Ihr Herz aufnehmen:

- Stellen Sie sich bildlich vor, wie sich vor Ihrem Herzen die kreisrunde Öffnung des Nierika öffnet. Denken Sie daran, dass Ihr Herz durch diese Verbindungstür zur spirituellen Welt mit allen vier Himmelsrichtungen in Kontakt treten kann.
- Gehen Sie durch diese kreisrunde Öffnung, begeben Sie sich in diesen Kreis hinein und stellen Sie sich nun vor, dass ein Hirsch in der Mitte dieses Kreises ist.
- Stellen Sie sich vor, wie der Hirsch Sie in Richtung Osten führt. Wenn Sie im Osten angekommen sind, stellen Sie sich vor, wie die Sonne aufgeht, wie ein heller Lichtschein der aufgehenden Sonne die Wolken durchbricht.

- Bitten Sie den Hirsch – Ihren Führer, Ihr höheres Selbst –, eine von den vier Kräften des Lebens – Liebe, Intuition, Intelligenz oder körperliche Kraft– von Osten her in Ihren Lebenskreis zu bringen. (Welche der vier Himmelsrichtungen Sie wählen, spielt keine Rolle; Sie können für diese Übung auch jedes Mal eine andere Himmelsrichtung wählen.)
- Nachdem Sie sich entschieden haben, welche Kraft aus der gewählten Himmelrichtung kommen soll, stellen Sie sich bildlich vor, wie diese Kraft in den Kreis hineinströmt und wie der Hirsch sie in Ihr Herz führt. Stellen Sie sich die Liebe als Gefühl vor – ein Gefühl, das Sie mit allem Leben verbindet und das von allem Leben ausgeht.

Verfahren Sie mit den verbleibenden drei Himmelsrichtungen (Süden, Westen und Norden) ganz genauso; begleiten Sie dabei den Hirsch auf seinem Weg zu den jeweiligen Himmelsrichtungen und lassen Sie ihn alle Kräfte des Lebens zu Ihrem Herzen bringen. Wenn Sie im Süden ankommen, stellen Sie sich einen Adler vor, im Westen Wasser und im Norden Mutter Erde. Sie müssen wahrhaftig spüren, wie eng Ihr Körper energetisch, physisch und emotional mit dem Körper von Mutter Erde verbunden ist, damit Sie durch diese Verbindung körperliche Kraft und Energie bekommen können. Für die Huichol-Indianer ist dies gelebte Realität und nicht nur eine Metapher. Um mit der Kraft der Intuition in Kontakt zu treten, müssen Sie sich vorstellen, dass Sie eng mit dem Universum verbunden sind und tief aus seinem heiligen Wissen schöpfen können; dann können Sie erkennen, wie Sie mit dem Herz der gesamten Schöpfung verbunden sind. Um eine Verbindung zur Kraft der Intelligenz aufzubauen, müssen Sie sich bildlich vorstellen, dass eine unsichtbare Macht jeden Ihrer Schritte leitet. Ob wir uns von der Kraft der Intelligenz bewusst oder unbewusst leiten lassen, letztlich können wir immer nur hoffen, dass wir Glück haben und in jedem Augenblick den richtigen Weg gehen, die richtigen Entscheidungen treffen und richtig handeln. Wenn uns das nicht gelingt, können wir es immer wieder aufs Neue versuchen, um unser Bestes zu geben. Wenn Sie am Ende dieser Übung angelangt sind, haben Sie alle vier Kräfte des Lebens in Ihren Nierika-Kreis geholt, in Ihr Herz und in Ihr Leben.

SELBSTVERTRAUEN

Selbstvertrauen kann auf sehr unterschiedliche Weise zum Ausdruck kommen. Manche verstehen darunter wohl eher ein großspuriges Auftreten, das wie Prahlerei wirkt. Andere betrachten es vielmehr als die Fähigkeit, still und geduldig abzuwarten, bis genau der richtige Zeitpunkt gekommen ist, um den entscheidenden Schritt zu machen. Die zweite Variante kommt der Art von Selbstvertrauen am nächsten, die für die Fit Soul – Fit Body-Reise erstrebenswert ist, denn sie basiert auf einer Kombination aus Beständigkeit, Geduld und Bescheidenheit und entsteht durch die Zuversicht in die eigene Leistungsfähigkeit und in das Leben selbst – insbesondere in ein Leben mit grenzenlosen Möglichkeiten. Wenn Sie neben Selbstvertrauen auch eine gewisse Bescheidenheit besitzen, sind Sie in der Lage mit einer höheren Macht in Kontakt zu treten – mit dem Schöpfer, dem Großen Geist. Dann sind Sie Teil allen Lebens und untrennbar mit allem Leben verbunden.

Wenn Sie mit einer gewissen Bescheidenheit auf Ihre Fähigkeiten vertrauen (wie die Schildkröte), sind Sie in der Lage, Selbstbestätigung zu erfahren, und das ohne Ihre Motivation oder Ihre körperliche Kraft aufzuzehren (wie der Hase es gemacht hat). Denn Bescheidenheit kann Sie davor bewahren, dass Sie Ihre Grenzen kontinuierlich nur aus einem Grund erweitern: Weil Sie beweisen wollen, dass Sie das Zeug dazu haben, bis an und über Ihre bisherigen Grenzen zu gehen und übrigens auch über die Grenzen anderer. Ein selbstbewusster Mensch wird dies nur dann tun, wenn es wirklich darauf ankommt. Wenn Selbstvertrauen und Bescheidenheit sich im Gleichgewicht befinden, spricht man auch von einem positiven Selbstwertgefühl. Es kann schon eine gehörige Menge Selbstwertgefühl nötig sein, um beständig und dennoch flexibel zu sein und sich bereitwillig auf die Reise des Lebens einzulassen, die ihrem ganz eigenen Zeitplan folgt, anstatt zu versuchen das Leben in seinen persönlichen Zeitplan hineinzupressen. Man braucht schon Selbstvertrauen, wenn man nicht im Eilverfahren, sondern langsam aber nachhaltig abnehmen will. Und man braucht eine ordentliche Portion Bescheidenheit, um sich einzugestehen, dass es noch immer bestimmte Eigenschaften gibt, die man an sich ändern möchte, obwohl man hart an sich arbeitet. Wenn Sie also die langwierige Fit Soul – Fit Body-Reise antreten wollen, brauchen Sie beides – Selbstvertrauen und Bescheidenheit –, damit Sie auch bis zum geplanten Ziel durchhalten und die Reise nicht etwa abbrechen, nur weil die Route schwieriger und beschwerlicher wird.

SELBSTZWEIFEL

Der Selbstzweifel ist das negative Spiegelbild des Selbstvertrauens. Während das positive Bild des Selbstvertrauens unserer Seele Kraft gibt, verunsichert uns das negative Bild des Selbstzweifels. Denn Selbstzweifel entstehen meist dadurch, dass wir unser Vorhaben in Gedanken durchspielen und bereits infrage stellen, noch bevor wir überhaupt den ersten Schritt unternommen haben, es zu verwirklichen. In der modernen Welt werden wir von Kindheit an auf das typische „Was-ist-wenn-Denken" getrimmt. Was ist, wenn ich die Prüfung nicht schaffe? Was ist, wenn ich doch nicht befördert werde? Was ist, wenn ich alle Mühen auf mich nehme und am Ende doch nicht zufriedener bin?

Selbstzweifel verursachen eine trübsinnige Stimmung, weil wir viel zu viele negative Gedanken durch unseren Kopf kreisen lassen, anstatt uns vorrangig auf die positiven Dinge – wer wir sind und was wir können – zu konzentrieren. Die Angst zu scheitern wird zum Dreh- und Angelpunkt unserer negativen Gedanken und sabotiert unser Streben nach einer stabilen Gesundheit, einem starken Körper und einer gesunden Seele, weil wir aus Angst vor einem möglichen Scheitern lieber untätig bleiben.

Aber nur durch Handeln kann man dem „Was-ist-wenn-Denken" zu Leibe rücken. Denn Handeln lässt nicht nur Freude, Hoffnung und positive Gedanken entstehen, sondern wirkt sich auch positiv auf die Umsetzung unserer Gesundheits- und Fitness-Ziele aus. Es ist wissenschaftlich bewiesen, dass aktives Verhalten in Form von Sport sich positiv auf unsere Gemütslage auswirkt. In einer aktuellen Studie wurde untersucht, wie sich Sport auf unsere Stimmung auswirkt. Dazu wurden Personen, die häufig unter depressiven Störungen litten, in zwei Versuchsgruppen eingeteilt. Die erste Gruppe musste sich dreimal pro Woche 30 Minuten lang bei geringer Belastung (im aeroben Bereich) sportlich betätigen. Die zweite Gruppe machte keinen Sport und wurde stattdessen mit Antidepressiva behandelt. Bei den Teilnehmern der Sportgruppe hatte sich die depressive Symptomatik zwar genauso verbessert wie bei der Vergleichsgruppe, die Medikamente nahm, aber was viel entscheidender war: Die so erzielten positiven Veränderungen im Befinden hielten in der Sportgruppe deutlich länger an.

DIE LIEBE ZUM LEBEN IST DER SCHLÜSSEL ZUM ERFOLG

Ein Leben voll Selbstvertrauen zu führen kann durchaus etwas Paradoxes haben. Denn um Ihr anvisiertes Ziel erreichen zu können, müssen Sie einerseits Ihre ganze Kraft einsetzen, und sich andererseits so weit von diesem ersehnten Ziel distanzieren, damit Sie es auch tatsächlich erreichen können. Wahres Selbstvertrauen lässt sich daran erkennen, ob Sie bereit sind, alles zu geben, auch wenn es vielleicht danach aussieht, als könnten Sie dadurch alles verlieren. Das schaffen Sie aber nur, wenn Sie auch in der Lage sind, Ihre Anstrengungen höher zu bewerten als das Ergebnis ... – getreu dem Motto, der Weg ist das Ziel. Und genau darin liegt das Paradoxe: Sie sollen sich ganz und gar auf Ihre Anstrengungen konzentrieren, ohne sich am Ergebnis festzubeißen. Ein äußerst schwieriges Unterfangen in unserer modernen Welt, in der sich alles nur noch um das eigene Ich und den persönlichen Erfolg dreht. Denn in den allerseltensten Fällen hat in dieser Welt die Reise beziehungsweise die Anstrengung einen höheren Stellenwert als das Ergebnis.

Dazu ein konkretes Beispiel: Stellen Sie sich vor, dass zwei Athleten für die Olympiade trainieren und eine Goldmedaille holen wollen. Der eine vertraut auf seine Leistungsfähigkeit und weiß, dass er sich riesig über das Wettkampfergebnis freuen wird, falls er die Goldmedaille tatsächlich gewinnt, dass er aber – wenn es nicht klappt – dennoch stolz auf seine sportliche Leistung sein kann. Der zweite Sportler setzt ebenfalls alles daran, dieses anvisierte Ziel zu erreichen, doch er weiß auch, dass er am Boden zerstört sein wird, wenn er diese Goldmedaille nicht nach Hause bringt. Was ihm fehlt, ist ein gesundes Selbstvertrauen oder Selbstwertgefühl. Wir wissen doch alle, dass das Leben sehr vieler Menschen ganz gut funktioniert, auch wenn sie keine Goldmedaille gewonnen haben! Und wer glauben Sie, hat nun eine bessere Chance diese Goldmedaille tatsächlich zu holen?

Der erste Sportler natürlich. Denn da er fest davon überzeugt ist, dass er sein Bestes gibt und dass sich im Leben alles zum Guten fügen wird (Zuversicht und Selbstvertrauen), belastet er sich nicht mit unnötigen Sorgen und kann seinen großen Traum auch tatsächlich verwirklichen, oder sogar noch weit mehr erreichen, als er je für möglich gehalten hätte. Doch um über seine Grenzen hinauszugehen und große Ziele erreichen zu können, muss man zuerst lernen, dem Leben zu vertrauen. Und das beginnt damit, dass man allem Leben auf dieser Erde mit Liebe begegnet.

Wenn Sie diese Anweisung befolgen und „allem Leben auf dieser Erde mit Liebe begegnen", können Sie sich von den Zwängen übermäßiger Selbstbeobachtung oder gar von Selbstgefälligkeit befreien. Denn indem Sie dem Leben auf dieser Erde mit Liebe begegnen, sind Sie in der Lage, über das eigene Ich hinwegzuschauen und stattdessen Ihren Blick nach außen auf ihre Umgebung zu richten, um dort die grenzenlosen Möglichkeiten zu erkennen, die sich in der Natur widerspiegeln. Sie können es schaffen, in allen Bereichen Ihres Lebens erfolgreich zu sein – angefangen bei gesundheitlichem Wohlbefinden bis hin zu emotionalem und spirituellem Wohlbefinden. Sie können sich auch sicher sein, dass Sie nicht der erste Mensch sind, der sich auf die Reise zu ganzheitlichem Wohlbefinden begeben hat. Viele andere haben diese Reise vor Ihnen gemacht und Erfolg gehabt, und es werden noch viele andere nach Ihnen kommen und Erfolg haben. Aus diesem Grund können wir auch sagen, dass sich in uns Menschen der wunderbare Erfolg des Universums widerspiegelt, das Leben auf diesem Planeten und weit darüber hinaus zu erhalten. Diese Tatsache sollten wir uns stets vor Augen führen, wenn wir nach Gesundheit, Ausgeglichenheit und ganzheitlichem Wohlbefinden streben. „Wir sind das Spiegelbild der uralten elementaren Kräfte, das Spiegelbild unserer uralten Vorfahren", diesen Leitsatz wiederholen die Huichol-Indianer immer und immer wieder.

Und darin liegt eine Zielsetzung oder Aufgabe des Schamanentums. Wir sind Teil allen Lebens. Wir alle atmen dieselbe Luft, ganz gleich wo wir uns befinden. Wir alle wandeln auf dieser Erde. Auch wenn unter unseren Füßen Asphalt ist, so befindet sich dennoch Mutter Erde darunter. Und auch Vater Himmel ist über uns. Wir Menschen befinden uns zwischen beiden, in der Mitte. Wir sind ein Bindeglied zwischen Himmel und Erde, eine Brücke zwischen diesen beiden Welten. Dieses Bild beschreibt in einer sehr viel größeren Dimension, wie es sich anfühlt, wenn wir ein Teil von etwas sind – ein Teil von einer Sportgruppe oder einer spirituellen Gruppe –; wenn wir ein Teil von einer großen Familie sind, anstatt allein oder ausgegrenzt zu sein von etwas ganz Wunderbarem, das sich ereignet.

Der erste Schritt, um dem Leben auf dieser Erde mit Liebe zu begegnen, beginnt damit, dass Sie einfach beschreiben, wie Sie Ihr Leben leben wollen. „Ich will leben. Ich will ein Teil allen Lebens sein. Ich will ein Teil der Flüsse sein, die ins Meer fließen. Ich will ein Teil der wunderschönen Großmutter Meer sein, die den Sand vor mir und in meinem Selbst überspült. Ich will ein Teil des überwältigenden Sonnenaufgangs und Sonnenuntergangs sein, um den Himmel über mir und die Erde unter mir ganz bewusst wahrzunehmen. Ich verehre den Geist der Schöpfung. Ich verehre die spirituellen Kräfte der Natur. Das bin ich als Mensch, das ist mein Wesen."

Wir geben Ihnen gleich eine nützliche Anleitung oder Meditation, die Ihnen dabei helfen wird, diese enge Verbindung zur Natur, zur Ganzheit allen Lebens aufzubauen. Sie kennen diese Übung in leicht abgewandelter Form bereits aus einem früheren Kapitel.

Setzen Sie sich an einen ruhigen Ort und fühlen Sie oder stellen Sie sich bildlich vor oder malen Sie sich in Gedanken aus, wie eine Art Nabelschnur aus dem untersten Ende Ihrer Wirbelsäule wächst und tief in unsere Mutter Erde hineinreicht. Fühlen Sie, wie Ihr Körper fest mit dem Körper von Mutter Erde verwachsen ist. Atmen Sie ganz langsam und spüren Sie dabei, wie Sie mit jedem Atemzug die Schönheit, die sich auf unserer Mutter Erde befindet, tief in Ihren Körper einatmen: Die wunderschönen Berge, Seen, Wasserfälle und all die anderen Dinge, die Sie als schön und gewaltig empfinden.

Sie können sich auch vorstellen, wie Sie zusammen mit einem Vogel durch die Luft fliegen oder wie Sie zusammen mit der Strömung einen Fluss hinunterfließen. Egal, wofür Sie sich entscheiden, Sie bewegen sich durch Ihr Leben, indem Sie sehr eng mit Ihrer Umgebung und mit allem Leben um Sie herum verbunden sind und diese Verbindung von Einheit, von Ganzheit erleben. Sie können diese Übung jederzeit machen, um Kraft und Energie zu tanken oder um Ihr Gefühl des Eins-Seins mit der Natur zu verstärken.

Startschuss für ein Leben mit grenzenlosen Möglichkeiten

Erweitern Sie die Grenzen Ihrer Leistungsfähigkeit und leben Sie ein Leben mit grenzenlosen Möglichkeiten. Es kann ganz einfach sein: Probieren Sie eine neue Sportart aus, seien Sie beständiger in Ihren Anstrengungen und stärken Sie Ihr Selbstvertrauen, indem Sie dem Leben mit Zuversicht begegnen. Es kann auch schwierig sein: Versuchen Sie, einer bekannten Situation, die normalerweise viele negative Gedanken auslöst, eine neue positive Sichtweise abzugewinnen. Es kann sogar beängstigend sein: Sagen Sie ja, ich könnte scheitern, aber ich versuche es trotzdem. Ein Leben mit grenzenlosen Möglichkeiten: Sie müssen nur entschlossen den ersten Schritt machen. Ihre Gemeinschaft wird Sie unterstützen und alle vier Kräfte des Lebens (Liebe, Intuition, Intelligenz und körperliche Kraft) werden Ihnen dabei helfen, Ihre Ziele zu erreichen. Und denken Sie immer daran: Genauso wie die Sonne einst ein junges Mädchen war oder wie aus einem Samenkorn einmal ein großer Baum heranwächst, können auch Sie mit etwas Zeit Ihre Vision, Ihren Traum verwirklichen, auch wenn er heute noch jenseits der Grenzen Ihrer Leistungsfähigkeit liegen mag.

KAPITEL 8

Fit Soul – Fit Body: Die Fitness-Vision fürs Leben

Kein Rätsel ist so schwierig, dass es der Große Geist nicht zu lösen vermag ...

Wir haben Ihnen viele Hilfsmittel an die Hand gegeben, wie Sie das Fit Soul – Fit Body-Programm mit Leben füllen können. Wie stark und wie nachhaltig sich das Verschmelzen der beiden Welten von Fit Soul und Fit Body auf mein eigenes Leben ausgewirkt hat, lässt sich am aussagekräftigsten an meiner langen, über viele Jahre dauernden Karriere als Profisportler ablesen, die mit meinem letzten Ironman-Sieg 1995 zu Ende ging. Im ersten Kapitel habe ich bereits anklingen lassen, wie sehr mich die Zeit als Brants Schüler verändert hat: Ich habe mich von einem Sportler mit einer spirituellen Lebensanschauung in einen spirituellen Menschen verwandelt, der auch Sportler war. Und dank der Fit-Soul-Übungen habe ich mein inneres Gleichgewicht gefunden, aus dem ich Kraft und Energie schöpfen konnte, um meine Triathlonkarriere zielstrebig voranzutreiben – angefangen bei der Motivation, die ich Tag für Tag für mein Trainingsprogramm für die Wettkampfvorbereitung aufbringen musste, bis hin zum effektiven Training meiner mentalen Stärke, die ich ebenso brauchte, um einen Wettkampf zu gewinnen. Ich habe miterlebt, wie andere Triathleten verzweifelt nach dem tieferen Sinn des Lebens gesucht haben, indem sie ihre Trainingsintervalle auf der Bahn immer weiter verbesserten, oder auch indem sie ein weiteres Rennen auf ihre Wettkampfliste setzten in der Hoffnung, auf diese Weise Erfolg, Glück und ein Gefühl großer innerer Zufriedenheit zu erlangen.

Ich hatte ziemlich großes Glück, denn schon auf meinem ersten Retreat mit Brant in Mexiko hatte ich gelernt, dass Wettkampfsiege zwar zu einem gewissen Teil dazu beitragen können, dass man mit sich und seinem Leben zufrieden ist, aber dass sie ganz sicher nicht den Königsweg beschreiben, auf dem man zu einem nachhaltigen Gefühl von innerer Zufriedenheit und Ruhe gelangt. Das wurde mir nach meinem dritten Sieg in Kona dann auch schlagartig klar. Denn dieses unglaubliche Hochgefühl von Erfolg und innerer Zufriedenheit hatte nach meinem ersten Ironman-Sieg 1989 fast ein ganzes Jahr lang angehalten; nach meinem zweiten Sieg nur noch ein Vierteljahr und nach dem dritten Sieg war es nach ein paar Wochen bereits verflogen. Als ich mir dann die Frage stellte, wie viele Ironman-Siege ich wohl noch erkämpfen müsste, um wirklich jeden Tag mit meinem Leben rundum zufrieden zu sein, ging mir plötzlich ein Licht auf. Hundert? Tausend?

Dieser Augenblick markierte einen wichtigen Wendepunkt in meinem Leben. Denn ab da verlagerte sich mein sportlicher und spiritueller Schwerpunkt: Während ich früher auf die Hoffnung gebaut hatte, dass ein gesunder, durchtrainierter Körper auch meine Seele gesund und stark erhalten würde, habe ich mich jetzt zuerst um meine seelische Gesundheit und mein seelisches Wohlbefinden gekümmert ... und die so gewonnene Kraft und Energie dann dazu genutzt, um meinen Körper zu trainieren und gesund zu erhalten.

Bei meinem ersten Retreat mit Brant hatte ich ein unbeschreibliches Gefühl von Freude und Zufriedenheit erlebt. Und bei jedem darauffolgenden Retreat oder Workshop wurde dieses Gefühl nicht nur intensiver und drang tiefer in mein Herz, sondern es hielt auch immer länger an. Brants weise Ratschläge halfen mir dabei, mich von Verhaltensweisen und Denkmustern zu lösen, die mich daran hinderten, wahrhaft inneren Frieden zu erlangen. Seine Zeremonien haben meinen Körper und meine Seele miteinander ins Gleichgewicht gebracht und es hatte sogar den Anschein, als würden sie eine tief greifende Veränderung bis in den kleinsten Winkel meines Körpers bewirken. Jedes Mal, wenn ich meine Fit-Soul-Übungen gemacht habe (wie sie hier im Buch beschrieben sind), habe ich etwas Positives erlebt. So konnte es sein, dass ich durch diese Übungen entweder eine ganz neue Verbindung zur Natur herstellen konnte, die mir Kraft schenkte oder dass ich eine Lebensweisheit gewinnen konnte, oder dass sie mir einfach nur ein Gefühl von Wohlbefinden und tiefer innerer Zufriedenheit bescherten, wodurch sich alle Probleme des Lebens relativierten. Einfach, aber sehr effektiv.

Ich hatte Glück ... verdammt großes Glück. Denn wahrscheinlich hätte ich mich bei dem Versuch, den Ironman Hawaii zu gewinnen, durch eine unendliche Zahl von Wettkämpfen quälen können, doch ganz gewiss wäre ich nie in der Lage gewesen, ihn ohne Brant und die traditionelle Weisheit der Huichol-Indianer auch tatsächlich zu gewinnen. Und selbst wenn ich es doch irgendwie auch ohne Brants unermessliche Hilfe, Unterstützung, Kraft und Energie geschafft hätte, wäre ich trotzdem nicht in der Lage gewesen, wahren inneren Frieden zu finden – dieses wunderbare Gefühl, das nicht wieder vergeht. Doch in Brant fand ich einen Lehrer, der mit Einfühlungsvermögen, Weisheit, Kraft und heilender Energie alles in meiner Welt und im meinem Leben wieder miteinander in Einklang gebracht hat. Ich habe schon miterlebt, wie andere Sportler in verschiedenen Sportarten große Erfolge gefeiert haben und am Ende nur enttäuscht waren, weil sie aus diesen Glücksmomenten keine nachhaltige Zufriedenheit für ihr Leben ziehen konnten. Voller Verzweiflung haben sie dann immer wieder versucht, an ihre früheren Erfolge anzuknüpfen, um dieses Hochgefühl noch einmal zu erleben, auch wenn ihre besten Jahre schon längst hinter ihnen lagen.

Meine Uhr tickte bereits. Denn kein Sportler kann in seiner Sportart immer in Bestform sein. Deshalb sollte 1995 auch das letzte Jahr in meiner Profikarriere sein, mein letzter Ironman …, mein Abschied – entweder als Gewinner oder Verlierer. Natürlich wollte ich als Gewinner von der Triathlonbühne abtreten. Doch 1995 gab es eine ganze Reihe massiver Hindernisse, die meinen Traum vom Sieg ganz leicht in einen Albtraum hätten verwandeln können. Zum einen wäre ich zum Zeitpunkt der Ironman-Weltmeisterschaft 37 Jahre alt und damit in einer Altersgruppe, die weit ab jener goldenen Jahre liegt, die eine optimale Chance auf den Sieg versprechen. Schließlich hatte bisher noch kein einziger Sportler diesen Wettkampf gewonnen, der auch nur annähernd so alt war wie ich sein würde. Gemessen an meinem früheren Trainingsprogramm würde ich nun außerdem meine tägliche Trainingsdauer um 25 bis 50 Prozent reduzieren müssen, weil ich schlichtweg zu alt war, um den enormen Trainingsumfang früherer Jahre körperlich bewältigen zu können.

Zum anderen hat schließlich alles im Leben seinen Preis, und dabei spielt es auch keine Rolle, wie sehr man sich als Leistungssportler darum bemüht, ein gewisses Gleichgewicht aufrechtzuerhalten. Bei mir war es so, dass mein Körper schneller ermüdete und meine Kraftreserven immer weniger wurden – eine denkbar ungünstige Kombination für jemanden, der versucht, das Unmögliche möglich zu machen. Dabei musste ich gegen Athleten antreten, die zehn bis fünfzehn Jahre jünger waren als ich und die auch das richtige Ironman-Training absolvieren konnten, das für dieses Vorhaben unerlässlich ist – zumindest was die körperliche Seite betraf. Ich würde also versuchen, gegen Konkurrenten zu gewinnen, gegen die ich mich in verschiedenen Triathlon-Events der letzten beiden Jahre nie behaupten konnte, da sie stets vor mir ins Ziel kamen. Nüchtern betrachtet hatte ich – selbst aufgrund meiner Erfahrung – also nicht die geringste Chance, diese Ironman-Weltmeisterschaft zu gewinnen.

Doch Brant hatte mir in den vergangenen Jahren bis zu diesem Ironman-Event immer wieder diesen einen Satz gesagt: „Kein Rätsel ist so schwierig, dass es der Große Geist nicht zu lösen vermag." Ich wusste, dass ich mich auf Brant verlassen konnte: Er würde mir nicht nur dabei helfen, mit dem Fit-Soul-Programm mein seelisches Gleichgewicht zu trainieren, sondern er würde auch all seine schamanischen Heilkräfte nutzen, um meinen völlig erschöpften Körper wieder ins Gleichgewicht zu bringen. Ohne das Fit-Soul-Programm wäre mein 37 Jahre alter Körper zweifellos sehr schlecht weggekommen. Ohne Brants Hilfe, wäre ich das Opfer meiner Selbstzweifel geworden, noch bevor ich überhaupt meine erste Trainingseinheit anvisiert hätte. Ohne ihn hätte meine Angst vor diesem Faktor Alter mein Selbstvertrauen zutiefst erschüttert und mich aus purer Verzweiflung dazu getrieben, zu viel zu trainieren. Ohne Brants Zeremonien, die die uralten elementaren Kräfte veranlasst haben, mich zu unterstützen und mir Kraft und Energie zu schenken, wäre ich wohl wie jeder andere Champion in Kona angekommen, der einmal zu oft nach dem Sieg greifen wollte. Doch zum Glück hat das Schicksal eine andere Wende genommen.

Der Glaube versetzt Berge

Mit meinen 37 Jahren habe ich meinen täglichen Trainingsumfang angemessen reduziert; sollten doch die Jüngeren ruhig den täglichen Trainingsmarathon gewinnen. Viele Trainingseinheiten habe ich aus dem einfachen Grund ausfallen lassen, weil ich mich noch immer schlapp fühlte und genau wusste, dass ich auf jedes noch so kleine Bisschen Energie angewiesen war, um meine Energiespeicher bis zum Wettkampftag optimal aufzufüllen. Ich hatte in diesem Jahr noch ein paar zusätzliche Sitzungen bei

Brant, in denen ich mich ganz intensiv darauf konzentrierte, meine seelische Fitness in Bestform zu bringen. Im August, das heißt, genau zu der Zeit, als meine Trainingspartner mitten in der heißen Phase ihres Ironman-Trainings steckten, zog es mich zu Brants alljährlichem Sommer Retreat. Und speziell in diesem Jahr fand es über einen Zeitraum von acht Tagen an einem besonderen Ort mitten in der Wildnis von Alaska statt. Nach allem, was ich in diesem Jahr durchgemacht hatte, bedeutete dieser Aufenthalt für mich eine Wende zum Guten.

Als Brant mich erblickte, fragte er mich sofort, „Wirst Du den Ironman dieses Jahr gewinnen?" Meine Antwort war nur, „Wirst Du mir dabei helfen?" Dann musterte er mich kurz mit seinem geschulten Schamanenblick, um sich schnell ein Bild von meiner Situation zu machen und sagte dann, „Dieses Jahr brauchst Du noch zusätzlich Unterstützung durch eine ganz spezielle Zeremonie!" Das waren die einzigen Worte, die wir über den Ironman gewechselt haben, während dieser acht wundervollen Tage, die wir in inmitten der atemberaubenden und imposanten Natur Alaskas verbracht haben. Hier brauchen Sie keinen Wecker – warten Sie einfach, bis der Ruf des Adlers oder der Gesang der Wale den Beginn eines neuen Tages ankündigt!

Brant nutzte diese frühen Morgenstunden, um mich all dieselben Übungen machen zu lassen, die ich auch zuvor schon immer regelmäßig gemacht hatte. Viele seiner Worte und Botschaften, sollten mir später während des Wettkampfs – der immerhin schon in zwei Monaten stattfinden sollte – in Augenblicken der Verzweiflung einen Ausweg aufzeigen. Er führte mich an Orte, von denen eine starke spirituelle Kraft ausging und an denen ich Bitt- und Dankgebete sprechen und positive Affirmationen laut hinausrufen sollte, damit ich auf diese Weise um all jene Dinge bitten konnte, die mir in meinem Leben wichtig waren. Während meine Trainingspartner zu Hause lange Trainingsläufe absolvierten, um ihre Langzeitausdauerleistung noch weiter zu verbessern, unterzog ich mich Brants speziellen Heilungszeremonien, die meinen Körper wieder ins Gleichgewicht bringen und ihm neue Kraft und Energie geben sollten. Und während meine Konkurrenten ihre Trainingstagebücher systematisch nach Antworten für die optimale Trainingsvorbereitung durchsuchten, um die Ironman-Weltmeisterschaft zu gewinnen, fand ich diese Antworten, indem ich in die spirituelle Kraft der Natur Alaskas eintauchte und mich ganz auf meine seelische Fitness konzentrierte.

Eine von Brants letzten Anweisungen lautete, dass ich auf dem Weg nach Hawaii auf jeden Fall einen Zwischenstopp in Kalifornien einlegen und zu ihm nach Hause kommen soll, damit er noch eine letzte Zeremonie mit mir durchführen kann, um mich optimal auf das Ironman-Rennen einzustimmen. Nur wenige Wochen zuvor hatte ich aufgrund einer Blutuntersuchung erfahren, dass meine Blutwerte eher denen eines Sechzigjährigen gleichen als denen eines Mannes, der auf Ende 30 zuging. Keine gute Basis für jemand, der sich vorgenommen hatte den Ironman Hawaii zu gewinnen! Brant sprach genau diesen Punkt an. Denn durch seine schamanische Weisheit wusste er, dass selbst eine Woche in Alaska nicht ausreichen würde, um mich wieder ganz zu meiner alten Form zurückzubringen. Noch nie zuvor hatte ich diese spezielle Zeremonie gemacht, und auch wenn ich mich jetzt gut vorbereitet fühlte, so wusste ich dennoch genau, dass ich Brants Intuition absolut vertrauen konnte.

Als ich von meinem Retreat zurückgekehrt war, fing ich gleich mit meinem Training an. Ich merkte, dass mir Trainingsanforderungen, die ich vor meiner Reise nach Alaska nur mit Mühe bewältigen konnte, nun viel leichter fielen. Je näher der Wettkampftermin rückte, desto zuversichtlicher wurde ich. Aber ich wusste auch, dass ich mich auf eine extrem harte Prüfung einlassen würde und dass meine Vorbereitung erst abgeschlossen war, wenn ich mir auf meiner Reise nach Hawaii den letzten Segenswunsch von Brant abgeholt hatte.

Als ich bei Brant ankam, hatte er draußen vor seinem Haus eine Feuerzeremonie vorbereitet – jenes wunderbare Feuer, um das sich die Menschen überall auf der Welt seit Jahrtausenden versammeln. Bevor Brant mit seiner schamanischen Zeremonie begann, haben wir zuerst ein wenig miteinander geschertzt, damit sich die Anspannung, die sich durch den bevorstehenden Wettkampf in mir aufgebaut hatte, etwas lösen konnte. Dann sang Brant seine heiligen Lieder, die mein Herz an einen Ort der Hoffnung, des Vertrauens und der Freude geleiteten. Mit dieser einzigartigen Feuerzeremonie – wie sie wohl nur die wenigsten Schamanen auf diesem Planeten beherrschen – hat er zu meiner Unterstützung die uralten elementaren Kräfte zu Hilfe gerufen, die von den Huichol-Indianern seit ewigen Zeiten verehrt werden. Mit seinen Liedern hat er meinem Körper auf ganz natürliche Weise Kraft und Energie geschenkt. Das Ende der Zeremonie haben wir mit einem Händedruck und einer Umarmung besiegelt, und der Blick in seine Augen sagte mir beim Abschied, dass ich nun bereit war.

Mit 37 gehört man normalerweise noch nicht zum alten Eisen. Aber im Leistungssport ist das etwas anderes: Ich war steinalt, ich war ein Fossil und all die jungen Sportler würden sich die Finger nach dieser letzten und höchstwahrscheinlich erstklassigen Gelegenheit lecken, mir so richtig zu zeigen, wo der Hammer hängt und mich in die (Lava-)Wüste schicken. In den Jahren davor war ich Mark Allen, der zurückgekehrte Champion – eine Tatsache, die ich im Rennen zu meinem Vorteil nutzen konnte. Doch jetzt war ich Mark Allen, der alternde Ironman-Veteran, der zurückgekehrt war, um noch einmal – einmal zu oft, wie die meisten meiner Konkurrenten hofften – an den Start zu gehen. Keiner von ihnen sah in mir etwa einen Rivalen, von dem eine ernst zu nehmende Gefahr ausging. Ich kam mir vor wie ein schwaches lahmendes Tier, eingekreist von einem Rudel hungriger Wölfe. Keine Chance, meinem Schicksal zu entrinnen.

Das Rennen meines Lebens

Um sieben Uhr morgens begann mit einem lauten Startschuss aus der Kanone ein Wettkampftag, von dem niemand wusste, welche Anstrengung es ihn kosten würde, diesen Tag durchzustehen. 50 Minuten später lag die Schwimmstrecke hinter mir und durch dieses erste Zeitergebnis hatte ich eine Vorstellung, wie sich der Tag entwickeln konnte. Auf dem Weg zu meinem Rad erfuhr ich dann, dass die meisten meiner härtesten Konkurrenten noch im Wasser waren … ganz bestimmt ein gutes Zeichnen. Ich atmete etwas auf. Ein paar Sekunden Vorsprung auf dem Rad reichen schon aus, um außer Sichtweite zu kommen – aus den Augen, aus dem Sinn. Ein unsichtbarer Anführer ist immer schwerer zu schlagen als ein Konkurrent, der neben einem läuft und an dem man nach und nach vorbeiziehen kann.

Die Radstrecke begann für mich besser als ich es mir hätte träumen lassen. Denn schon nach den ersten 15 Meilen – von insgesamt 112 Meilen, die zu fahren waren – hatte ich die Führung übernommen. Meine Herzfrequenz war im grünen Bereich, ich fühlte mich fantastisch und ich fuhr – im Vergleich zu meinen früheren Ironman-Siegen – früher an der Spitze. Und genau in diesem Augenblick machte ich meinen ersten Fehler. Ich dachte auf einmal, wie einfach doch dieser letzte Sieg werden würde und spürte, wie sich dieses Gefühl von übermäßigem Selbstvertrauen in mir breit machte, das die Beständigkeit meiner Konzentration, meiner Aufmerksamkeit und meiner Klarheit beeinträchtigte. Brant hat in diesem Buch betont, wie wichtig es ist, nach dem Vorbild der Huichol-Indianer nach Beständigkeit zu streben, denn sie orientieren sich nie extrem nach oben und ganz gewiss auch nie extrem nach unten. Für sie ist Beständigkeit eine Quelle der Kraft, aus der sie schöpfen, damit sie nicht wie ein Jo-Jo werden, das sich unentwegt rauf und runter bewegt. Ich ließ mich also dazu verleiten, diesen wichtigen Leitsatz zu ignorieren und war in Gedanken schon dabei, meine Dankesrede aufzusetzen, die ich am nächsten Abend anlässlich der Preisverleihung halten wollte.

Doch in einem Ironman-Rennen gibt es unendlich viele Faktoren, die einen wieder auf den Boden der Tatsachen zurückholen. In diesem Jahr kamen sie in Form eines 24-jährigen Deutschen namens Thomas Hellriegel, der an mir vorbeirauschte, als würde er die Strecke auf einem Motorrad und nicht auf einem Fahrrad zurücklegen. Er hat sich nicht einmal umgedreht. Am Ende der Radstrecke hatte er einen satten Vorsprung von über 13 Minuten herausgefahren. Nun lag die Marathonstrecke vor mir lag und ich musste der bitteren Realität ins Auge schauen: Mir war klar, dass ich – wenn ich wirklich gewinnen wollte – eine Meile 30 Sekunden schneller laufen musste als Hellriegel, und zwar jede einzelne der insgesamt 26 Meilen. Und das schien mir absolut ein Ding der Unmöglichkeit zu sein. Denn bisher hatte es noch niemand geschafft, einen so enormen Zeitrückstand wieder aufzuholen.

„Kein Rätsel ist so schwierig, dass es der Große Geist nicht zu lösen vermag." Diese Worte von Brant erfüllten meine Seele mit Hoffnung und gaben mir das Selbstvertrauen, den Marathonlauf zumindest anzutreten. Auf den ersten Meilen der Strecke gab es tausend Augenblicke, in denen ich am liebsten aufgegeben hätte. „Ich habe fünfmal den Titel geholt. Das reicht doch, oder etwa nicht? Wer braucht denn schon diese Qual und Demütigung? Ich ganz sicher nicht!"

Ein paar Meilen lagen zwar schon hinter mir, aber ich hatte noch immer keine Zeit gutgemacht. Die Laufstrecke führte direkt vor meinem Hotel vorbei. Jetzt oder nie. Aufgeben oder weitermachen. Aufgeben wäre ganz leicht. Weitermachen erschien mir unmöglich. „Es ist immer erst dann vorbei, wenn es vorbei ist" – das ist eine weitere Lebensphilosophie der Huichol-Indianer, die Brant mir immer wieder eingebläut hatte und an die ich mich wieder erinnerte. Wenn ich aufgeben würde, wären meine Chancen auf den Sieg gleich null. Wenn ich jetzt den leichten Weg gehen würde, wäre damit auch jegliche Hoffnung dahin, dass sich Brants intensive Bemühungen, mich optimal auf diesen Wettkampf vorzubereiten, doch noch auszahlen könnten. Denn nur wenn ich durchhalten und weitermachen würde, hätte ich vielleicht eine Chance.

„Die uralten elementaren Kräfte testen stets unsere Absichten", diesen Satz hat Brant immer zu uns gesagt, wenn wir alle zusammen im Kreis um das Feuer saßen. Gerade war ich im Begriff, die Bedeutung und Tragweite dieses Satzes am eigenen Leib zu erfahren. Natürlich wollte ich siegen, keine Frage, allerdings hatte ich mir in Gedanken ausgemalt, ich könnte diesen Sieg locker lässig nach Hause tragen. Doch diese Wunschvorstellung entwickelte sich in der Realität zu einer kompletten Katastrophe. Sie passte so gar nicht zu dem wunderbar perfekten Plan, den ich mir in den letzten Tagen vor dem Rennen für den Wettkampftag zurechtgelegt hatte. Doch es gab noch Hoffnung. Denn Brant hatte dafür gesorgt, dass mein Körper und meine Seele rundum fit und bereit waren für diese Herausforderung. Jetzt war es an mir, meine Lebensweise und mein Handeln an meine Ziele anzupassen, indem ich weitermachte und dadurch auch meinem Lehrer, seiner Arbeit und der Tradition der Huichol-Indianer meinen Respekt entgegenbrachte.

Eine Meile später überholte ich meinen ersten Konkurrenten und konnte zu Platz drei an der Spitze aufschließen. Knapp 13 Meilen später hatte ich mich auf Platz zwei vorgeschoben. Nun befand sich nur noch ein Läufer zwischen mir und dem Sieg. Sein Vorsprung verringerte sich kontinuierlich um etwa 30 Sekunden pro Meile. Doch das reichte bei Weitem noch nicht aus, um den Sieg sicher in der Tasche zu haben.

Fünf Meilen später – es waren mittlerweile noch acht Meilen bis zum Ziel – trennte mich ein Zeitvorsprung von vier Minuten vom Sieg. Was also in den nächsten 50 Minuten geschehen würde, könnte zum Aushängeschild meiner Karriere werden. Wenn ich es schaffte, würde ich als einer der größten Ironman-Champions in die Geschichte eingehen. Wenn ich es nicht schaffte, würde ich nicht als fünffacher Ironman-Champion in die Geschichte eingehen, sondern eher als der alternde Champion, der sich einmal zu oft dieser Herausforderung gestellt hat. Erfolgsdruck? Nur ein bisschen.

„Alles ist lebendig, … die Bäume, die Steine und die Erde. Rufe laut heraus, wenn Du Hilfe brauchst." In jedem Seminar und in jedem Retreat, an denen ich jemals teilgenommen habe, hat Brant diesen Satz unermüdlich wiederholt. Und Big Island, Hawaii ist sehr lebendig. Der Vulkan Mauna Kea ist, von seinem Sockel am Meeresboden gemessen, bis zu seinem höchsten Punkt über 10.000 Meter hoch und unbestreitbar einer der höchsten Berge der Erde. Ich rief laut. „Hilf mir! Ich werde für den Sieg alles geben, was ich habe. Aber ich brauche Deine Hilfe."

Nach der nächsten Meile hatte ich etwa 40 Sekunden gegen Hellriegel aufgeholt, eine Meile später waren es schon über 50 Sekunden und wieder eine Meile später hatte ich eine Minute und 15 Sekunden herausgelaufen. Bei Meile 23 der Laufstrecke hatte ich den Mann an der Spitze endlich überholt, der einmal 13 Minuten Vorsprung hatte und noch dazu 13 Jahre jünger war als ich. Drei Meilen später beendete ich dann meine Ironman-Karriere mit dem sechsten Weltmeisterschaftstitel in einem Rennen, das als das größte Comeback in die Ironman-Geschichte eingehen sollte.

Die ersten sechs Jahre, in denen ich am Ironman Hawaii teilnahm, waren ein einziger Kampf, in dem ich nie die Antworten auf jene Frage gefunden habe, von der ich nicht einmal wusste, dass ich sie überhaupt stellen musste: Wie arbeite ich an meiner seelischen Fitness? Die zweiten sechs

Jahre meiner Ironman-Karriere hatte ich dem glücklichen Zufall zu verdanken, dass ich Brant begegnet war und bei ihm in die Lehre gehen konnte. Denn seine Segnungs- und Heilungszeremonien und seine Lehren brachten nicht nur Leben in meine Seele und in meinen Geist, sondern sie stärkten mich in all jenen Bereichen, in denen ich mit Schwächen zu kämpfen hatte. Seine Fähigkeiten als Lehrer und seine Freundschaft halfen mir dabei, eine gesunde Seele zu entwickeln. Sie ist das solide Fundament, auf das ich meine Träume aufbauen und in Form von sechs Ironman-Weltmeistertiteln verwirklichen konnte, und auf das ich ein Leben aufbauen konnte, das mir mithilfe einfacher Übungen und Techniken ermöglicht, nachhaltige Veränderungen zu bewirken.

Brant ist bis zum heutigen Tag mein Lehrer geblieben und ich nutze dieselben Fit-Soul-Techniken, die wir in diesem Buch beschrieben haben, um beständig an meiner Fit Soul – Fit Body-Lebenseinstellung weiterzuarbeiten. Ich nehme mir regelmäßig eine Auszeit von meinen täglichen Verpflichtungen, damit ich wieder mit der spirituellen Kraft und Energie der Natur in Verbindung treten kann und besuche dazu die Retreats, die Brant an den schönsten Plätzen überall auf Welt organisiert – auf Kreta, in den italienischen Alpen, in Alaska, in Japan oder auf Mount Shasta im Norden Kaliforniens. Ebenso sind viele der hier im Buch beschriebenen Sport-Übungen für mich zu einem festen Bestandteil meines Tagesablaufs geworden. Schließlich führen auch viele kleine Schritte mit der Zeit zu großen Veränderungen. Fit Soul – Fit Body ist als Lebensaufgabe doch ein erstrebenswertes Ziel für uns alle.

Fit Soul – Fit Body: Der sichere Weg zum Erfolg

Wir haben Ihnen gezeigt, wie Sie unser Fit Soul – Fit Body-Programm nutzen können, um nachhaltige körperliche, emotionale und spirituelle Veränderungen zu bewirken und Ihre Lebensqualität zu verbessern. Mit diesem Programm können Sie all Ihre persönlichen Zielvorstellungen verwirklichen – ganz gleich, ob es sich dabei um berufliche Ambitionen handelt oder um partnerschaftliche, gesundheitliche oder sportliche Ziele und Visionen. Alle Menschen – ganz gleich, ob sie in einem Huichol-Dorf in den Bergen von Mexiko leben oder in einer Wohnanlage in der Großstadt – können von den hier beschriebenen Fit-Body-Sportübungen und Fit-Soul-Übungen profitieren. Allerdings dürfen Sie nicht vergessen, dass diese Übungen, Techniken und neuen Sichtweisen ihre volle Wirkung erst über längere Zeit entfalten. Ein Schnellverfahren gibt es nicht. Eine schnelle Verbesserung Ihrer Fitness ist ebenso kurzlebig wie ein rasanter Gewichtsverlust. Die großen Veränderungen in Ihrer Seele und Ihrer Persönlichkeit erfordern daher erheblich mehr Disziplin und Engagement, als Sie an einem Wochenende aufbringen können. Nachhaltige Veränderungen zeichnen sich immer erst auf lange Sicht ab und sind nicht von jetzt auf gleich erkennbar. Denn in aller Regel können tief greifende Veränderungen erst nach einigen Monaten oder sogar Jahren beständiger Bemühungen entstehen.

Das ist auch der Grund dafür, warum wir von einer „Fit Soul – Fit Body-Reise" beziehungsweise von Fit Soul – Fit Body als „Lebensaufgabe" sprechen. Beherzigen Sie diesen Gedanken – arbeiten Sie langsam, aber beständig auf Ihre Ziele hin –, damit Ihr Leben zu einer fantastischen Reise wird. Schließlich wird ein Lauftraining, das Sie nur ein einziges Mal machen, Ihnen kaum dabei helfen, die überflüssigen Pfunde loszuwerden. Ein beständiges und regelmäßiges Lauftraining schon eher. Und wenn Sie Ihr Wunschgewicht erreicht haben, sollten Sie Ihr Programm natürlich beibehalten, damit diese Veränderung auch von Dauer ist. Dasselbe gilt für die Fit Soul Übungen: Wenn Sie gelernt haben, Fit Soul Übungen zu machen, heißt das nicht automatisch, dass Sie in Zukunft vor neuen Herausforderungen oder Enttäuschungen gefeit sind. Wenn Sie jedoch beständig und regelmäßig diese Übungen absolvieren, fällt es Ihnen leichter, schwierige Situationen zu bewältigen. Machen Sie es sich jeden Tag aufs Neue zur Aufgabe, sich von alten Verhaltensmustern zu trennen, die Ihnen nicht nützen und ersetzen Sie diese durch neue, die Ihnen dabei helfen, Ihr Leben in Zukunft zu meistern.

Wenn Sie die Fit Soul – Fit Body-Reise für den Rest Ihres Lebens weiterführen wollen, müssen Sie die im Buch erläuterten Übungen regelmäßig anwenden. Sobald Sie Ihre kurzfristigen Zielsetzungen erreicht haben, müssen Sie die nächsten Schritte für Ihre langfristigen Ziele entsprechend planen, anpassen und neu überdenken. Im weiteren Verlauf dieses Kapitels werden wir erörtern, wie Sie Ihre Ziele entwickeln und mit welchen Mitteln Sie diese Ziele erreichen können, indem Sie Ihrer Seele einen tieferen Sinn geben, mit sich im Gleichgewicht bleiben und Ihr wahres Ich erleben. Viele der Ideen, die wir hier einführen, sollen die zuvor behandelten Prinzipien und Leitsätze noch weiter vertiefen und ergänzen.

Entwickeln Sie Ihr Fit-Body-Ziel kontinuierlich weiter

In Kapitel 4 haben wir beschrieben, wie Ihnen eine ganz bestimmte Zielvorstellung als Ansporn dienen kann, mit Ihrem Fit Body Programm zu beginnen und wie Sie mithilfe dieser Zielvorstellung Ihre Motivation auch langfristig aufrechterhalten können. Doch was passiert, wenn Sie am Ziel angelangt sind? Was machen Sie, wenn Sie erreicht haben, was Sie erreichen wollten?

Die meisten Menschen hören dann ganz einfach auf. Das Ziel ist erreicht. Denn um dasselbe Ziel noch einmal in Angriff zu nehmen, dazu fehlt den meisten schlichtweg die Energie und Begeisterung, die beim ersten Mal noch da war. Aber gerade wenn es um ein sehr kurzfristiges Ziel geht, das man möglicherweise nie wieder erreichen kann, ist es besonders wichtig, dass man eine Antwort auf diese Frage parat hat. Seien wir doch einmal ehrlich. Es gibt Ziele im Leben, die ein Verfallsdatum haben – dazu zählen insbesondere Ziele, die unsere körperliche Leistungsfähigkeit betreffen, wie zum Beispiel Ironman-Weltmeisterschaften zu gewinnen. Denn wir sind von Natur aus nicht in der Lage, unsere Schnelligkeit, Ausdauer oder Kraft beliebig zu steigern, insbesondere wenn wir bereits die Lebensmitte erreicht haben. Falls Sie also auf der Suche nach der nächsten Etappe Ihrer Fit Body Reise sind, haben wir hier einige mögliche Etappenziele für Sie aufgelistet, die Ihnen dabei helfen sollen, Ihre Reise erfolgreich fortzusetzen:

- **Arbeiten Sie beharrlich an Ihren Zielen.** Wir betonen dies immer wieder, weil es so unendlich wichtig ist. Alle guten Dinge entstehen durch Beharrlichkeit. Und durch Beharrlichkeit in Ihren Bemühungen können Sie auch alle Fit-Soul- und Fit Body Ziele erreichen. Wenn das Laufpensum, das Sie absolvieren, eher zum Stressaufbau beiträgt als zum Stressabbau, sollten Sie das Laufen nicht aufgeben, sondern Ihr Laufpensum um zehn bis fünfzehn Prozent pro Woche reduzieren, bis Sie ein Trainingsniveau finden, bei dem Sie sich wieder wohlfühlen, und zwar sowohl körperlich als auch seelisch.

- **Sorgen Sie für Abwechslung.** Versuchen Sie sich in einer neuen Sportart oder in einer alten, die Sie schon eine ganze Weile nicht mehr gemacht haben. Egal, wofür Sie sich entscheiden, Sie werden mit ziemlicher Sicherheit feststellen, dass Sie mit der Zeit immer besser und leistungsfähiger werden. Falls es sich um eine Sportart handelt, die Sie zuletzt vor 20 Jahren ausgeübt haben, sollten Sie beachten, dass Sie sich nicht an Ihrer Leistungsfähigkeit von damals orientieren dürfen, sondern Ihren Leistungsanspruch an Ihr heutiges Alter anpassen müssen. Sie können aber genauso gut für Abwechslung sorgen, indem Sie sich neue Freizeitaktivitäten und Freizeitgruppen suchen oder einen Kurs zu einem interessanten Thema belegen, um Ihr Wissen zu erweitern. Es gibt Tausende von Möglichkeiten, wie Sie mehr Abwechslung in Ihr Leben bringen und sich neue Motivations- und Inspirationsquellen erschließen können, die Ihre Fit Soul – Fit Body-Visionen beflügeln.

- **Teilen Sie Ihre Erfahrung mit anderen.** Machen Sie einen anderen Menschen mit Ihrem Hobby vertraut oder mit einer Sportart, die Sie gut beherrschen. Denn nichts ist spannender als zu beobachten, wie man einen anderen Menschen mit der gleichen Begeisterung anstecken kann, die man selbst am Anfang des eigenen Lernprozesses durchlebt hat.

- **Bleiben Sie in den eigenen Reihen.** Orientieren Sie sich bei der Zielsetzung an Ihrer Altersklasse. Anstatt sich darauf zu konzentrieren, Ihre persönliche Bestzeit in einem bestimmten Sport-Event zu erzielen, sollten Sie – insbesondere wenn Sie merken, dass Ihr Körper älter wird – Ihr Augenmerk lieber darauf richten, in der Rangliste Ihrer Altersgenossen aufzusteigen. Da sie auch älter (und vermutlich langsamer) werden, ist es sinnvoll, die tatsächlichen Rennzeiten außer Acht zu lassen und sich an der Platzierung zu orientieren.

- **Bilden Sie Reserven.** Betrachten Sie Ihre Gesundheit wie ein Bankkonto, das man stets im Auge behalten sollte. An jedem Tag, an dem sie sich nicht bewegen, verringern Sie Ihre Kraftreserven ein wenig. An jedem Tag, an dem Sie Sport treiben, vergrößern Sie Ihre Kraftreserven ein wenig.

Geben Sie Ihrer Seele einen tieferen Sinn

Wir haben fast ebenso viel – wenn nicht sogar mehr – Verantwortung für das Wohlbefinden unserer Seele wie für das unseres Körpers. Denn in unserer Seele spiegelt sich genau das wider, was unser „Ich" ausmacht. Und dieses „Ich", das wir heute verkörpern, will an jedem Tag unseres Lebens weiter wachsen, ganz gleich, ob wir diesen Wunsch im Augenblick in uns spüren oder nicht. Damit wir kontinuierlich an unserer Welt und an ihren sich verändernden jahreszeitlichen Stimmungen teilhaben können, müssen wir uns an den Bedürfnissen unserer Seele orientieren und dafür sorgen, dass sich unsere Seele in jedem Jahr unseres Lebens immer im Einklang mit den Jahreszeiten befindet.

Der Winter ist eine Zeit der Regeneration. Genauso wie die Erde ruht und sich regeneriert, sollten auch Sie diese Zeit zur Regeneration Ihres Körpers und Ihrer Seele nutzen. Nutzen Sie das Licht der Sonne und des Feuers und lassen es tief in Ihr Herz hineinströmen, um innere Einkehr zu halten. Die Pflanzen nutzen die Kraft dieses Lichts, um im Herbst ihre Lebenskraft ganz nach innen zu ziehen und während des Winters ihre spirituelle Kraft und Energie von Grund auf zu regenerieren. Am Beispiel der Natur können

Sie sich bildlich vorstellen, wie derselbe Regenerationsprozess zu dieser Jahreszeit auch in Ihrem Körper stattfindet.

Fitness ist absolut keine Frage des Alters

Man ist nie zu alt, um noch mit einem Fitness-Programm zu beginnen oder sich sogar zum Schamanen ausbilden zu lassen. Und es ist auch keine Frage des Alters, ob man seine Sportschuhe und seinen scharfen Verstand gegen einen Schaukelstuhl und ein stumpfsinniges Leben eintauscht. Das beste Beispiel dafür ist mein Adoptiv-Großvater Don José. Er wurde stolze 110 Jahre alt und hat in seiner Heimat sogar bis ungefähr zwei Jahre vor seinem Tod noch schwere Lasten steil bergauf und bergab getragen. Im Laufe der Zeit, wenn Sie älter werden, werden sich auch Ihre kurzfristigen Fitnessziele ändern. Doch indem Sie Ihre Ziele immer wieder neu überdenken, an Ihrem Sportprogramm festhalten und auf Ihr seelisches Wohlbefinden achten, können Sie körperlich und seelisch rundum fit bleiben, und das ein Leben lang.

Wenn es Frühling wird, spiegelt sich das Erwachen der Erde auch im Inneren Ihres eigenen Körper wider. Es ist die Jahreszeit, in der Sie spüren, wie Sie wieder „lebendig werden" und mit neuer Kraft und Energie aus ihrem winterlichen Dornröschenschlaf erwachen.

Mit dem Sommer kommt auch die Jahreszeit des Lichts und es findet erneut eine Veränderung statt. Sie fühlen sich erfüllt von diesem Licht. Feiern Sie den Sommer. Feiern Sie das Licht.

Wenn der Herbst naht, kommt die Zeit der Rückbesinnung. Sie beginnen wieder von Neuem, Selbsteinkehr zu halten und all das Licht des Sommers zu ernten und tief in sich hineinzuziehen. Dies ist die Jahreszeit, um die Früchte Ihrer Begeisterung zu ernten und alles tief in sich aufzunehmen, was Sie in den anderen Jahreszeiten erlebt haben. Bewahren Sie sich diese Erfahrungen und Erlebnisse tief in Ihrem Inneren, damit Sie – auch wenn die Jahreszeiten und die Jahre vergehen – noch immer so sehr von der

Schönheit Ihrer Fit Soul – Fit Body-Ziele begeistert sind, dass Sie an diesem Programm ein Leben lang festhalten. Auf diese Weise können Sie auf Ihrer Fit Soul – Fit Body-Reise jedes Jahr Ihre Seele wieder ganz neu entdecken.

Wir Menschen reagieren im Allgemeinen sehr positiv auf den Wechsel der Jahreszeiten. Dieser Tatsache sollten Sie daher unbedingt sowohl bei Ihrer Trainingsplanung als auch bei der Planung Ihrer alltäglichen Abläufe Rechnung tragen. Variieren Sie zum Beispiel den Trainingsumfang (die wöchentliche Gesamttrainingszeit), die Länge Ihrer längsten Trainingseinheiten, die Art der sportlichen Aktivität sowie die Belastungsintensität und Ihre Trainingshäufigkeit pro Woche. Genauso wie wir uns nach etwas Regen sehnen, wenn jeden Tag die Sonne scheint, sehnt sich auch unser Körper nach etwas Abwechslung, wenn wir ihm tagein, tagaus dasselbe Training zumuten. Ein abwechslungsreiches Trainingprogramm sorgt daher für eine gute Trainingsbereitschaft und gute Ergebnisse.

DAS KREISLAUF DES LEBENS

Eine Reise stellen wir uns im Allgemeinen so vor, dass wir über eine direkte geradlinige Verbindung von unserem Ausgangsort zum anvisierten Zielort gelangen, und in gewisser Weise stimmt das ja auch. Wir beginnen mit einer Aufgabe und irgendwann bringen wir sie – hoffentlich – zu Ende. Dieser Prozess beschreibt eine gerade Linie. Aber er beschreibt auch gleichzeitig einen Kreis. Denn ein Kreis verbindet Vergangenheit, Gegenwart und Zukunft. Der Kreis ist ein heiliges Symbol der Ganzheit und Vollkommenheit, der uns mit allem Leben verbindet. Das Leben hört nicht einfach auf. Auf die Aufgabe, an der Sie gerade arbeiten, folgt immer eine neue. Auf jede Jahreszeit folgt immer die nächste. Wenn ein Jahr zu Ende ist, fängt immer ein neues an. Und auf jeden Sonnenuntergang, folgt immer wieder ein Sonnenaufgang.

Lassen Sie auf die Vollendung einer Aufgabe immer den Anfang einer neuen Aufgabe folgen. Das heißt, wenn Sie sich zum Beispiel das große Ziel gesetzt haben, einen Marathon zu laufen, müssen Sie auch mit dem Training beginnen. Es kann schon sein, dass Sie ein ganzes Jahr hartes Training investieren müssen, um dieses Ziel zu erreichen, aber wenn Sie es dann endlich geschafft haben, hinterlässt dies ein unglaubliches Glücksgefühl in Ihrer Seele. Und damit stehen Sie dann wieder am Anfang des Kreislaufs und sind bereit, die nächste Etappe Ihrer Reise zu beginnen. Dieser Kreislauf sollte sich in allem widerspiegeln, was Sie tun: Entwickeln Sie Ihre Ziele und geben Sie Ihrer Lebensreise einen tieferen Sinn, indem Sie immer wieder das nächste Ziel anvisieren und es dann verwirklichen.

In der Kosmologie der Huichol-Indianer spiegelt sich dieser Kreislauf des Lebens in einem stetigen Neuanfang wider. Denn indem sich die Huichol-Indianer auf Pilgerreisen begeben, auf Mutter Erde zu heiligen Orten in der Natur wandern, von denen eine starke spirituelle Kraft ausgeht, empfinden sie ihr eigenes Leben wie neu gelebte Schöpfung. Und daher ist ihr ganzes Leben durch einen fortwährenden Neuanfang geprägt. Das ist gelebte Fit Soul – Fit Body Philosophie. Denn die Vorstellung, dass das Leben ein ununterbrochener Kreislauf ist, gibt uns die Kraft, die schwierigen Phasen des Lebens erfolgreich zu bewältigen. Wir alle haben schon Zeiten erlebt, in denen uns das Leben mit scheinbar endlosen Prüfungen konfrontiert hat. Aber es gibt immer einen Punkt, an dem sich der Kreis wieder schließt und wir die Zeit der Prüfung endlich überstanden haben. Halten Sie durch! Lassen Sie Ihre Seele erstrahlen in Phasen des Unglücks oder schwieriger Prüfungen. Begegnen Sie Augenblicken des Zweifelns mit Ruhe. Nehmen Sie all die Veränderungen in Ihrem täglichen Leben und Ihrer Lebenseinstellung in Angriff, die Ihre Seele mit Zufriedenheit und Freude erfüllen. Vertrauen Sie auf sich selbst und in Augenblicken der Unsicherheit auf das Universum.

Aus der Sicht der Huichol-Indianer besteht das höchste Ziel für Körper und Seele darin, dass wir unser Leben ganz im Einklang und in Harmonie miteinander, mit unserer Gemeinschaft und mit allem Leben auf Mutter Erde leben. Wir könnten auch sagen, dass wir unser Leben so leben sollten, dass sich darin unsere uralten Vorfahren widerspiegeln: Dazu müssen wir nicht nur aus dem Leben von anderen lernen, die vor uns gelebt haben – gleichgültig ob sie aus unserer eigenen Familie stammen oder nicht –, sondern auch von der spirituellen Kraft der Natur. Dies kann zu der einfachen

Erkenntnis führen, dass wir unser Haus nicht an einem Fluss errichten, der regelmäßig das Land überschwemmt. Von der Ernährungsweise der Naturvölker haben wir gelernt, auf gesunde Nahrungsmittel zurückzugreifen, die unserem Körper nicht schaden. Mit der Ernährung verbindet ein Huichol-Indianer etwas sehr Positives, denn er stellt sich vor, wie sein Körper durch Nahrung, Luft und Wasser jeden Tag neue Kraft und Energie bekommt. Und indem wir unseren Körper mit allem Leben verbinden, das uns umgibt, nähren wir auch wieder unsere Seele, denn auf diese Weise wird uns bewusst, dass auch wir zum Kreislauf des Lebens gehören.

So bleiben Sie im Gleichgewicht

Jeder Schritt auf Ihrer Fit Soul – Fit Body-Reise bringt Sie auch einen Schritt näher zu Ihrem Ziel – näher zu einem ganzheitlichen Gleichgewicht, zu besserer Fitness, zu besserer Gesundheit, zu besserem allgemeinen Wohlbefinden sowie zu einer besseren Lebenseinstellung – und versetzt Sie dadurch in die Lage, sich mit Ruhe und Gelassenheit in nahezu jeder Lebenssituation zurechtzufinden. Eigentlich sollten wir dankbar dafür sein, wenn wir uns körperlich und seelisch im Gleichgewicht befinden, doch meistens sind wir uns dessen nicht einmal bewusst. Denn im Zustand ganzheitlichen Gleichgewichts kennen wir natürlich die Anzeichen für ein körperlich-seelisches Ungleichgewicht nicht, wie zum Beispiel Krankheit, Verletzungen, das Gefühl von Wut, Angst oder Neid, das Gefühl von Ausgebranntsein, das Gefühl von Motivationsverlust oder von hoher Stressbelastung. Erst wenn sich diese Anzeichen bemerkbar machen, wird uns leider bewusst, dass wir aus dem Gleichgewicht geraten sind.

Diese Aufgabe kann Teil Ihrer Lebensreise sein: Machen Sie sich einmal bewusst, wie empfindlich dieses Gleichgewicht ist. Machen Sie sich bewusst, dass eine positive Lebenseinstellung negative Gedanken erst gar nicht entstehen lässt, oder sie zumindest sehr gut in Schach halten kann. Machen Sie sich bewusst, dass die Sonne gestern untergegangen und heute Morgen wieder aufgegangen ist. Machen Sie sich bewusst, dass Sie beständig und regelmäßig trainiert haben. Machen Sie sich bewusst, wie gut Sie sich fühlen, wenn Sie sportlich aktiv sind. Warten Sie nicht erst, bis Sie sich nicht mehr bewegen können, um zu begreifen, wie wichtig eine aktive Lebensweise für einen gesunden Körper ist. Machen Sie sich bewusst, dass Sie es Ihrer eigenen Anstrengung zu verdanken haben, wenn Sie sich körperlich und seelisch im Gleichgewicht befinden. Nutzen Sie alle Instrumente des Fit Soul – Fit Body-Programms, um dieses Gleichgewicht aufrechtzuerhalten. Warten Sie nicht erst, bis ein extremes körperlich-seelisches Ungleichgewicht entsteht, um zu begreifen, dass Sie etwas an Ihrem Leben ändern müssen.

Befinden Sie sich körperlich-seelisch im Gleichgewicht oder nicht?

Nachfolgend finden Sie eine kurze Checkliste, mit deren Hilfe Sie überprüfen können, ob Sie sich körperlich und seelisch im Gleichgewicht befinden oder nicht. Sollten Sie feststellen, dass der Abschnitt *Nicht im Gleichgewicht* Ihren aktuellen Zustand treffend widerspiegelt, wird es wahrscheinlich höchste Zeit, dass Sie Ihr Verhalten überdenken und ein paar grundlegende Veränderungen in Angriff nehmen, damit die Fit Soul – Fit Body-Philosophie eine Chance hat, zu einem festen Bestandteil Ihres Lebens zu werden. Denken Sie daran, dass Sie jederzeit auf den Fragebogen aus Kapitel 1 zurückgreifen können. Er bietet eine sehr gute Möglichkeit der Selbstkontrolle, denn er hilft Ihnen dabei, Ihre Fortschritte einzustufen, insbesondere falls Sie auf Ihrer Reise etwas vom Kurs abgekommen sein sollten.

- Sie wachen ausgeruht auf und freuen sich auf den neuen Tag.
- Sie haben Zeit für andere.
- Sie haben in den vergangenen 24 Stunden Zeit in der Natur verbracht.
- Sie neigen nicht zu grüblerischen Gedanken.
- Sie fühlen sich die meiste Zeit motiviert und beflügelt.
- Sie haben messbare Erfolge in Ihrem Gesundheits- und Fitness-Level erreicht.
- Sie haben keine Verletzungen und führen ein aktives Leben.

Nicht im Gleichgewicht

- Sie würden sich am liebsten im Bett verkriechen, anstatt aufzustehen und den neuen Tag in Angriff zu nehmen.

  Lösung: Wenn Sie dieses übermächtige Gefühl haben, wäre es vielleicht eine gute Idee, wenn Sie eine Pause einlegen und sich eine Auszeit nehmen. Ruhe ist genauso wichtig wie Aktivität.

- Sie empfinden ständig ein quälendes Gefühl von Stress oder Angst, das einfach nicht verschwinden will.

  Lösung: Machen Sie die Fit Soul Übung *Vertrauen schenkt positive Energie* auf Seite 163.

- Sie fühlen sich einfach überfordert, wenn sich jemand mit Ihnen unterhalten will oder Ihre Hilfe braucht, weil Sie selbst mehr schlecht als recht in der Lage sind, Ihr eigenes Leben zu bewältigen.

  Lösung: Nehmen Sie sich einen Augenblick Zeit, um etwas Abstand zu den Dingen zu bekommen, die Ihnen Stress bereiten oder tun Sie sich einfach etwas Gutes. Machen Sie einen kurzen Spaziergang, beobachten Sie den Sonnenuntergang oder atmen Sie den lieblichen Duft bunter Blumen tief in sich ein – alles, was Ihnen dabei hilft, seelisch-emotional wieder in den grünen Bereich zu kommen. In anderen Worten: Treten Sie in Kontakt mit Ihrem höheren Selbst und stärken sie Ihre Seele.

- Natur? Wer hat schon Zeit, die Natur zu erkunden?!

  Lösung: Machen Sie sich bewusst, wie sehr unser aller Leben darauf basiert, dass wir aus den Naturereignissen, die es schon lange vor unserer modernen Zeit gab und die Tag für Tag beständig wiederkehren, Gesundheit, Trost und Freude schöpfen können.

- Sie haben ständig mit Verletzungen zu kämpfen und/oder leiden häufig unter Krankheiten, die einfach nicht ausheilen beziehungsweise immer wieder aufflammen.

Lösung: Reduzieren Sie sowohl Ihren Trainingsumfang als auch Ihre Trainingsintensität. Machen Sie eine kritische Bestandsaufnahme Ihrer Stressfaktoren und versuchen Sie, Ihre allgemeine Stressbelastung so gut es geht zu verringern. Wählen Sie ganz gezielt Fit-Soul-Übungen aus, mit deren Hilfe Sie der Stressbelastung im Alltag entgegenwirken und neue Energie tanken können.

- Sie fühlen sich überlastet oder können keine Motivation für Ihr Sportprogramm aufbringen.
  Lösung: Halten Sie sich zunächst Ihre ursprüngliche Zielvorstellung vor Augen. Dann versuchen Sie nach Möglichkeit, die eine oder andere Verpflichtung abzugeben, damit Sie sich so etwas Zeit freizuschaufeln können. Bitten Sie Ihre Gemeinschaft um Unterstützung, Hilfe und Motivation.

- Sie schaffen es einfach nicht, Ihre körperliche Fitness zu verbessern.
  Lösung: Ändern Sie Ihren Trainingsplan. Wenn Ihnen Ihr aktuelles Trainingsprogramm nicht den gewünschten Erfolg bringt, ändern Sie es, denn Ihr Körper kann sehr positiv auf ein verändertes Training ansprechen. Außerdem sollten Sie eine kritische Bestandsaufnahme machen, um sicherzustellen, dass Ihre Anstrengungen sich auch mit Ihren Zielen decken.

ERKENNEN SIE IHR WAHRES ICH

Meist geraten wir nur deshalb aus dem Gleichgewicht, weil wir versuchen etwas zu werden, was wir in Wirklichkeit gar nicht sind. Nicht jeder ist dafür geschaffen, Wettkämpfe zu gewinnen oder ein Heiler zu sein. Doch nur indem wir uns eingestehen, dass für jeden von uns etwas anderes richtig und wichtig in der Welt ist, können wir unseren Lebensweg zielstrebig gehen.

In der modernen Welt kann es für uns mitunter sehr schwierig sein, ein Gefühl dafür zu entwickeln, wer wir wirklich sind. Denn nur ein Prozent der Bevölkerung wird überhaupt jemals in der Lage sein, die Anforderungsprofile in den Stellenanzeigen zu erfüllen oder die Körperbilder zu erreichen, die uns auf Werbeplakaten präsentiert werden. Und überdies lässt uns die allgemeine Schnelllebigkeit unserer modernen Welt kaum noch Zeit, einmal darüber nachzudenken, was uns wirklich wichtig ist und verleitet uns so letzten Endes dazu, Ziele anzuvisieren, die nicht notwendigerweise unserer wahren Bestimmung entsprechen, und zwar sowohl im Hinblick auf unsere körperliche Fitness als auch im Hinblick auf unsere Bestrebungen, unsere Seele mit Freude zu erfüllen. Und genau dieser Prozess kann dazu führen, dass wir unser Gleichgewicht verlieren, wenn wir Zielen und Träumen nachjagen, die nicht aus uns selbst heraus geboren wurden.

In der Tradition der Huichol-Indianer gibt es eine sehr effektive Methode, wie man wieder zu sich selbst zurückfindet, um zu erkennen, was für das eigene Leben wichtig, realistisch und richtig ist. Sie heißt mit dem Herzen denken. Denn die Einflüsse unserer modernen Welt bleiben unberücksichtigt, wenn wir mit dem Herzen denken und eine Antwort auf zwei wichtige Fragen brauchen: Wer bin ich? Und welches ist das richtige Ziel für meine Fit Soul – Fit Body-Reise?

Mit dem Herzen zu denken bedeutet, dass wir unsere Welt mit unserem Herzen erspüren und erleben und nicht, dass wir sie analysieren sollen. Denn das Herz ist jener Teil des Bewusstseins, der uns immer dann Denkanstöße und Antworten zu Lebensfragen liefert, wenn wir uns gerade nicht mit diesen Fragen beschäftigen. Wenn wir mit dem Herzen denken, verlassen wir uns auf jene Kraft, die uns den Weg zur richtigen Antwort weist, indem sie uns mit einem sanften Schubs zum tieferen Sinn unseres Lebens bugsiert, was unser logischer Verstand in diesem Moment vielleicht überhaupt nicht nachvollziehen kann. Ganz unabhängig davon, ob wir unsere gesundheitlichen Ziele oder den tieferen Sinn unseres Lebens neu definieren müssen – mit dem Herzen zu denken heißt, wirklich zu wissen, worauf es ankommt und was wichtig ist, indem man die Antwort des logischen Verstands ignoriert und dadurch die Möglichkeit erhält, sein wahres Ich zu erkennen. Denn der Verstand ist jener Teil in Ihnen, der alles im Leben genau analysiert und dann als gut oder schlecht, als richtig oder falsch bewertet, wobei er sich meist von äußeren Einflüssen und Standards leiten lässt. Indem Sie Ihr Sportprogramm, Ihr Leben und Ihre Verbindung zur Gemeinschaft und zur Natur gezielt danach ausrichten, was Ihnen Ihr Herz sagt, gewinnen Sie ein viel besseres Gefühl dafür, was richtig, nachhaltig und auch im Einklang mit Ihrem wahren Ich ist.

ÜBUNG: Erleben Sie die Welt mit Ihrem Herzen

Die folgenden Bilder können Sie jetzt sofort nutzen, um die Welt mit Ihrem Herzen zu erspüren und zu erleben.

Spüren Sie, wie sich Ihr Herz mit jedem Atemzug, den Sie machen, weiter öffnet. Spüren Sie, wie Sie mit Ihrer inneren und äußeren Umgebung verbunden sind und machen Sie sich dabei dieses Gefühl des Verbundenseins bewusst.

Spüren Sie, wie Ihr Herz mit Ihrer äußeren Umgebung in Verbindung tritt und diese Umgebung ganz bewusst wahrnimmt. Dabei müssen Sie auf Ihr eigenes inneres Gespür vertrauen und sich von allen Gedanken abwenden, die möglicherweise Ihre Konzentration stören könnten. Nehmen Sie nun die Welt vor sich ganz bewusst wahr, oder sind Sie etwa tief in Ihre Gedanken versunken? Sehen Sie die Schönheit der Natur vor sich oder rattern die Gedanken wild durch Ihren Kopf?

Erleben Sie die Verwandlung. Bitten Sie Ihr höheres Selbst – oder wie die Huichol-Indianer sagen, die spirituelle Kraft des Hirsches in Ihrem Herzen – um Hilfe. Spüren Sie, dass Ihr Herz nicht nur ein zentraler Bestandteil Ihres Körpers ist, sondern ebenso ein Bindeglied zwischen Ihnen und der Welt. Und wie sollen Sie das machen? Indem Sie Ihrem Gespür vertrauen. Vertrauen Sie Ihrer eigenen Wahrnehmung und Ihrer Beziehung zu Ihrer unmittelbaren Umgebung und der Welt um Sie herum. Denn wenn Sie mit Ihrem Herzen eine Verbindung zu Ihrer äußeren Welt aufnehmen, erleben Sie eine wundersame Verwandlung: Was Sie wahrnehmen, ist nicht länger eine nüchterne Bestandsaufnahme der Welt, sondern Sie sind tief berührt von der Schönheit, dem Wunder und der Herrlichkeit dieser Welt, die Ihre Seele mit einem positiven Gefühl erfüllt.

Stellen Sie sich nun bildlich vor, wie Ihr persönliches Wohlbefinden Wirklichkeit wird, indem Sie Ihr Herz, Ihre Seele, das wahre spirituelle Wesen Ihres Ichs öffnen. In diesem Augenblick schaffen Sie sich Ihre eigene Realität. Und wenn Sie diese Realität sehen und spüren, hat keine andere Realität mehr Platz.

Öffnen Sie Ihr Herz für gute Gedanken und stellen Sie sich vor, wie das Licht in Ihr Herz hineinströmt und dabei Stress und andere negative Gefühle verdrängt. Öffnen Sie Ihr Herz und Ihre Seele für positive Gefühle, damit Sie das wahre spirituelle Wesen Ihres Ichs und seine wahre Bestimmung im Leben erleben und erfahren können.

Eine Vision fürs Leben

Körper und Seele sind zwar zwei verschiedene, von Natur aus aber sehr eng miteinander verflochtene Elemente unseres Ichs. Mithilfe des Fit Soul – Fit Body-Programms können Sie beide Elemente miteinander in Einklang bringen, um ein Höchstmaß an Gesundheit und ganzheitlichem Wohlbefinden zu erlangen. Wir hoffen, dass wir Sie mit diesem Buch inspirieren und anspornen konnten, beide Welten harmonisch miteinander zu vereinen. Schöpfen Sie Kraft aus dieser Einheit. Werden Sie ein ganzer, fröhlicher, glücklicher und zufriedener Mensch. Arbeiten Sie an Ihrer Gesundheit, an Ihrer Fitness und Ihrer körperlichen Kraft. Finden Sie Ihren ganz persönlichen Fitness-Level. Machen Sie Ihre Ernährung zum Lebenselixier für Körper und Geist. Machen Sie Ihre Lebensfreude zum Lebenselixier Ihrer Seele.

Kommen Sie in das Licht. Werden Sie Teil der vier Jahreszeiten. Fühlen Sie die Liebe der Erde. Spüren Sie mit jedem Atemzug, wie Sie mit der Leben spendenden Energie der Erde verbunden sind. Spüren Sie die überwältigende Liebe von Mutter Erde tief in Ihrem Herzen. Spüren Sie, wie die Schönheit der Natur Sie in den Bann zieht. Leben Sie danach, was Ihrem Herzen wichtig ist. Die faszinierenden Farben eines Sonnenuntergangs können Ihrer Seele ein Gefühl des Wohlbefindens schenken. Wenn Sie Tausend Sonnenuntergänge erleben, kann das Ihre Lebenseinstellung und Ihre Seele auf ewig verändern.

Don Josés Metapher für ein offenes Herz

Don José hat mich mit einer einfachen Metapher gelehrt, wie man sein Herz öffnet. Als ich ihn danach fragte, was Licht und Dunkelheit und verschiedene Realitäten zu bedeuten haben, antwortete er: „Schließ' die Haustür, mein Enkelsohn". Ich schloss die Tür seines kleinen Hauses. Im Haus war es auf einmal stockdunkel. (Ein traditionelles Huichol-Haus hat keine Fenster; die einzige Öffnung nach draußen ist die Tür.) Dann stieß er die Tür wieder auf und sagte, „Schau doch her, jetzt siehst Du wieder etwas, oder?", denn plötzlich war das Haus wieder von Licht durchflutet. Don José sagte, „Genauso funktioniert Dein Herz. Öffne die Tür, öffne das Herz und lass das Licht herein, denn dann ist kein Platz mehr für die Dunkelheit."

Genauso wie jeder Sonnenaufgang anders ist, wird auch jeder Tag auf Ihrer Lebensreise anders sein. Sie kommen nie einen Punkt, an dem es nicht mehr weitergeht. Die Reise des Lebens ist eine Einladung an Sie, Ihren Weg an jedem Tag Ihres Lebens ein Stückchen weiterzugehen. Jeder Tag gibt Ihnen aufs Neue die Chance, sich bewusst zu machen, dass Sie Ihr Leben mit Freude, Glück und Zufriedenheit leben sollen und mit der körperlichen und spirituellen Kraft und Energie eines ganzen Menschen. Ändern Sie alles, was Sie daran hindert. Finden Sie wieder zu Ihrer Begeisterung zurück, indem Sie das Licht in Ihr Herz lassen und mit Ihrem Herzen denken. Don José hat immer betont, dass jeder von uns in jedem Augenblick seines Lebens nur der ist, der er ist. „Wenn Du hinfällst", sagte er,

„dann steh' auf und geh' weiter". Diese Worte eines großen Schamanen, der 110 Jahre lang ein erfülltes Leben geführt hat, können auch zu Ihrem Lebensmotto werden.

Sie sollten niemals Ihre Freude, Ihre Kraft oder Ihre Fähigkeiten unterschätzen. Halten Sie durch, auch wenn Sie das Gefühl haben, dass Sie nicht mehr weitergehen können. Vertrauen Sie darauf, dass bei allen Ereignissen in Ihrem Leben das große Geheimnis des Lebens am Werk ist. Bringen Sie Lachen und Fröhlichkeit in Ihre Gemeinschaft. Nähren Sie die Hoffnung in Ihrem Herzen und leben Sie ein Leben, das Ihre Seele und Ihren Körper gesund und stark erhält. Die Fit Soul – Fit Body-Lebensphilosophie hilft Ihnen dabei, denn jeder kann sie sich zu eigen machen.

BITTGEBET DER HUICHOL-INDIANER

„Großer Geist, Großvater Feuer, Mutter Erde, Vater Himmel, ich lege mein Leben in Eure Hände. Gebt mir Frieden. Öffnet mein Herz. Zeigt mir, was ich tun muss, um mein Leben zu lieben und alles Leben auf dieser Erde zu lieben. Helft mir dabei, dass ich Euch gerecht werde, damit Ihr Euch in jedem meiner Schritte widerspiegelt, den ich auf diesem wunderschönen Altar von Mutter Erde gehe.

Haftungsausschluss

Dieses Buch soll Ihnen ausschließlich zur Information dienen. Es ist kein Ersatz für professionellen medizinischen Rat. Autor und Verlag übernehmen ausdrücklich keinerlei Haftung, die direkt oder indirekt durch die Anwendung von Informationen aus dem Buch entstehen könnte. Zur Einschätzung Ihrer gesundheitlichen Verfassung wenden Sie sich bitte an einen Arzt. Weder Autor noch Verlag übernehmen eine Garantie für Produkte, die im Buch genannt sind.